临床医师诊疗丛书

名誉总主编　夏穗生　黄光英
总　主　编　陈安民　徐永健

眼科疾病诊疗指南

第3版

主　编　张　虹

科学出版社
北　京

内 容 简 介

本书内容分为三篇。第一篇介绍眼科检查;第二篇为眼病诊疗篇,比较全面系统地介绍了各种眼病的病因、病理、临床表现、诊断要点、鉴别诊断、治疗和预后;第三篇介绍眼病治疗技术和手术,较全面地介绍了治疗技术和手术的操作要点与手术并发症的预防与处理。书末附有眼科常用药物及滴眼剂、眼科常用正常参考值及眼科病历与病程记录示范。本书注重临床实践经验和眼科新进展,内容丰富,实用性强,可供眼科临床医师医学生参考。

图书在版编目(CIP)数据

眼科疾病诊疗指南 / 张虹主编 .—3 版 .—北京:科学出版社,2013
(临床医师诊疗丛书)
ISBN 978-7-03-037339-7

Ⅰ. 眼…　Ⅱ. 张　Ⅲ. 眼病–诊疗–指南　Ⅳ. R77-62

中国版本图书馆 CIP 数据核字(2013)第 079563 号

责任编辑:向小峰　戚东桂 / 责任校对:朱光兰
责任印制:赵　博 / 封面设计:范璧合

科学出版社 出版
北京东黄城根北街 16 号
邮政编码: 100717
http://www.sciencep.com
北京天宇星印刷厂印刷
科学出版社发行　各地新华书店经销
*
1999 年 6 月第　一　版　开本: 787×960　1/32
2013 年 4 月第　三　版　印张: 16 1/8
2025 年 9 月第十七次印刷　字数: 432 000

定价: 49.80 元

(如有印装质量问题,我社负责调换)

《临床医师诊疗丛书》
编委会

《眼科疾病诊疗指南》
(第3版)编写人员

主　编　张　虹

副主编　项　楠　杨　红

编　者　(按姓氏笔画排序)

王　平　王军明　王志涛
向春庭　刘　磊　刘恒明
刘海霞　孙京华　孙旭芳
杨　红　李　涛　李　斌
李贵刚　李新宇　何　花
邱良秀　邹尉玉　汪周陵
张　虹　张晓农　陈建斌
罗爱珍　周雄武　赵长松
项　楠　胡　军　胡维琨

《临床医师诊疗丛书》第3版前言

《临床医师诊疗丛书》于1999年第一次出版,共32个分册;2005年经过修订增至35个分册。本丛书出版至今,大部分分册累积印数均上万册,获得各方好评,深入人心。

随着近年来医学科学飞速发展,临床上新理论、新技术和新方法不断出现,第2版中的内容已显陈旧,难以全面反映学科发展水平和当前临床现状。因此,根据客观形势的变化情况对本书加以修订补充,既是时代迅猛发展的迫切要求,也是学科逐步完善的必经步骤。

此次修订保持了前两版的编写风格,仍是在反映学科最新进展的基础上,侧重疾病的诊断与治疗,坚持"使用方便"的原则。我们对35个分册进行了全面的修改,重点突出临床实践部分以及近几年来疾病诊断与治疗的一些新理论、新技术和新方法(特别是国内外新的诊断与治疗标准的介绍和医学名词的更新)。另外,本次改版新增《重症医学临床诊疗指南》、《医院感染预防与控制指南》、《过敏性疾病诊疗指南》、《临床输血指南》、《临床营养指南》、《创伤外科临床诊疗指南》6个分册,根据学科发展将原《胸心外科疾病诊疗指南》细分为《心血管外科疾病诊疗指南》和《胸外科疾病诊疗指南》,共计42个分册。此次改版还增加了线条图、流程图、影像图和表格等,便于读者理解和记忆。

本书十余年来一直受到医学界同仁的广泛支持和帮助，我们再次深表感谢；同时也恳请大家继续关注和喜爱《临床医师诊疗丛书》第3版，并提出宝贵意见，以便我们持续改进。编委会对科学出版社的精心编辑表示衷心感谢。

陈安民　徐永健
华中科技大学同济医学院附属同济医院
2013年4月

《临床医师诊疗丛书》第 2 版前言

《临床医师诊疗丛书》1999 年出版了第 1 版，共 32 个分册，本次对 32 个分册进行了全面的修改，另外增加了《老年疾病诊疗指南》、《临床病理诊断指南》、《临床护理指南》3 个分册。第 2 版共 35 个分册，保持了第一版的编写风格，重在临床使用方便。本次修改过程中，突出了近几年来疾病诊断与治疗的一些新理论、新技术、新方法。

本书自出版以来，受到了广大读者的欢迎。各个分册都进行了重印，不少分册多次重印。我们感谢大家对本书的厚爱，同时也恳求广大读者再次提出宝贵意见，以便再版时修正。编委会对原总主编夏穗生、黄光英、张良华三位教授对本丛书第 1 版所做出的贡献，对科学出版社的精心编辑一并表示感谢。

陈安民　徐永健
华中科技大学同济医学院附属同济医院
2005 年 5 月

《临床医师诊疗丛书》第1版前言

临床医学参考书籍可谓浩如烟海。从大型的学术专著到简明的临床应用手册,内容和形式层出不穷。然而对大多数工作在临床一线的中青年医师来说,尚缺一类便携式专科参考书。这类书在内容上应介乎前述两类参考书之间,既不像大型学术专著那样从基础到临床,庞杂繁复,查阅不便,又不至于像综合性的临床手册过于简单,不能满足临床诊断治疗细则的需要。有鉴于此,我们组织各临床专业科室的专家编撰了这套《临床医师诊疗丛书》。

同济医科大学建校已近百年,一直是国家卫生部直属重点高等医科院校。同济医院是同济医科大学的附属医院,为卫生部第一批评定的三级甲等医院,也是全国文明窗口十家示范医院之一。我们编撰这套《临床医师诊疗丛书》是以这所综合性大型教学医院多年来不断修订的临床诊疗常规为依据,博采各临床专业专家学者们的经验及心得,集临床医学精髓之大成,以现代性、实用性为特色,面向临床一线专业医师和技术人员。

全书由32个分册组成,包括26个临床医学二、三级专业学科和6个临床诊疗辅助专业分册。各分册结合综合性医院的诊疗常规,自临床的一般性问题到专科性疾病,从病因、病理至诊断、治疗,从常用的诊疗技术到高新专科手术及疗法,层次分明地予以阐述,重点在于实用性强的临床诊断、鉴别诊断及治疗方式、方法。

我们的目的及愿望是既为综合性大型医院提供一套全面系统的诊疗常规参考书，又能为临床主治医师、住院医师、研究生、实习医师奉献一套“新、全、实用”的“口袋”书。

全书编写历经一年，全体参编人员付出了艰辛的劳动，经过科学出版社编辑同志们的精心雕琢，全书各分册得以先后面世，我们谨对上述同仁的勤奋工作致以衷心的谢意。本书参编人员达数百人之多，故文笔文风殊难一致；限于编写者的水平，加之时间紧迫，疏误之处在所难免，祈望读者不吝赐教，以便再版时予以订正。

夏穗生　黄光英　张良华
同济医科大学附属同济医院
1998 年 9 月

目　　录

第一篇　总　　论

第二篇　各　　论

第三篇　治疗与手术

第一篇

总　　论

第一章　眼科检查

一、一般检查

眼睑检查法

【检查方法】

1. 双侧眉弓是否等高。

2. 双侧睑裂大小是否正常，正常者纵径 7.5～10mm，横径 26～30mm。上睑提起及闭合功能是否正常。

3. 睫毛的数量、行数、颜色、生长方向是否正常。睫毛根部有无充血、鳞屑、脓痂或溃疡。

4. 睑缘有无充血、炎症、肥厚、内翻、外翻。睑板腺开口有无充血或阻塞。

5. 眼睑皮肤有无皮下出血、水肿、气肿、瘢痕、肿物，有无皮肤红肿、压痛。

泪器检查方法

（一）泪腺检查法

泪腺位于眼眶外上方，正常时泪腺不能触及。

1. 当怀疑有泪腺肿瘤时，可选择性进行眼眶 X 线片、超声波、CT 及 MRI 检查。

2. Schimer 试验用一条 5mm×35mm 的滤纸，将一端折弯

5mm,置于下睑内侧1/3结膜囊内,其余部分垂于下睑外,5分钟后测量滤纸浸湿的长度,如短于5mm,表明泪液分泌减少。

3. 测量泪膜破裂时间将患者头部置于裂隙灯头架上,用钴蓝色滤光片观察。在球结膜颞下方滴2%荧光素钠溶液1滴,眨眼数次使荧光素均匀分布在角膜上以后,再凝视前方。检查者从患者睁眼时起立即持续观察患者角膜并计时,直到角膜出现一个黑斑泪膜缺损时为止,短于10秒则为泪膜破裂时间缩短。

(二) 泪道检查法

1. 泪囊区皮肤有无红肿、压痛或瘘管。

2. 观察泪点有无外翻或闭塞。

3. 荧光素钠试验将1%~2%荧光素钠溶液滴入结膜囊内,正常者应于1~2分钟后流入鼻腔,超过5分钟者,可能有泪道狭窄,完全不能流入鼻腔者为泪道阻塞。

4. 泪道冲洗法用装有生理盐水的泪道冲洗针管冲洗泪道,先将针头垂直插入下泪小管中1~2mm,然后转成水平位进入泪小管5~6mm,慢慢注入生理盐水,冲洗液全部进入鼻咽、口腔为泪道通畅。

5. X线碘油造影或超声检查,进一步了解阻塞的部位及泪囊大小。

结膜检查法

【结膜暴露法】

1. 下睑结膜暴露法:令患者向上注视,用拇指或食指在下睑中央部睑缘稍下方轻轻向下牵引,即可暴露下睑及下睑穹隆部结膜。

2. 上睑结膜暴露法

(1) 单手法:令患者向下注视,用一手食指放在上睑中央眉弓下凹处,拇指放在睑缘上方,轻轻捏起皮肤,拇指向上、食指向下捻转皮肤,上睑就可被翻转。

(2) 双手法:用左手的拇指和食指夹住上睑中央部睫毛处并向前向下牵引,同时令患者向下看。以右手食指在睑板上缘皮肤处向下压,即可翻转。也可用玻璃棒或棉签代替右手食指。

3. 上穹隆结膜暴露法:用一手的拇指将翻转的上睑固定在眶上缘处,另一手的拇指在下睑处将眼球推向后上方,即可暴露。

4. 小儿眼睑翻转法:可用双手压迫法。将小儿头部固定后,用双手拇指分别压迫上、下眼睑近眶缘处就可将眼睑翻转,睑结膜及穹隆部结膜即可暴露。如怀疑小儿有角膜溃疡、角膜软化症,不得用此法,以防发生角膜穿孔。

【结膜检查法】

1. 睑结膜:检查时应注意是否透明、光滑,有无充血,乳头、滤泡是否增生,以及有无假膜、溃疡、瘢痕、结石等改变。

2. 穹隆结膜:应注意结膜囊的深浅,有无睑球粘连及肿物、异物等。

3. 球结膜:应注意有无充血、水肿、出血以及疱疹、异物、色素沉着、睑裂斑、翼状胬肉或新生物。特别注意区分结膜充血、睫状充血及混合充血。

角膜检查法

【检查方法】

1. 一般检查:注意角膜的大小、弯曲度、透明度,表面是否光滑,有无异物、新生血管及混浊,角膜后有无沉着物。

2. Placido 圆盘检查法:嘱受检查者背光而坐,检查者一手持板,将板的正面向着受检者的角膜,另一手用拇指和食指分开受检眼睑裂,通过板中央圆孔,观察映在角膜上黑白同心圆的影像。正常者影像为规则而清晰的同心圆,呈椭圆形者表示有规则散光,扭曲者表示有不规则散光。

3. 荧光素溶液染色法:将消毒玻璃棒的一端蘸无菌的 1%~2% 荧光素钠溶液,放于结膜囊内,1 ~ 2 分钟后观察,当角膜上皮有缺损、溃疡时,病变区被染成黄绿色。也可以用来检查角膜瘘或青光眼术后的滤过泡漏,即房水从通过瘘管流出将荧光素冲成一条绿水小河现象。

4. 角膜知觉检查法:从消毒棉签拧出一条细丝,用其尖端从被检查眼侧方轻轻触及角膜,若不引起瞬目反射或两眼所需触及强度有明显差异,则表明角膜知觉减退。

5. 角膜病变部位的记录:可按角膜的中央部、近中央部和周边部,再按钟表时针所指方向观察病变的位置和大小,并画出简图。病变的深度可按角膜上皮层、前弹力层、实质层、后弹力层及内皮层描述。

6. 小儿角膜检查法:滴0.5%丁卡因溶液一次,然后让小儿仰卧在助手的膝上,助手用两肘夹住小儿的腿,用手握住小儿的两手。检查者用两膝固定住小儿的头部,再用开睑器分开上、下睑检查。因小儿眼球常往上转,这时可将下睑钩尽量向下拉穹隆,可使眼球稍被向下牵引。避免使用暴力,以防角膜溃疡、角膜软化症者发生角膜穿孔。

前房检查法

【检查方法】

1. 前房深度:为角膜中心后面与瞳孔缘部虹膜表面间距离,正常前房深度约为2.5~3mm。

(1) 电筒照射估计法:将手电筒光在外眦处与虹膜平行方向照向内眦,如鼻侧虹膜全被照亮,为深前房;如鼻侧虹膜仅被照亮1mm或更少,则为浅前房。

(2) 角膜厚度比较法:使裂隙灯与显微镜的夹角为35°~45°,于6点钟角膜缘处做窄光带光学切面,估计该处最周边前房深度与角膜厚度之比。正常周边前房深度为≥1个角膜厚度(CT)。

2. 房水性质:注意房水有无混浊、出血、积脓和异物。

虹膜检查法

【检查方法】

1. 检查虹膜要利用集光检查法,另加放大镜检查。要注意虹膜的颜色、纹理,有无新生血管、色素脱落、萎缩、结节、肿物、异物以及前粘连和后粘连,有无根部离断及缺损。

2. 虹膜震颤:在裂隙灯显微镜下观察,嘱患者眼球向上、下、左、右迅速转动，然后向前注视，看有无虹膜震颤。

瞳孔检查法

【瞳孔一般检查】

注意瞳孔的大小、形态、数目、位置及边缘是否整齐。检查时应两侧进行比较。测量瞳孔大小应在弥散光线下进行，令患者注视 5m 以外的远距离目标，用 Haab 瞳孔计比较，正常瞳孔直径为 2～4mm。

【瞳孔反应检查】

1. 直接对光反应：受检者背光而坐，双眼向前平视，遮盖一眼，另一眼用手电筒直接照射，则瞳孔迅速缩小。双眼分别进行。

2. 间接对光反应：检查体位与上述相同。检查者用手置于鼻梁上，将双眼隔开；用手电筒照射一眼时，观察另一侧瞳孔是否缩小，若缩小则为间接对光反应正常。双眼分别检查比较。

3. 辐辏反射：先令被检查者双眼注视远方目标，然后再迅速注视眼前 15cm 处自己的食指，这时两眼瞳孔缩小，又称调节反应或集合反应。

晶状体检查法

【检查方法】

1. 裂隙灯显微镜检查：观察晶状体有无混浊、脱位，必要时散瞳检查。

2. 透照法：检查者将直接检眼镜紧靠自己眼前，在距离患眼 20～30cm 处做检查。若瞳孔区呈红色反射则为屈光间质无显著病变，瞳孔区的红色反射区有黑影者，如排除了角膜的混浊，则为晶状体混浊。

3. 虹膜投影检查法：用聚光电筒光以 45°角自瞳孔缘斜照向晶状体，观察晶状体上是否有新月形虹膜阴影。有阴影者说明晶状体未全部混浊，没有者则说明白内障完全成熟。

玻璃体检查

【检查方法】

（一）裂隙灯显微镜检查

1. 检查玻璃体前1/3可以用直接焦点照射法的窄光带或光学切面。

2. 检查玻璃体的后2/3使用前置镜,应使它与被检眼尽可能靠近。

（二）直接眼底检查法

检查者手持检眼镜将镜片校到+8～+10D,距被检眼10～20cm,对准受检眼瞳孔,在红色背景光下,若出现黑影,则嘱患者眼球上、下、左、右转动,黑影移动的方向与眼球转动方向相反,则为玻璃体混浊。

【正常玻璃体】

1. 原始玻璃体:当焦点光线照在晶状体后面形成光学切面时,在晶状体后面形成一个黑暗的空间,即晶状体后间隙,其前界是玻璃体的前境界膜,后界是皱襞膜,为有皱褶的透明膜。当光线亮度增加时,其间隙呈纤细的网状结构,此即原始玻璃体。

2. 玻璃体:呈疏松支架组织所构成的不均匀的板层或假膜状。

检查玻璃体时应注意有无混浊、液化、浓缩、异物或寄生虫、纤维条索增生、玻璃体脱离等。

眼底检查法

【检查方法】

（一）直接检查法

使用直接检眼镜,所见为眼底正像,放大约16倍。

1. 持检眼镜法:食指放在检眼镜的镜片转盘上,以便随时调整屈光度;拇指及其余三指握住镜柄。

2. 检查者的位置:检查右眼时,检查者站在被检查者右侧,右手持检眼镜,用右眼观察;检查左眼时,则以“三左”的方式进行。

3. 操作步骤:首先将透镜盘拨到+8 ~ +12D,距被检眼 10 ~ 20cm,灯光对准眼底,嘱受检者转动眼球,若有物影浮游飘荡,则混浊位于玻璃体内。然后,再将转盘拨到“0”处,将检眼镜移近到受检眼前约 2cm 处检查眼底。有屈光不正者,调拨镜片到看清眼底为止。

(二) 间接检查法

用间接检眼镜(眼底镜)检查,所见为眼底倒像,放大 4 倍,可见范围更大,但必须散瞳。

1. 检查者位置:与被检查者相对而坐或被检查者采取仰卧位,检查者站在被检查者头侧,相距约 0.5m。

2. 操作步骤:检查者戴好间接检眼镜,用额带固定于头部,手持+20D 凸透镜,凸面低的一面置于被检眼前,将物镜慢慢远离被检眼直至看清眼底。

【正常眼底的检查】

1. 视神经乳头直径约为 1.5mm,略呈椭圆形,淡红色,边界清楚。中央为色泽稍淡的凹陷为生理凹陷,称为视杯。视杯直径与视神经乳头直径之比为杯盘比,即杯/盘(C/D)。检查视神经乳头应注意其颜色、边缘、C/D、隆起及凹陷、出血、新生物等。

2. 视网膜血管:视网膜中央血管在视神经乳头上先分为上、下两支,然后再分颞上、鼻上、颞下、鼻下四支,以后分出许多小支。动脉和静脉伴随而行,动脉色红,静脉色暗红,动静脉管径之比为 2∶3。检查时应注意血管的粗细、弯曲度、反光,有无动静脉交叉压迫式横桥现象。

3. 视网膜呈均匀橘红色或豹纹状。检查时应注意视网膜有无水肿、渗出、新生血管及色素异常。

4. 黄斑区位于视神经乳头颞侧略偏下方,呈暗红色,无血管,其中心有一针点样反光点,称为中央凹反射。检查时应注意有无水肿、渗出、出血、色素紊乱等。

(罗爱珍　王军明)

二、视功能检查

视功能检查包括视力、视野、立体视觉、色觉、光觉及对比敏感度检查等。

【视力检查】

（一）视角

视角就是外界物体两点发出的光线在眼前形成的夹角。视角的大小取决于物体的大小及物体与眼的距离。物体越小，距眼的距离越远，则视角越小。正常眼能区分开两个点的最小视角为1分视角，1分视角在视网膜上的像相当于4.96μm，而视锥细胞的直径为4.4～4.6μm，故1分视角相当于一个视锥细胞，要区分两个点，被兴奋的两个视锥细胞间必须要隔一个未被兴奋的视锥细胞。如果两个兴奋的视锥细胞是相连的，就不能将两点分开而形成一个点。视力表就是根据这个原理设计的。如视力表上1.0行的E形视标，是根据5m距离时它与眼成1分视角设计的，即E字的每一线条宽及线条间距离均为相应距离下的1分视角。

（二）视力及视力表

依据视功能的不同，视力分为光觉视力、色觉视力、深度视力和形觉视力。一般所指的视力就是形觉视力，也就是黄斑中央凹的视功能，即中心视力。这是临床应用最广、最有价值的一种视力。

视力包括远视力和近视力，前者为5m或5m以外的视力，后者为30cm时的视力。视力的好坏通过视力表检查，视力表是根据最小视角为1分视角的原理设计而成的。

1. 视力表：国际标准视力表共有12行视标，按等级排列，从0.1～1.0每行差0.1，第11行为1.2，第12行为1.5。其优点是小数整齐，便于记录，缺点是每行视标增进率不均匀，不成比例，这给统计学分析带来困难。按五分制对数视力表，将视力分成五个等级，1分为光感，2分为手动，3分相当指数，4分为0.1，5分为正常视力1.0。在4.0和5.3间用E字作为视标,共分14行,视标每增加1.2589倍,视力减少0.1对数单位,这就使各行间视角相差的倍数相等,便于统计学分析比较。

2. 检查方法:应用国际标准视力表检查从上到下,把能辨认的最小视标一行的字号记录下来,如尚能全部辨认1.0这行时则记录为1.0。如不能全部看清这一行时,则用加减方法记录,如1.0这行只能看2个视标,0.9行全部能看清,则记录为0.9+2。如能看1.0行视标总数的一半以上时,可记录为该行视力减去不能看到的该行视标数,如1.0-3。正常视力为1.0,而对数视力表为5.0。不能辨认第一行(0.1)者,则让其靠近视力表,直到能认出第一行为止,并按公式计算视力,即视力=0.1×(被检查者与视力表距离/5),如在2m处能辨认第一行,则视力为0.1×2/5=0.04。

(1) 数指检查法:当患者在1m处不能辨认第1行时,则让患者背光而坐,检查者以手指由1m处向被检眼移动,将能辨认手指的最远距离记录下来,如20cm处能说出指数,则视力为数指/20cm。

(2) 手动检查法:不能辨认指数者,则要求患者辨认眼前手动的距离,如10cm处能认出手动,则记录为手动/10cm。

(3) 光感与光定位法:患者视力为数指或手动时,应在暗室内进行光感和光定位检查。①光感检查:被检者用手遮住健眼,不能漏光。检查者手持烛光,在5m处看能否辨认灯光,如能辨认则记录为5m光感,如5m处不能辨认,则缩短距离至能辨认为止,如在2m处能分辨灯光,记录为2m光感,如在眼前仍不能辨认,则记录为无光感。②光定位检查:如光感阳性者,还应查光定位。遮盖健眼,患眼注视正前方,眼、头不能转动。检查者持烛光或电筒在距患眼1m处,分别置于上、下、左、右、左上、左下、右上、右下及正前方,在变方向时,用手遮住光源,让患者辨认光源方向,判断正确者,则记录(+),否则为(-),并记录方向。

近视力表原理同远视力表,其检查距离为30cm,可适当改变距离,以看清为限,国内常用的视力表为国际标准近视力表和耶格(Jaeger)近视力表。标准视力表共12行,从0.1~1.5。

正常近视力为1.0(对数视力表为5.0)。

(三) 检查视力注意事项

1. 视力表照明度要合适,我国多用20W白色日光灯。

2. 视力表悬挂高度应使1.0行视标与被查眼在同一水平线上。

3. 检查距离为5m,如果用平面镜反射法则检查距离缩短一半。

4. 用消毒遮眼板挡住一眼,以先右、后左,先裸眼视力、后矫正视力顺序查。

5. 指示棒的指示端应涂成黑色。

6. 检查时不能眯眼,每个视标分辨时间不能超过2~3秒。

7. 查时先远、后近,有助检查者了解眼的调节能力及有无屈光不正或其他眼病。

(四) 激光干涉视力

激光干涉视力又称视网膜视力。

1. 基本原理:两个相干点光源发生的高度相干的两束激光通过仪器射入眼内,在视网膜上形成空间频率及条纹方向可任意改变的干涉条纹。以干涉条纹作为视标,当对比度为最大值时,仅改变空间频率(即改变两个相干点光源的距离)就可测出人眼视分辨的阈值。空间频率与视力表的视标间的关系是识别1分视角视标的视力为1.0。当能分辨空间频率为30周/度时,此时条纹每划半周所对应的视角也为1分视角。所以,能分辨的最高频率(SF)的1/30就是视力表相对应的视力,即LVA=SF/30,LVA为激光干涉条纹视力。

2. 检查方法:使用YC4020型MTF测定仪,受检查者单从窥视孔注视黑白相间条纹,检查者转动旋钮出示不同频率的条纹,从粗到细,直到不能分辨为止,打印出此前一档空间频率(周/度),即可算出LVA。LVA与小数及5分记录视力关系见表1-1-1。

表 1-1-1　LVA、SF 与小数及五分记录对照表

LVA	SF(周/度)	小数记录	五分记录
0.1	3.0	0.1	4.0
0.12	3.78	0.1	4.1
0.15	4.75	0.1	4.1
0.2	5.99	0.2	4.3
0.25	7.54	0.2	4.4
0.3	9.49	0.3	4.5
0.4	11.9	0.4	4.6
0.5	15.0	0.5	4.7
0.6	18.9	0.6	4.8
0.8	23.8	0.8	4.9
1.0	30.0	1.0	5.0
1.2	37.8	1.2	5.1
1.5	47.5	1.5	5.2

3. 检查意义：①LVA 是用周/度记录的，为较合理的定量指标，与对数视力记录方式一致，能合理反映不同水平的视觉能力，操作简便，时间短。②LVA 是由激光束射入眼内形成干涉条纹作为指标，除具有视力表所共有的特点、用途外，由于 LVA 在一定范围内不受眼屈光间质混浊及屈光不正的影响，故可预测白内障术、玻璃体切除术、角膜移植术术后视力情况，以及对屈光不正和无晶状体眼光学矫正效果进行评价。③由于 LVA 变化极敏感，且具有特异性，故可用于探讨多种眼底病的发病机制、疗效观察、预后估计，且具有一定的定量检测意义。

【视野检查】

视野是指黄斑中央凹以外的视力，也称周边视力，即当眼球向正前方固视不动时所能见到的空间范围。距注视点 30°以内的范围为中心视野，30°以外为周边视野。检查视野对眼底、视神经、视中枢疾病的定位诊断、鉴别诊断,对青光眼的诊断及其程度、发展和治疗效果的了解都有重要意义。

正常视野:受检眼视野范围与健康人相同,即为正常视野。正常视野范围以白色视野最大,蓝、红、绿色视野依次递减10°,白色视野颞侧达90°以外,鼻侧60°,上方55°,下方70°。

(一)动态视野检查法

1. 面对面视野检查法:这是一种简单易行粗略估计视野的方法,但检查者视野必须正常才能进行。对检查卧床不起的患者或对某种急需了解视野情况的患者可用此法。如偏盲、视网膜脱离及晚期青光眼等可发现大的视野缺损。

具体检查法:受检者与医生相距1m对面而坐,受检者背光,分别查两眼。查右眼盖左眼,医生闭右眼,并嘱患者注视医生左眼不动。医生用一视标或手指按不同子午线由外向内移动,并嘱受检者看到视标或手指时立即告诉医生,医生将受检者与自己能看到的视标范围做比较,然后查另一眼。

2. 弓形视野检查法:受检者遮盖一眼坐在视野计前,下颏固定在托架上,前额紧靠在支架上,调整支架位置,使受检眼与视野计中央注视点在同一水平线上,并嘱患者看着注视点不动。用3mm或5mm视标在弓内由周边向中央缓慢移动,直到受检眼看到视标后立刻在视野图纸上相应处画一点。然后沿各子午线每转动15°~30°时以同样方法检查一次。然后把各个记录点连接起来,即为受检眼的周边视野。

3. Goldmann视野计检查法:Goldmann视野计是半球状投影视野计,其弧度半径为30cm,视标大小及亮度均可调,检查结果比较精确。

视野计的背景光亮度为31.5asb。每个视标有三种不同的标记:①视标大小,以罗马数字为序,以0、Ⅰ、Ⅱ、Ⅲ、Ⅳ、Ⅴ分别代表1/16mm^2、1/4mm^2、1mm^2、4mm^2、16mm^2、64mm^2。②视标亮度,以阿拉伯数字为序,1、2、3、4分别代表31.5asb、100asb、315asb、1000asb(1430lx)。③视标调节亮度,以小写英文字母为序,e、d、c、b、a分别代表100%、80%、63%、50%、40%光线通过。

例如,检查结果为Ⅰ2e,表示视标大小为1/4mm^2,亮度为

100asb，调节亮度为100%。

常规Goldmann视野检查中，Ⅰ号视标为标准视标，从1a到4e有20个不同亮度。只有当Ⅰ4e看不到时才改用Ⅱ～Ⅴ号大视标。

检查前需测光亮度、背景光度、视力及瞳孔大小。

做中心视野检查时，如受检者有屈光不正或老视，应按屈光状态及年龄予以矫正镜片。检查在暗室进行。

视标的移动速度为每秒3°～5°，由周边向中心移动。

4. 平面视野屏检查法：用于检查中央30°视野，能发现中央30°范围内近90%的各种视野缺损。在中心视野里有一生理盲点，为视神经乳头在视野屏上的投影，呈椭圆形位于注视点颞侧15.5°水平线下1.5°处，垂直径7.5°±2°，横径5.5°±2°。

受检者在距屏1m处，注视屏中心的注视点，遮盖另一眼。

常规先用2mm直径视标，查出生理盲点的位置与形态，然后视标在各不同方位子午线上从周边向中央移动，如某处视标消失则用大头针插在屏上该点处。各方位查完后，再把屏上的结果描绘到视野表中，为放大暗点，可增加检查距离或缩小视标。

（二）静态视野检查

有半自动的Goldmann视野计和全自动视野计（如Humphrey，Octopus），根据对光敏感度测定感觉阈值进行定量分析。

检查原理：静态视野计的基本构形为，在一半球壳上（1/3～1/2m半径），散在分布一些小孔，100～200个，孔后有光纤或发光二极管作光源作为光点试标。试标光点出现的程序已预先设计好。试标大小为0.1～5mm，光点出现时间为0.1～0.5s，球壳内背景光一般用4asb或31.5asb。检查时患者头部放在额颌托架上，根据检查目的选择程序，光点出现时患者按电钮回答，光点自动减弱其亮度，直到患者看不到没有回答，此亮度即该点的敏感度；相反，光点会增加亮度，直到患者回答或最大亮度时仍不能回答。在某点，不论是由“看到”到“看不到”，或由“看不到”到“看到”，其最后见到的亮度作为该点的“光阈值”。检查完毕，视野计自动记录，以曲张图、数字图及灰度图等式样显示结果。

本法灵敏度高，能早期发现视野改变；有定量的指标，有利于随访视野的变化，提高早期青光眼视野检出率，对连续多个视野检查结果进行认真分析比较后，可指导青光眼的诊断与治疗，更能反映出疾病的发展过程。其缺点是设备太昂贵，需要素质较高的操作人员，患者易疲劳，如不合作则结果不可靠，受年龄、瞳孔大小、眼屈光间质混浊及屈光不正等因素影响。

【立体视觉检查】

立体视觉又称深度或空间视觉，是视觉器官对客观物体三维空间的视知觉，即是视器对周围物体的远近、深浅、凹凸、高低的分辨力。立体视觉的产生机制，一般认为位于 Panum 双眼融合的单视区内，视界圆内外物体在视网膜上轻度水平分离的物像，不但不引起复视，反而融合成具有三维空间的物像。这是大脑高级中枢对双眼物像综合分析的结果，是一种高级心理、生理反射。

检查方法：

1. 同视机和大型弱视镜检查法：这类仪器是利用光学系统使两眼分别观看成对的图片，通过棱镜片或反光镜的作用，使两眼的注视处于看远的平行状态，又通过凸透镜作用，使眼处在不调节状态。其检查结果表示看远的立体视觉。这是诊断、治疗斜视和弱视的常用方法。检查包括同时知觉、融合和立体视觉三个方面(详见本章之七)。

2. 立体视觉检查图：立体视觉检查图是根据红绿互补的原理，令被检查者戴右红左绿眼镜，两眼同时观看随机点立体图。立体图像是根据双眼视差原理，将红绿两互补色套印在一起，左图印成红色，专供戴绿镜片的左眼看，右图印成绿色，专供戴红镜片的右眼看。这样，左、右两眼形成两个基本相同、仅有视角上差异的配对图像，经视中枢融合成一个完整的立体图像。本图可检查立体视锐度、立体视程度和立体视范围，检查距离为 30～40cm。

3. Titmus 立体视觉检查图：本图是由戴偏振光眼镜的受检者观看偏振光立体图，根据不同图形，测定不同立体视程度。图中的一个大家蝇作为示教图，让受检者理解立体图，其视差为3000″。第二种是九个方格图，每个方格中有四个圆圈，其中有一个圆圈存在一个视差。从一号至九号视差分别为 800″、

400″、200″、140″、110″、80″、60″、50″、40″，用来测定立体视锐度。第三种是 A、B、C 三排动物图，视差分别为 400″、200″、100″，适合幼儿使用。

【色觉检查法】

色觉是视网膜视锥细胞对各种颜色的分辨功能。在明亮处，视网膜黄斑部中央凹和黄斑部色觉敏感度最高，这和视锥细胞在视网膜中的分布是一致的。距黄斑部越远，视锥细胞越少，色觉敏感度越低。

色觉的产生，主要以 Young-Helmholtz 提出的三原色学说来解释。光谱中的红、绿、蓝（或紫）三种基本颜色按不同的比例混合，形成各异的其他颜色。视网膜视锥细胞中存在有三种不同色感受器，每一种视锥细胞色感受器主要对一种基本颜色发生兴奋，而对其他的两处颜色只表现为有限度的反应。如果单独一种色感受器（如红）发生兴奋，则产生相应色觉（红）；如三种色感受器按不同比例受到刺激，则可产生各种不同色觉；如果三种色感受器同时受到相等的刺激，则混合成为白色。如视锥细胞的感光色素异常或缺失而出现色觉紊乱称为色觉异常，先天性色觉异常多见，为一种性连锁隐性遗传病。

（一）色觉检查方法

1. 假同色盲表检查法

（1）假同色盲表的种类和设计原理：假同色盲表即色盲检查表。国外有石原忍 AO-HRR 和 Stilling 假同色盲表，国内有俞自萍、贾永原色盲检查图。其设计原理是由明暗度相同而颜色不同的圆点组成的图片，每一张图用一种颜色的圆点组成数字、字母、图案或曲线，用另外几种颜色的圆点组成图底。正常人以颜色而不以亮度来辨认图形，故能做出正确判断；色觉异常者则以明亮度而不以颜色进行辨认，从而不能做出正确判断。另一种图片是由颜色相同而明暗度不同的圆点组成，正常人不能辨认，而异常者能辨认。

（2）检查方法：被查者如有屈光不正，应戴眼镜。在明亮自然光下，检查距离为 60～100cm，辨认时间不超过 5 秒。一般双眼同时检查，必要时双眼分别检查，按每图的说明判断正常、色盲或色弱。

2. FM-100 色彩试验

(1) Fornsworth-Munsell(FM)-100 色彩试验仪由 93 个不同波长色盘(波长为 455 ~ 633nm)分装在四个木盒里,每个盒的两端各有一固定色盘作为色彩匹配使用,其余色盘均可移动。

(2) 检查方法是在固定照明下,嘱被查者按颜色变化规律,顺序排列色盘,每盒限 2 分钟,将排好小盘背面的编号记录在记录单上,并记分作图。正常人的图形为接近最内圈的圆环形图,不正常者,在辨色困难部分,图形向外移位呈齿轮状。

3. Fornsworth 色标试验

(1) 检查仪为 15 个色标装在一个匣子里,检查方法基本同上,要求 2 分钟内将 15 个色标配列完毕。

(2) 结果判断:如 1 ~ 15 号色标全部排列正确或其相邻两个色标前后次序颠倒为通过;如排列次序混乱为失败。将结果画成图表以判断色觉有无异常。

4. Nagel 色觉镜检查法

(1) 色觉镜是根据红光与绿光适当混合成黄光的原理设计的一种光谱仪。从目镜中所见圆形视野,其下半部为黄光,上半部为可调节的红光和绿光的混合。

(2) 检查方法:嘱被查者调节上半部红光和绿光的比率,使之混合成与下半部黄光的颜色和亮度完全相同。记录红光与绿光的组成。正常眼红与绿有一定匹配关系,而红色觉异常者,红多于绿,绿色觉异常者,则绿多于红。按标准判断各类色觉异常。

(二) 临床意义

凡从事交通运输、建筑、美术、化学、医药专业工作者必须具备正常色觉。因此,色觉检查已成为服兵役、升学、就业前等体检的项目之一。

【光觉检查】

光觉是视网膜对光的感觉能力,是视觉的基础。视锥细胞中含视紫蓝质,视杆细胞中含视紫红质。前者感觉强光及色视觉,后者感觉弱光与无色视觉。

（一）检查方法

人眼从明处进入暗处，开始看不见物体，以后渐能看清，这一过程称暗适应。由暗处至明处，同样也要经过一段时间才能看清，这就是明适应。引起光觉最小量的光线称光刺激阈。在暗适应过程中，测定光刺激阈的变化，可得到典型暗适应曲线（图1-1-1）。暗适应曲线是否正常。表示患者光觉是否正常。暗适应有如下几种测定方法。

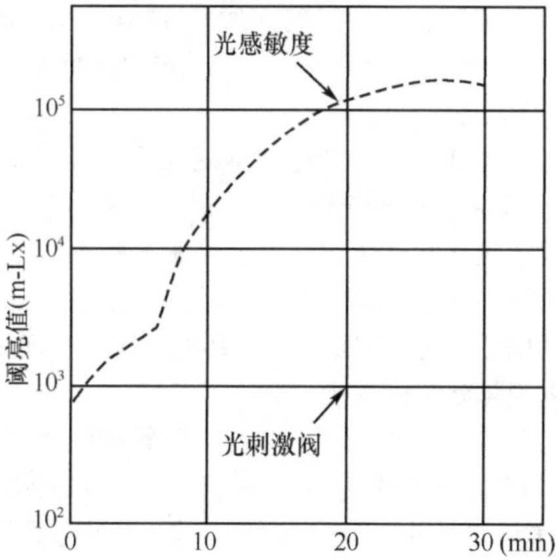

图1-1-1 暗适应曲线

1. 对比检查法：检查者和被检查者同时从一明处步入暗处，两人距视力表等距离。分别记下两人看清弱光下的远视力表第一行所需时间，可粗略地判断被查者的暗适应是否正常。在进行检查时，检查者的暗适应必须正常。

2. 夜光表检查法：检查者和被检查者同时、同距注视铺有白台布桌面上的夜光表5分钟，然后关闭电灯并继续注视桌面，直到看到表面上的荧光时间，分别记录两人所用时间。检查者的暗适应必须正常。此法简单，但只能做比较判断。

3. 暗适应计检查法：常使用的是Goldmann-Weeker半球形暗适应计，用以测定暗适应曲线和阈值。

患者坐在仪器前，打开仪器灯光，嘱患者注视仪器中乳白色玻璃板5分钟,达到明适应。然后关灯,将乳白色板换成黑白线条相间的玻璃板,逐渐增强板上光亮度,直至患者看清黑白线条,并在暗适应表上记录。以同样方法步骤,每1~2分钟重复一次,间隔的时间可逐渐延长,直到视敏度不再提高为止,总的检查时间为1小时。最后将记录的各点连成曲线,这就是暗适应曲线(图1-1-1)。

(二) 临床应用

暗适应测定对色素性视网膜病变、白点状视网膜病变、开角型青光眼、维生素A缺乏等病具有一定的诊断价值。

【对比敏感度】

对比敏感度是在一定对比度下视觉系统对不同大小物体的分辨力,是除视力外测定形觉功能的一个重要指标。

测定对比敏感度就是记录视觉系统感觉不同空间频率正弦光栅所需要的阈值,通常以对比敏感度函数(CSF)记录,即所需阈值的倒数。对比度随实际物体的空间频率而变化,对比敏感度也随视觉状态而变化。

正常人眼的CSF显示在低和高空间频率的对比敏感度下降,在中空间频率的对比敏感度最高。这表明视觉系统观看粗、细条纹轮廓较困难,而观察中等系数条纹的轮廓最容易。

在低视力患者,各空间频率的对比敏感度较正常人降低,尤以中、高频明显,频率数(指能见的空间频率的数量)也减少。有一些眼病(如青光眼或视神经疾病)早期即可出现对比敏感度的异常。

对比敏感度的测定仪器包括产生光栅等刺激的监视器和记录系统,通常配备微型计算机控制刺激条件和记录系统,如图形视觉诱发电位仪等。

(向春庭　王军明)

三、裂隙灯显微镜检查

【构造】

裂隙灯显微镜主要由裂隙灯系统和双目显微镜两部分构

成,前者具有很强的照明电光源。光源发出的光线经过集光凸透镜使之集中,再经过可以转动的隔板,隔板上有大小不同的圆孔可以调节成不同长短宽窄的裂隙。在裂隙灯照明系统的光路中装有无赤光、钴蓝等滤光片,可用来检查毛细血管和出血点,荧光素染色后检查角膜上皮缺损,进行压平眼压计测量,荧光素静脉注射后观察眼前部的组织和眼底血管。还可配合前房角镜、接触镜及三面镜检查前房角及眼底各部位,后者由接目镜和接物镜组成,可变换不同的倍率,常用倍率为 10~16 倍。

【检查方法】

1. 使用裂隙灯显微镜,因光线照射的方式及被照组织的不同,有六种检查方法。

(1) 弥散光线照射法:利用弥散光线可检查结膜、角膜、前房、虹膜和晶状体的表面情况。

(2) 直接焦点照射法:本法是最常用的照明法,其要领是显微镜焦点与裂隙焦点合一,其光源可采用下面两种方式。

1) 裂隙光照射:裂隙光束经过角膜、晶状体时,将角膜、晶状体切成一灰白色光学六面体,加大光线和显微镜夹角时,六面体层次更为清晰。检查时,常先用宽裂隙光,然后用窄裂隙光详细检查。可以观察角膜、晶状体的弯曲度、厚度、病变形态、层次以及角膜后沉着物,房水中浮游物。裂隙光落在虹膜上时,其虹膜面上可见一条整齐的光带,可对虹膜局部进行详细检查。

2) 圆点光照射:当圆光束通过透明房水时,房水中出现微弱的光带,为生理性房水闪光。当房水混浊时,其闪光亮度增强,称房水闪辉阳性或 Tyndall 现象阳性。

(3) 角膜缘分光照射法:将裂隙光照在角巩膜缘,光线经角膜屈折、反射,在角膜缘形成一个明亮光环,将显微镜焦点对准角膜,其角膜中的云翳、水泡、瘢痕及角膜后沉着物就清晰可见。

(4) 后部光照射法:将光线投照在后部不透明的组织上(如虹膜),将显微镜的焦点对准被查的组织,借后部反回来的光线检查角膜内皮和上皮水肿、上皮小泡和角膜后沉着物等。本法在照射时有三种形式。

1）直接后部反光照射法：被查物体正居于反射光线径路上。

2）间接后部反光照射法：被查物体居于反射光线径路的一侧。

3）直接、间接后部反光照射法与角膜缘分光法合用：把光线投照在角膜缘上，检查近角膜缘的病变。

（5）镜面反光照射法：本法是使直接焦点照射法所产生的光学六面体与照射光线在角膜或晶状体表现形成的反光区相重合。例如，当裂隙灯光线从颞侧照射在角膜上时，在角膜上出现两个光亮区，此时令被检查眼轻度向颞侧注视，然后将裂隙灯也向颞侧移动直至光学切面与反光区相重叠，此时光学路径上显得格外明亮，有利于观察角膜表面泪液膜、后弹力膜、内皮细胞以及晶状体前、后囊和核等不同部位。

（6）间接照射法：将裂隙灯光线照在所要检查病变部位周围组织上，而显微镜的焦点对准病变部位，借间接照明观察病变部位。此法容易观察瞳孔括约肌、虹膜细小出血和新生血管、角膜上皮水肿等。

2. 除上面的各种基本方法外，在临床上也常用颤动光线、定位、影的投射和光学切面的扭曲等方法观看眼组织的病变。

（1）颤动光线照射法：上、下、左、右移动光线使被查部分在直接与间接焦点照射法间交替出现，细微的改变呈一明一暗的现象。此法亦可与后部反光照射法合用检查虹膜、角膜和晶状体。

（2）定位法：裂隙灯显微镜的一个突出优点是它可以准确指出病变部位的深浅（如角膜病变在深层还是浅层，晶状体病变在前部还是在后部）。常用定位法是直接焦点照射法，使用窄光和大的投射角，则可出现较宽的光学切面，利用它可辨别病变的位置。

（3）影的投射：在用弥散光线照射时，很小的角膜瘢痕在虹膜上或在晶状体表面上往往发生投影。在用直接焦点照射法时，在光学平行六面体或光学切面前的物体，可在其后面呈现投影，如黏液、小异物、角膜翳和血管等均可遮住光线而形成投影。有时气泡、水泡等透明物体，因其折光作用，也可形成投影。

（4）光学切面扭曲：当角膜上有水泡或薄翳时，角膜光学切面发生扭曲现象。例如，角膜光学切面前界正切在水泡中心时,则光学切面的后界并不发生扭曲。当光学切面光线恰好照在水泡中心两侧时,由于水泡有透镜作用,则光线发生曲折,于是光学切面后界发生扭曲,呈现凸出或凹入的边缘。当角膜弯曲度或厚度发生局部改变,并使光线通过该部位以观察晶状体的光学切面时,晶状体的光学切面也可发生扭曲。这些在临床上不要误认为是病理改变。

【注意事项】

1. 在裂隙灯检查前应先行一般检查。了解病史和病变的大致情况,然后有重点地做裂隙灯显微镜检查。这样既节约时间,又使患者避免不必要的照射。

2. 检查前应向患者说明检查的意义,以解除患者的思想顾虑,让患者在检查时充分配合。

3. 检查时患者座位高低要适宜,下颏部应放在支架上,前额紧靠头部固定器。

4. 检查时动作要敏捷,调节焦点时应在患者眼睑上进行,尽量避免不必要的光线照射眼内,一次检查时间不宜过长。

5. 检查完后,要及时关闭电源,并覆盖保护罩。

6. 裂隙灯检查患者最好在暗室或暗光下进行。

(向春庭　李　涛)

四、前房角镜检查

前房角镜检查是一种临床检查手段。利用一个接触镜(该镜的屈光指数和角膜相同),戴上后消除角膜前表面的空气-角膜界面,使角膜-接触镜界面的反射减少到最低程度,使从前房发出的光线(通常无法看到)可以通过接触镜-空气界面被检查者看到。前房角是由角巩膜缘内面与睫状体和虹膜所形成的夹角,在前房角镜下由前向后依次如下:

1. Schwalbe 线为一灰白色略突起的细线,位于角膜后弹力膜的终端。

2. 小梁网从 Schwalbe 线向后方延伸到巩膜突的组织,宽约0.5mm,因网上沉积的色素量不一致而呈浅褐色或深棕色,后2/3为小梁的滤过功能部分,Schlemm管位于其内,在房角镜对眼球加压时,可见Schlemm管被倒流的血液充盈。

3. 巩膜突紧接于小梁之后的一条细的突出的白线。

4. 睫状体带为棕黑色带,位于巩膜突与虹膜根部之间。

5. 虹膜末卷虹膜的最周边处,构成房角后壁。

【适应证】

1. 明确青光眼的分类、分型。

2. 了解前房角处有无异物、肿瘤等。

【禁忌证】

外眼炎症应禁做前房角镜检查。

【检查前准备】

1. 前房角镜的蝶状凹面用3%过氧化氢溶液浸泡5~10分钟,再用净水充分冲洗备用。

2. 结膜囊内滴0.5%丁卡因液1~2次。如角膜有水肿混浊(如闭角型青光眼急性发作期),可滴消毒纯甘油2~3次,如手边无纯甘油,也可用50%葡萄糖注射液取代之,以吸出角膜内水分,恢复角膜透明。

3. 前房角镜倒置,在蝶状凹面内盛满生理盐水或甲基纤维素或抗生素药水。

【操作要点】

1. 患者坐在裂隙灯显微镜前,将头部固定在托架上。

2. 检查者以一手的食指和拇指分开眼睑,另一手持充满充填液的前房角镜靠近眼部,倾斜前房角镜,使其同眼球的6点部位接触,紧靠下睑缘或利用镜边将下睑缘向后推,然后对着角膜面快速向前上方翻转,以免充填液溢出气泡进入。

3. 前房角镜压在眼上产生一种“吸杯”的作用,可保持前房角镜位于角膜中心,检查时不要用力压迫以免房角结构失真。裂隙光线聚焦在房角镜中的倾斜镜面上,通过前房角镜的顺时针或逆时针旋转结合裂隙灯的移动,就可看到整个360°的房角。如果没有裂隙灯,可用直接检眼镜(眼底镜)代替(用+10.0D~+20.0D观察)。

4. 先静态下观察房角,即令患者向正前方注视,前房角镜位于角膜中央,不偏斜也不加压,此时所见为前房角的宽度。如为窄角,则应继续进行动态下观察,即令患眼转动或使前房角镜倾斜或加压,以便能看到更多的前房角结构,并鉴别有无周边前粘连。如仍然不能看到功能性小梁部分,则将光带做成裂隙投照在所能见到的房角的最顶尖部,观察来自房角前壁的光线和来自后壁的光线在此处是错开的还是相交的(光带相交表示房角真性关闭),从动态所见可决定房角的开闭。

5. 观察完后取下前房角镜,用净水冲洗干净,用棉球擦干或吹干镜面后将镜收藏。

【前房角形态的记录】

我国目前多使用间接前房角镜,因此,镜面所见总是镜面对着的前房角,但不一定是180°。如镜面的中央是6点钟,我们看到的是12点钟房角,如果不转动房角镜,那么7点钟镜面处看到的是11点钟房角。

1. 房角形态记录按Scheie分类法,根据所能见到的房角结构范围分为:

(1) 宽角(W):静态能见所有房角结构。

(2) 窄角Ⅰ(N1):静态下看不见睫状体带。

(3) 窄角Ⅱ(N2):静态下看不见巩膜突。

(4) 窄角Ⅲ(N3):静态下看不见小梁网的后半部。

(5) 窄角Ⅳ(N4):静态下仅是Schwalbe线,但光带错开。

N3和N4是发生闭角型青光眼的高危因素。

2. 小梁网色素分级记录Scheie分为0~Ⅳ级。

(1) 0级:无色素可见。

(2) Ⅰ级:小梁部极少量色素。

(3) Ⅱ级:小梁前后部均有细小颗粒状色素。

(4) Ⅲ级:小梁后部有密集的棕褐色色素,小梁前部及Schwalbe线上亦见色素沉着。

(5) Ⅳ级:整个小梁网呈浓密的黑色,色素似炭粒,在前后境界线及角膜内面,睫状体带与虹膜上亦可见色素沉着。

3. 发现异常结构记录周边前粘连、房角发育异常、新生血管、炎性渗出等。

【并发症及处理】

1. 前房角镜应充分消毒，避免感染，特别是防止获得性免疫缺陷综合征的传播。

2. 操作轻巧，避免角膜擦伤，如有角膜损伤可涂抗生素眼膏包盖1～2天。

五、眼压检查及眼压描记

眼压检查

眼压是眼球内容物作用于眼球壁的压力，对视功能及保持眼球形态十分重要。我国正常人眼压值是1.33～2.79kPa（1kPa=7.5mmHg）。眼压检查法常用的有下述三种。

（一）指触眼压测量法

【适应证】

1. 因外眼炎症、眼外伤或眼部手术后不允许用眼压计测量者。

2. 因角膜表面的不平整（如圆锥角膜），无法使用眼压计测量者。

3. 不是为了早期诊断及研究，仅为粗略了解眼压者。

【检查方法】

令患者眼向下看，检查者以双食指尖放在被查眼上眼睑睑板上缘处，通过眼睑双食指尖交替轻力触压眼球，触压、放松反复多次，以手指感受到的眼球波动感来决定眼压的高低。眼压正常记录为Tn，如眼压轻、中、重不同度下降，分别记录为T-1、T-2、T-3，如眼压轻、中、重不同度升高，分别记录T+1、T+2、T+3。

（二）Schiφtz眼压计测压法

【适应证】

除了外眼急性炎症、眼穿孔伤及角膜表面不平整外，适用于一切可以配合检查的需测眼压者。

【检查前准备】

1. 将压针装入眼压计的圆柱筒内，5.5g砝码套入压针内旋紧。

2. 持眼压计将脚板平放在眼压计盒中的测试盘上，指针应在刻度“0”处，否则应行校正。

3. 用75%乙醇溶液消毒眼压计的脚板以及外露的压针，用棉棒擦干后备用。

【检查方法】

1. 患者平卧于检查床上，结膜囊内滴0.5%丁卡因液1～2次。

2. 令患者注视正上方目标（通常以患者自己举起的手指为调试目标），使角膜处于水平位置。

3. 检查者以左手的食指和拇指轻轻分开被检眼的眼睑并固定在上、下眶缘上，右手持眼压计取垂直位，将脚板搁置于角膜中央。眼压计整个重量落在角膜上，可见压针移动不受阻碍，指针随眼球搏动而波动，读出指针所指的刻度。

4. 如刻度≤4，移动眼压计，换上7.5g或10g砝码，重复测压一次，记下刻度数。

5. 查1955年Schiφtz校正换算表，得出眼压数值。如用了两种不同重量砝码测压，应查压力与眼球壁硬度表（5.5g与10g对读或7.5g与15g对读）。

6. 使用后从压针上取下（7.5g、10g、15g）或旋下（5.5g）砝码，压针管柱的腔壁及压针用蒸馏水冲洗，脱脂棉擦干，再重新装好备用。

（三）Goldmann压平眼压计测量法

Goldmann压平眼压计为最常用的一种压平眼压计。当测压头压平角膜产生3.06mm直径的压平面时使用到眼上的力（转盘上的读数）乘10即等于以毫米汞柱为单位的眼压数值。眼压高，使用到眼上的力就大；反之，眼压低，使用到眼上的力就小。由于这种方法几乎不引起房水移位，测出的眼压数值和静止时相比无显著差异，为目前公认的准确的眼压测量法。

【适应证】

1. 同Schiφtz眼压计。

2. 青光眼早期诊断，青光眼研究。

【检查前准备】

1. 测压头在 3% H_2O_2 液内浸泡 5 ~ 10 分钟,然后用净水充分冲洗,再将测压头装入测压的杠杆顶端的套环内,测压头侧面的刻度 0°或 180°对准套环上的白线。

2. 将裂隙灯的裂隙完全打开,加钴蓝色滤光片,光源投射在 45° ~ 60°范围内。

3. 将加压转盘上的调节旋钮调到读数 1.0 处。

4. 被检眼内滴 0.5% 丁卡因溶液 2 次,然后用玻棒蘸荧光素少许放入结膜囊内(或用荧光素试纸)。

【检查方法】

1. 患者头部搁置在裂隙灯托架上,前额顶在额带上,眼向正前方注视。

2. 检查者先从侧面观察,将裂隙灯上眼压计测头对准角膜中央,慢慢推显微镜向角膜靠近,直至将与角膜接触。

3. 然后在显微镜下用单眼观察(必要时可用左手拇指将被检眼上睑轻轻分开),用右手操纵裂隙灯的调节杆使测压头与角膜接触,一旦接触,即可看到两个绿色半环,稍许调整使两个半环上下左右位置形态对称。继续通过裂隙灯基座的手柄向前推进测压头,在缓慢推进过程中,当测压头在角膜上的两个绿色半环的相对位置固定时即停止向前推测压头。

4. 转动压力盘上的旋钮,使两个荧光半环的内缘刚好重合,此时可见环随呼吸节律而搏动。

5. 退回裂隙灯显微镜,使得测压头离开眼球,读出转盘上读数。

6. 重复测量两次,每两次结果相差应不大于 0.5mmHg (0.067kPa)。

7. 从套环内取下测压头,冲洗干净后擦干备用。

8. 如果半环为椭圆形,说明角膜明显散光,应旋转棱镜,使棱镜上红色轴线标志位于两条主轴间 45°方向上再按上述方法测压。

(四) Tonopen 眼压计测压法

Tonopen 眼压计是一种手持压平眼压计。由于其测量区的面积仅 1.02mm^2,受角膜厚度的影响相对于 Goldmann 眼压计要小。但该眼压计测量值的离散度相对较大,对过高或过低眼压的测量误差也相对较大。

【适应证】

可用于各种能配合检查的眼压测量患者;还可以用于实验动物的眼压测量。

【检查前准备】

1. 安装好电池,探头装上一次性保护套,松紧适宜,待用。

2. 给待测眼进行表面麻醉。

3. 眼压计校正:按开机按钮一次,打开眼压计;眼压计探头垂直朝下,频按开机按钮2～3次,机身显示屏出现字母"CAL"后保存眼压计机身静止不动;待出现字母"UP"后再翻转眼压计,使眼压计探头朝上,保存机身静止不动,待"嘀"的一声并且显示屏上显示字母"GOOD"即表示校正成功。若出现"BAD"字样,表示校正失败,需重复上述步骤重新进行校正。为准确起见,一般重复校正2次。

4. 轻按开机按钮一次,显示屏上会出现一条单黑线,2～3秒后自动变为双黑线,即进入测量状态。

【检查方法】

1. 患者取卧位或坐位仰头。测量时保持眼压计机身纵轴垂直角膜表面。测压头持续轻触角膜的过程中,眼压计会自动反复进行测量并记录,待测得4～5个眼压值之后,眼压计内的电脑自动运算出平均值。均值后会有一条小横杠,代表标准差范围,位于5%左右的水平说明所测量的均值是可信的。如此反复测量3次,取平均值记录。

2. 测量完毕,静置之后会自动关机。

(五) 24小时眼压测量

在一天24小时中,每个人的眼压都是有波动的,大多数人的眼压在清晨起床前最高,起床活动后渐降低,高低间差距即眼压日差,应在5mmHg(0.67kPa)以内,如>8mmHg(1.07kPa),为病理范围。青光眼患者日差常>8mmHg。特别是在青光眼早期,眼压不是持续升高,而日差的变化常在病理范围,因而24小时测压有助于查出眼压高峰。在慢性青光眼的诊断中,常需测量24小时眼压。

【适应证】

1. 青光眼的早期诊断。

2. 决定和调整青光眼用药的时间和次数,了解用药后24小时眼压是否都能控制到正常范围。

【检查方法】

1. 用Schiφtz眼压计或压平眼压计测量眼压。

2. 每4小时测一次眼压,最重要的是清晨起床前6点钟的一次,因而除非住院或设置观察床,以捕捉6点钟眼压,否则在门诊第一次测眼压时间只能推迟到8点钟。眼压检查最好由同一人完成。

眼压描记

当眼球受压时,将产生眼内容积改变,加快房水流向眼外,引起眼压下降。房水排出道的通畅与否直接关系到这种房水流出的难易度。眼压描记即是根据此原理设计。采用电眼压计,将一定重量砝码压在角膜上,记录一定时间内(一般是4分钟)在该重力的压迫下眼压的变化,以了解房水流畅的难易度。通常用房水流畅系数“C”值来表示。根据测前眼压 P_0 与测后4分钟眼压Pt的差值从换算表中查出,正常值是0.19~0.65kPa,≤0.12为病理值。由“C”值与 P_0 可算出P0/C比值,称压幅比,正常值≤100,>120为病理值。根据房水生成与排出的关系,从表中还可查出房水流量,正常值为(1.838±0.05)ml,>4.5ml为分泌过多。

【适应证】

1. 辅助青光眼诊断。

2. 有助于正常眼压性青光眼与缺血性视神经乳头病的监测。

3. 诊断分泌过多性青光眼。

4. 提供有关青光眼病理理论基础和抗青光眼药物作用机制的一些信息。

【检查前准备】

1. 接通电源,使机器预热。

2. 校准仪器将测压头垂直落放在测试盘上,描记仪的指针应在记录纸标记“0”处，撤去测压头，描记仪的指针应在记录纸标记的“20”处，否则应予以调整。

3. 测压头用75%乙醇溶液消毒。

4. 被检眼滴0.5%丁卡因溶液2次。

5. 用Goldmann压平眼压计(或Schiφtz眼压计)测量眼压，以决定行眼压描记采用的砝码重量(表1-1-2)。

表1-1-2　砝码重量与眼压

眼压(kPa)	砝码重量(g)
>20	5.5
20～29	7.5
>30	10.0

【检查方法】

1. 患者平卧于检查床上，眼向正上方注视目标。

2. 打开描记开关。

3. 按照Schiφtz眼压计测量眼压的方法将测压头放在角膜上，记录P_0，开始计时，直到4分钟。在这过程内被检者的眼及检查者的手均应尽量稳定不动，如有错位，可重新放置，无需重新开始，但描记必须满4分钟。

4. 4分钟后记下Pt，撤除测压头，关掉描记开关。

5. 如描绘的眼压下降过程是微有波动的倾斜直线，表示结果可靠，读出记录板上的P_0与Pt，查表得出“C”值，P_0/C及F值。

6. 休息15分钟后可测另一眼。

7. 如没有电眼压描记仪，可用Schiφtz眼压计放在角膜上4分钟，记录P_0与Pt即可。

【并发症及处理】

角膜擦伤：因操作不慎或患者不合作引起，可涂抗生素眼膏，包盖1～2天。

(杜蜀华　周雄武)

六、屈光检查

屈光检查主要是指验光。验光是检查眼球屈光度的基本方法,分为主观验光和客观验光。

客观验光

常用的客观验光法主要包括检影验光和电脑验光。

(一) 检影验光

眼球在调节静止状态下,黄斑中心凹发出的光线经眼屈光系统屈折射出后在眼前形成焦点,此点与视网膜黄斑中心凹互为共轭焦点,称为眼的远点。检影法检验光就是利用视网膜照明区发出的光线在远点处成像的原理,通过观察瞳孔区的光影运动状态确定眼的远点位置的。具体是在一定距离处(通常为1m或0.66m或0.5m),将检影镜光线投入被检眼内,根据该眼瞳孔区的视网膜反射光的运动状态(顺动或逆动)来了解射出光线是平行、散开或集合。若顺动表示远点位于检查者眼的后方,若逆动则远点位于检查者眼与被检眼之间。然后在患者眼前放置凸透镜或凹球镜以及柱镜片,抵消屈光不正的度数,以使被检眼的远点移至检查眼处,从而推算远点移至无限远所需的屈光度数。所得镜片的代数和即为患者的实际屈光不正度数。

(二) 电脑验光

其原理与视网膜检影法基本相同,采用红外线光源及自动雾视装置达到放松眼球调节的目的,采用光电技术及自动控制技术检查屈光度。电脑验光对于眼睛的测量结果存在一些偏差,并且只能对被检者屈光的大致范围作出预测,其一大缺陷还在于它只在一瞬间就完成了操作的全过程,就好比照相机快门一闪而过,容易造成被检者紧张,视力度数也随之瞬间上升,进而导致检测结果不准确。其次,电脑验光结果引起的误差也不能排除验光员操作不当和主观偏见,以及机器本身质量的稳定性或者机器老化而导致验光结果不准确。电脑验光结果引起的误差主要是近视度数偏高，远视度数偏低，散光轴差位，因此电脑验光结果只能供临床参考，不能直接作为配镜处方。所以目前无论哪种先进的电脑验光仪，都不具备人工验光的精确度。但由于电脑验光仪能快速测出屈光不正的大致情况，对眼病诊疗中了解患者屈光程度及大量门诊验光时可提供有益的参考。所以目前规范的配镜方法应该是在电脑验光之后再进行综合验光，最终得出准确结果。

通过电脑验光或检影验光得出被检者初步的验光结果，并在此基础上进行主观验光。

主观验光

因客观验光不能完全排除调节因素影响，故客观验光结束后还要进行一系列主观验光检查，才能准确地查出患者的屈光不正度数。

（一）将电脑或检影验光所得双眼的客观验光结果置入综合验光仪中

（二）第一次MPMVA（maximum plus to maximum visual acuity最正之最佳视力）雾视

因被检者在客观验光过程中可能有调节存在，故为了让其充分放松调节，减少调节因素对验光结果的影响，在客观验光结果的基础上要首先进行雾视检查。

1. 遮盖被检者左眼，对右眼进行雾视。

2. 在综合验光仪上逐渐降低负球镜或增加正球镜使右眼视力逐渐降低，直至被检者能模糊分辨出0.3行视标。

3. 将右眼的球镜逐渐增加-0.25DS的近视球镜或逐渐减少+0.25DS的远视球镜，直至其视力达到1.0。

4. 遮盖右眼对左眼进行雾视。

（三）红绿测试

红绿测试主要是用于检查被检者的球镜度是否适量。

1. 红绿测试的原理：红绿测试主要是利用色像差的原理。白色光是由红、橙、黄、绿、青、蓝、紫七种颜色的光混合而成的复合光,各种颜色光的波长、折射率不同,故白色光经过较密介质后会发生色散。在可见光中,红色光波长最长,折射率最小、速度最快,而紫光的波长最短、折射率最大、速度最慢。

正视眼恰能使黄光的焦点落在视网膜上,则红光的焦点落在视网膜后,绿光的焦点落在视网膜前,红光和绿光距视网膜距离基本相当,故红光和绿光在视网膜上形成的弥散圆的直径也基本相当,故正视眼观察红绿背景里视标的清晰度也基本相同,所以通过屈光不正矫正后,若球镜度适当,患者会感到红绿视标的清晰度相同。

若被检者处于近视状态时(即近视欠矫或远视过矫时),红光的焦点更靠近视网膜,而绿光的焦点更远离视网膜,故红光在视网膜上形成弥散圆的直径要比绿光小,所以被检者会感到红色背景里的视标更清晰。因而红绿测试时,患者若诉红色视标更清晰,需要增加近视度或减少远视度,使红绿视标同样清晰。

若被检者处于远视状态时(即近视过矫或远视欠矫时),红光的焦点更远离视网膜,而绿光的焦点更靠近视网膜,故绿光在视网膜上形成弥散圆的直径要比红光小,所以被检者会感到绿色背景里的视标更清晰。因而红绿测试时,患者若诉绿色视标更清晰,需要减少近视度或增加远视度,使红绿视标同样清晰。

2. 操作步骤

(1) 雾视之后视力已通过调整球镜达到1.0。

(2) 投放红绿视标,嘱被测者比较红绿视标清晰度。

1) 如被检者说红绿背景里视标同样清晰,说明此时球镜度刚好,不需调整。

2) 如被检者说红色背景里视标更清楚,则说明被检者处于近视欠矫或远视过矫状态,则需"增加-0.25DS或减少+0.25DS"直至通过球镜调整使红绿视标清晰度相同。

3) 如被检者说绿色背景里视标更清楚,则说明被检者处于近视过矫或远视欠矫状态,则需"减少-0.25DS或增加+0.25DS"即向下拨球镜细调轮盘,直至通过球镜调整使红绿视标清晰度相同。

(四) 散光精确

散光精确主要通过交叉圆柱镜检查。

交叉圆柱镜是由两个度数相等、符号相反、轴位互相垂直的柱镜叠加磨制而成。常用的规格有±0.25和±0.50。其中红色刻度线表示负散光的轴向，黑色刻度线表示正散光的轴向，二轴互相垂直，在正负轴之正中有一手柄。综合验光仪上的交叉圆柱镜，红点表示负散光的轴向，白点表示正散光的轴向，正负轴之正中有两个翻转手轮。交叉圆柱镜主要用于精确调整散光的轴向和度数。当被检者的最佳矫正视力能达到0.8或以上时用±0.25的交叉圆柱镜对散光进行调整。

操作步骤：

1. 精确调整散光的轴向

(1) 红绿测试达到平衡后，再过矫-0.50DS或欠矫+0.50DS，将交叉圆柱镜移到视孔前，并使翻转手轮与散光试片的轴向重合。

(2) 让患者注视远处的散光表盘。

(3) 翻转交叉圆柱镜并将两面分别命名为1和2，嘱患者比较两面的清晰度。

1) 如两面清晰度相同，说明轴向正确，可进行下一步的散光度数调整。

2) 如两面清晰度不同，则说明原散光试片轴向有误，则在较清楚的一面将散光试片的轴向朝着红点方向调整，直至两面同样清楚。

2. 精确调整散光的度数

(1) 将交叉圆柱镜的红点或白点与调整后的散光轴向重合。

(2) 翻转交叉圆柱镜并将两面分别命名为1和2，嘱患者比较两面的清晰度。

1) 如两面清晰度相同，说明散光度数准确，检查结束。

2) 如两面清晰度不同，说明原散光度数有误，则需要进行以下调整。

若红点与散光试片轴向重合时更清晰，说明原散光度数欠矫，则增加-0.25DC，然后继续翻转比较，直至调整到两面清晰度相同，柱镜增加-0.50DC时，球镜应先减-0.25DS。

若白点与散光试片轴向重合时更清晰,说明原散光度数过矫,则减小 -0.25DC,然后继续翻转比较,直至调整到两面清晰度相同,柱镜减小-0.50DC 时,球镜应增加 -0.25DS。

（五）第二次 MPMVA

交叉圆柱镜检查结束后进行第二次雾视。

（六）双眼平衡测试及双眼 MPMVA

单眼验光结束后,两眼达到同样的最佳矫正视力只能说明两眼的视力达到平衡,但要保证在双眼调节量均衡的基础上达到视力平衡才是双眼平衡的最终目的。因为如果双眼调节力不平衡时容易引起视疲劳,也易引起患者单眼屈光不正度增加速度较快,故在单眼验光结束后进行双眼平衡测试是很有必要的。

双眼平衡的方法主要有交替遮盖平衡法、棱镜分离平衡法。其中前一种方法适用于插片验光,后一种方法适用于综合验光仪。

1. 交替遮盖平衡法

(1) 打开双眼,双眼同时雾视,使视力降至 0.5 左右。

(2) 交替遮盖双眼,让患者注视 0.5 行视标,比较两眼的清晰度是否相同。

①若两眼清晰度相同,说明双眼已经平衡。

②若两眼清晰度不一样,则在较清晰眼前加+0.25DS 雾视镜,使其与较模糊眼的模糊程度相同。反复调整,直到两眼达到同样模糊。

(3) 双眼同步等量地逐渐增加-0.25DS,并观察视力的变化,每增加-0.25DS 视力至少提高一行,直至加到双眼的最佳视力最小负镜或最大正镜化结束。

2. 棱镜分离平衡法

(1) 减小负球镜或增加正球镜球镜分别雾视右、左眼进行雾视使视力降至 0.5 左右。

(2) 让患者闭上双眼,在其右眼前置 3△BD;左眼前置 3△BU,让其睁开双眼同时注视远处视标,此时患者应能同时看到上下两行视标,让其比较上下两行视标的清晰度是否相同。

1) 若患者说上、下两行视标同样清晰,说明已双眼平衡。

2) 若患者诉上方视标更清晰,则将其右眼球镜近视降低-0.25DS或远视增加+0.25DS，再让其比较，直至调整到两眼达到同样模糊。

3）若患者诉下方视标更清晰，则将其左眼球镜近视降低-0.25DS或远视增加+0.25DS，再让其比较，直至调整到两眼达到同样模糊。

（3）双眼同步等量逐渐向上拨球镜细调轮盘，每上拨0.25DS，被检者视力至少提高一行，直到找到双眼的最佳视力最大正镜化结束。

（七）试戴

把检查结果给患者试戴，根据其反馈作相应调整，在视觉清晰的基础上兼顾舒适度。

睫状肌麻痹验光

验光又分为小瞳验光和睫状肌麻痹验光（散瞳验光）。前者是在有正常调节状态下的验光，主要针对成人或已经有过散瞳验光的儿童青少年患者。睫状肌麻痹验光是通过药物使睫状肌麻痹，眼处于调节静止状态，从而得到准确的屈光度检查结果。这种方法主要针对需进行屈光检查的儿童青少年患者，有视觉疲劳和远视的成人患者以及其他需散瞳检查屈光度的特殊患者。目前临床上常用的睫状肌麻痹剂包括：1%阿托品滴眼液（眼膏），3次/天×3天；1%硫酸环戊酮滴眼液，1次/5分钟×2次，30分钟后验光；0.5%复方托吡卡胺滴眼液，1次/[10分钟×(3～5)次]。

睫状肌麻痹验光结果提供了人眼在调节放松情况下的屈光状态，但其结果不能作为最终的验光处方。

（王　平）

七、斜视临床检查

【斜视一般检查】

（一）病史采集

询问斜视的发生时间、诱因、偏斜方向，是双眼交替还是单眼性的,是恒定还是间歇性的,有无复视、畏光、歪头视物、眼胀等其他症状,曾接受过何种治疗,屈光状态如何。另外,要询问个人史、出生情况以及家族史和外伤史。

（二）视力及屈光检查

1. 视力检查:双眼视力正常或接近正常是建立双眼视觉的重要条件之一。在斜视检查中首先要了解视力情况,哪怕是粗糙的定量也很有价值。对于3岁以下儿童,有时很难用视力表测定视力,这时判断两只眼的视力是否存在差别比获得每眼的准确视力更有价值。此外可选择用辨别条栅、选择性观看、视觉诱发电位检查等客观测视法来检测视力。

(1) 主观测视法

1) 正视力表:检查时注意到弱视儿童往往对单个字体的识别能力比同样大小排列成行字体的识别力要高,这种现象称为“拥挤现象”或“分开困难”。因此,检查视力时应使用并列视标视力表,以加强临床资料的可靠性。

2) 儿童形象视力表:用儿童熟悉的各种图案,按视角设计成表,让儿童辨认。此方法适于2~3岁儿童。

(2) 客观测视法

1) 选择性观看法:利用婴儿对有图像的画面要比均匀一致的画面感兴趣的心理,用不同宽度的黑白条纹来引起婴儿注意,然后根据条的宽窄换算成视力。方法:家长怀抱婴儿,检查者出示一端带有黑白条栅,另端为灰板的试验板,板中央有一窥视孔用来观察婴儿眼的转动方向,逐一更换粗细不同的条栅,直至婴儿不再有反应为止,这时的条栅推算出的视力值即为婴儿的视力。

2) 视动性眼球震颤:用一有黑白条纹的可转动的鼓放在婴儿前,转动鼓,观察婴儿的眼球运动或用眼电图记录眼球运动来判断视力。

3) 视觉诱发电位:此方法适于婴儿及检查不合作患者。

2. 屈光检查:屈光检查应为共同性斜视的常规检查,对于14岁以下的斜视患者应用1%阿托品眼药水或眼凝胶或1%环戊通眼药水散瞳检影。在检影前先对患者进行注视性质的检查。其方法是：用一带有同心圆图案的检眼镜检查患者眼底，令其注视检眼镜灯光，检查者注意观察患者黄斑中央凹所在位置，以此判断患者注视性质，黄斑中央凹在0°～1°内为黄斑中心注视，在1°～3°内为旁中心注视，在3°～5°内为旁黄斑注视，大于5°为周边注视，注视性质好，其治疗效果也较好。

【眼位和斜视角的检查法】

（一）斜视定性检查

1. 遮盖-去遮盖法判断显斜、隐斜或正位：令患者注视前方33cm或6m视标，检查者用遮盖板置于一眼前5秒，然后将其迅速移去，同时观察双眼运动情况。再以同样方法观察另一眼。如果双眼均不动，则为正位眼。如果去遮盖时被盖眼由斜位回到正位，另眼不动，则证明患者有隐斜；若被盖眼仍在斜位，则证明患者有显斜，未遮盖眼为主导眼；若被盖眼回到正位，而另眼转为斜位，则证明患者有显斜，且遮盖眼为主导眼。

2. 交替遮盖法判断有无隐斜：令患者注视33cm或6m外视标，检查时用遮盖板反复交替遮盖双眼，观察双眼在去遮盖一瞬间的眼球运动情况。若眼球完全不动，则为正位眼，若有移动则表示患者有2°以上某种斜视倾向，再通过眼球移动方向判断其为内斜、外斜或是上斜。

（二）斜视的定量检查

1. 角膜映光法：令患者注视33cm处点状光源，通过观察映光点在角膜的位置，判断其斜视度。如果映光点居瞳孔中央，表示无显斜；若映光点落在瞳孔中央之颞侧，则为内斜，反之为外斜；若映光点落在瞳孔中央之下方，则为上斜，反之为下斜。映光点在瞳孔缘处，其斜视度约为15°，在瞳孔缘与角巩膜缘之间为25°～30°，在角巩膜缘处约为45°。

角膜映光法是测定斜视角最常用而又简单的方法，但因患者融合未受影响，受Kappa角、角膜直径、瞳孔大小等因素影响，这种方法测得的斜视角较为粗略。

2. 棱镜片加遮盖法：令患者注视前方33cm或6m处视标。检查者将棱镜片置于一眼前(其尖指向眼球偏斜方向)，然后做遮盖试验，逐渐增加棱镜片度数，直至遮盖法检查眼球不动为止。此棱镜片度即为斜视度。将棱镜片置于另一眼前,同样方法测得另眼斜视度。遮盖方法可以用单眼遮盖-去遮盖检查,也可用交替遮盖检查。交替遮盖比遮盖-去遮盖破坏融合更充分,所查结果包括显斜视和隐斜视两种成分,而遮盖-去遮盖检查的结果仅含显斜视成分。

手术以此斜视角度为准较为可靠。检查时应分别测定33cm、6m,戴镜与不戴镜时斜视度数,若为麻痹性斜视或疑为A-V综合征患者,还应测定6个诊断眼位以及眼球上转25°、下转25°时的斜视度数。

3. Maddox杆加棱镜片法:Maddox杆是由许多平行排列的玻璃棒构成,通过它看点状光源呈带状光。

本方法主要检查隐斜并测定斜视度,检查在半暗室中进行。令患者注视33cm或6m处点状光源,将马氏杆横放于一眼前,这时患者可见一点状光源和一竖行光带。若患者为正位眼,则该光带正好穿过光点;若患者为外隐斜,则两者交叉分离,内隐斜出现同侧分离。将棱镜片置于一眼前,其尖指向眼位偏斜方向,逐渐加大度数,直至灯线重叠时,此棱镜片度即为隐斜度。检查垂直隐斜时,将马氏杆竖放于一眼前,这时患者可见一点状光源和一横行光带,若光带在光点下方,则该眼为上斜视,反之为下斜视,其隐斜度可通过棱镜片测定。

4. 视野计法:患者头部固定于视野计前,斜眼正对视野计中心,另眼注视6m处视标,检查者手持电筒沿视野计弓移动,直至映光点落在斜眼的角膜中央,此视野计之度数即为斜视度数。再令患者注视视野计中心,同样方法可测得33cm处斜视度数。

5. 同视机法:自觉斜视角测定使用同时知觉画片,将同视机一臂置于0处,令患者推动另一臂,当两画片重合时,(如熊猫进房子)所指度数即为患者自觉斜视度。他觉斜视角测定是检查者交替熄灭两镜筒照明装置,同时移动同视机一臂,直至患者双眼不动为止,此时所指度数即为患者他觉斜视角。

同视机测得的斜视度应为患者视远时的度数,但由于被检者心理上认为图片在近距离内,故使用接近性集合功能,因而它并不代表真正的斜视度数,在内斜视患者往往较实际度数偏大,外斜患者往往较实际度数偏小。

【眼球运动功能检查法】

1. 单眼运动检查:这是眼球最基本运动和代偿功能的检查。眼球水平内转时,瞳孔内缘到达上下泪点连线为内直肌功能正常,超过者为亢进,不足者为肌力不足;眼球水平外转时,外侧角巩膜缘到达外眦角为外直肌功能正常,未达到或出现震颤则为肌力不足。上转时角膜下缘与内外眦连线在同一水平线上,下转时角膜上缘与内外眦连线在同一水平线上。眼球水平内转时同时出现向上或向下移动,则表明下斜肌或上斜肌功能亢进。眼球水平外转时同时出现向上或向下移动,则表明上直肌或下直肌功能亢进。

2. 双眼同向运动检查:检查者与被检者相对而坐,令被检者追随手电光源,依次向左、向右转动,然后向左上、右上、左下、右下转动,观察双眼在各个诊断眼位上的运动是否协调,配偶肌有无功能亢进或减弱现象。

3. 集合运动检查:检查者与被检查者相对而坐,将一直尺0点置于被检者眶外侧缘。令患者注视33cm视标,检查将视标徐徐移近患者鼻根部,患者双眼将随视标向中间靠拢,当视标移近至某一点时,两眼不再向中间集合,其中一眼向外转动,此点在直尺上所示位置即为集合近点。正常者集合近点为5~10cm,大于10cm为集合不足,小于5cm为集合过强。

4. 牵拉试验

(1) 主动牵拉试验:0.5%丁卡因溶液点眼2~3次,检查者用固定镊夹住眼球结膜,令患者眼球向被检肌肉作用方向运动,通过镊子受力情况来判断肌肉收缩力的大小。检查应在双眼进行,以便于比较。

(2) 被动牵拉试验:0.5%丁卡因溶液点眼,检查者用固定镊夹住运动受限制肌肉附着点,牵引眼球向受限方向转动,判断该肌肉或其拮抗肌是否有机械性限制或挛缩等。

5. Bielschowsky头位倾斜试验:将被检者的头向左肩或右肩倾斜,观察双眼的位置是否对称,运动幅度是否相等。如果向一侧倾斜,双眼垂直分离大于另一侧,则为 Bielschowsky 头位倾斜试验阳性。此方法主要用于上斜肌的检查与诊断。

6. Hess 屏检查:患者端坐于屏前 50cm 处,头固定,佩戴红绿眼镜,右手持绿色投射灯,检查者按眼外肌作用方向依次开亮红灯,让患者用绿灯去追踪,使两者重叠,将绿灯所示位置记在特别图表上。然后将两镜片交换,再进行同样的检查和记录。两图形中面积较小者,即表示当时戴绿镜片眼为患眼,图形上较原来标志向内收缩部分,表示某肌肉功能不足,向外扩张部分表示某肌肉功能过强。

【双眼知觉状态检查法】

一个外界物体的影像分别落在两眼视网膜对应点上(主要为黄斑部),神经兴奋沿视觉知觉系统传入大脑,在大脑高级中枢把来自两眼的视觉信号分析、综合成一个完整的、具有立体感的单一物象,这一功能就叫双眼单视。它是一个完整的生理功能,按简单和复杂程度分为三级:同时知觉、融合、立体知觉。临床上检查双眼视功能的方法较多,现介绍主要几种:

1. 同视机法:同视机法是最常见的方法之一,按双眼三级功能,分别使用Ⅰ、Ⅱ、Ⅲ级画片。

(1) 同时知觉(Ⅰ级功能):即双眼同时视物功能。用两个画面完全不同的画片(如狮和笼子)分别置于两镜筒内,推动一臂,若狮子能进笼子,说明有同时知觉。如果两画面刚一接近随即向对侧分开,说明在融合点处有抑制,如果每次仅能看见一个画片,说明单眼有广泛抑制。

(2) 融合(Ⅱ级功能):用两张大体相同的细节不同的画片,所不同部分称控制点,将两画片插入两臂画片夹中,先转至分开位置,使患者认清两图片的特点,再令患者移动镜筒,使两画片重合并同时具备控制点。然后检查者将两臂等量向内和向外移动,直至两画片不再重合或控制点丢失。其向内移动度数即为辐辏范围。向外移动度数即为外展范围。两者相加即为融合范围。正常融合范围为:辐辏 25°~30°,分开 4°~6°,垂直分开 2△~4△。

(3) 立体视(Ⅲ级功能):用两张完全相同但某些图案有水平偏移的画片,根据水平偏移大小产生不同的深度感。如火车和桥洞,有立体视者则可看出火车是在桥洞前面还是后面,无立体视者仅看见火车在桥的下方。

2. Worth 四点试验:本方法是利用红绿互补原理判断双眼视功能。其器械为一黑色的小箱,内装有一灯和四片有色镜片,上方为红色,下方为白色,左右各为一绿色。患者配戴红绿眼镜(右红左绿),通过红眼镜将看不见绿色,通过绿眼镜将看不见红色。检查距离为33cm,也可为6m,有双眼视者将看见四个点,两红两绿说明右眼为主导眼,三绿一红说明左眼为主导眼。如果患者只看见两个红光说明左眼有抑制,看见 3 个绿光说明右眼有抑制,如果看见两红三绿 5 个点说明患者有复视。

3. 立体视测定:用 Titmus 立体图及颜少明设计的随机点立体图等,均可用来判断患者立体视锐度。

4. 障碍阅读法:患者保持阅读姿势,在双眼与书之间置一压舌板或直尺,有双眼视者则能顺利阅读,如果一眼有抑制则必有一黑影遮挡若干文字。若双眼交替看时,则黑影不断移动。

5. 红玻璃片复视像检查:麻痹性斜视患者往往伴有复视,准确的复视检查分析可对受累肌肉做出较为准确的判断。

患者端坐,头位固定,右眼戴红玻璃片。检查者在前方 1m 处手持光源,正常情况下仅见一个光源,若有复视则看见两个光源(红光源、白光源),将光源分别置于眼外肌作用方向,让患者描述光源的性质和距离,然后进行分析:①是水平复视还是垂直复视,确定是水平肌还是垂直肌麻痹,若水平复视应弄清是同侧还是交叉复视,外直肌麻痹出现同侧复视,内直肌麻痹出现交叉复视。②哪个方向分离距离最大,确定哪对配偶肌受累,如右上距离最大,则为右上直肌或左下斜肌麻痹。③周边像是哪只眼,即该眼肌肉受累,如周边像为红色,则为右上直肌麻痹(右眼配戴镜片)。

红玻璃片复视像检查法是一种较为简单可行的复视检查方法,但仅适于单一肌肉麻痹情况。

【耐受试验】

1. 棱镜片耐受试验:在患者眼前加上与斜视度相等度数的棱镜片,观察患者视远、视近有无复视,复视能否耐受。若无复视再增加和减少棱镜片度数,看患者在多大范围内能维持双眼单视，范围越大说明融合力越好。

2. 牵引缝线法：0.5% 丁卡因溶液点眼，在角巩膜缘外浅层巩膜上缝一缝线，将眼牵至正位，缝线另端固定于颜面皮肤上（或用固定镊将眼球牵至正位）检查患者有无复视、复视能否耐受。

（何　花）

八、伪盲检查

伪盲是指患者或受检者为达到某种目的而假装视力明显减退或失明，但眼部找不到相应的客观依据。伪盲患者常拒绝检查或检查不合作，故对其诊断应慎重，必须先做全面、细致的检查，排除各种视力障碍的疾病后，再进行伪盲检查。具体方法如下。

【伪装单眼或双眼“视力减退”的检查法】

1. 缩短或拉长检查视力的距离，如在 5m 处可看见 0.2 行，令其站在 2.5m、1m、0.4m 处再予检查，伪装者视力前后矛盾，不成比例，常伴有歪头、眨眼等动作。

2. 变换视力表上视标大小，将邻近行的视标互相掺和。例如，在 0.2 行有 0.3 行的视标，伪装者如只能看见 0.2 行，0.3 行看不见，实际上 0.3 行的视标伪装者已在 0.2 行看见，即可看出破绽。也可将远近视力表结合，如在 30cm 处能看到近视力表上第一行，在 30cm 处看远视力表几乎应全部能看见，但伪装者只能看见远视力表上第一行或前几行。

3. 视觉诱发电位（VEP）检查根据 VEP 的峰潜时可估计患者的视力。

【伪装单眼“盲”的检查法】

1. 近视力检查法：在健眼前放+6.00D 球面镜，遮盖“盲”眼，令其阅读报纸（置在眼前约 16cm 内），在不知不觉中将报纸移远，并放开“盲”眼，如报纸在眼前 20cm 以外（健眼前有球镜，此时已看不清）仍能阅读者，为伪盲。

2. 远视力检查法：在健眼前置+6.00D 球镜，“盲”眼置一平光镜，将此镜架戴在患者眼前，测试其远视力，如能看清，则为伪盲。

3. Jackson 试验：在健眼前置镜轴互相重叠的+5.00D 柱镜与-5.00D 柱镜，“盲”眼前置平光镜，将这镜架戴在患者眼前，测试其远视力，同时不知不觉将一柱镜的轴转动约 15°～20°（此时即可产生雾视），如能继续读出，则为伪盲。

4. 同视机检查法

（1）采用同时知觉型画片，如能测出同时视（如鸡进笼）即为伪盲。

（2）采用双眼融合型画片或立体视画片，如有融合功能或立体视觉即为伪盲。

5. 视野检查法：检查健眼视野，而不遮盖“盲”眼，所测健眼周边视野范围超过 60°以上者为伪盲。

6. 诱发眼球旋动试验：嘱患者注视眼前一目标，将一底在垂向的 6△棱镜片放置于“盲”眼前，放置时注意观察“盲”眼眼球是否转动（底向外时眼向内转，底向内时眼向外动），如有转动则为伪盲。

【伪装双眼“盲”的检查法】

1. 瞳孔检查：瞳孔光反应伪盲者瞳孔大小正常，无黑性瞳孔扩大，直接和间接对光反射正常，皮质盲也有同样现象。

2. 瞬目反射：用强光突然照射眼可引起瞬目反射，但皮质盲无此反应。

3. 行走试验：伪盲者行走时身体前倾，可以躲开障碍物，也可以故意碰撞障碍物，遇到突然危险会退缩或躲避。真盲者行走身体稍后仰，做前进时试探状，往往被障碍物绊倒，遇到危险不会躲避。

4. 视觉电生理检查：VEP 峰潜时多为正常。

（孙京华　王志涛）

九、实验室检查

眼部感染常见的微生物有细菌、病毒、真菌、衣原体和螺旋体等，为使感染性疾病的病原做出确切诊断，有针对性治疗，常应进行有关的实验检查。

【细菌学检查法】

（一）标本采集

采集眼标本应在发病初期，未使用抗菌药物治疗之前，用灭菌细棉棒在病变明显处取材。注意无菌操作，避免触及其他部位或过多地暴露于空气中，以防杂菌污染。标本量少易干，采后应尽快送检。

标本可取自睑缘、结膜囊、角膜、泪道、房水、玻璃体、眶内。

（二）直接显微镜下细菌形态学观察

1. 涂片固定。

2. 染色

（1）Gram 染色：Gram 阳性菌染成紫色，Gram 阴性菌染成红色。

（2）Giemsa 染色：主要用于结膜、角膜细胞学检查，同时检查细菌、真菌、衣原体。炎细胞及细菌形体清晰可见。

（3）吖啶橙染色：用于检查细菌、真菌或衣原体包涵体。

（4）Ziehl-Neelsen 抗酸染色：检查分枝杆菌、奴卡菌，菌体呈红色。

（5）Hiss 夹膜染色：检查有夹膜细菌。

（三）细菌培养与鉴定

1. 一般细菌常用的固体培养基为 5% ~ 10% 血琼脂培养基、脑心浸润琼脂培养基等。分离培养嗜血菌属细菌、淋球菌常用巧克力色琼脂培养基。

2. 真菌培养用液体培养基为肉浸汤、肉膏汤、脑心浸汤。

3. 培养厌氧菌用硫乙醇酸钠肉汤、硫乙醇酸钠脑心浸汤、泡肉培养基、血琼脂培养基，在厌氧箱培养，淋球菌初次分离宜用烛缸或 CO_2 培养箱培养。

细菌的鉴定：金黄色葡萄球菌血浆凝固酶试验阳性；用鲎阿米巴样细胞溶解物检测铜绿假单胞菌、变形杆菌内毒素，方法敏感且可快速诊断。另外，依据菌落形态特征，液体培养基混浊情况,涂片染色镜检菌体形态及细菌代谢过程中产生的分解与合成代谢不同进行相互试验,以鉴定细菌菌种。

（四）药物敏感试验

1. 纸碟法按抑菌有无和直径大小区分为敏感、中度敏感和耐药。

2. 试管稀释法以抗菌药物最高稀释度仍能抑制者,该管药物浓度即为待检菌株的敏感度。

（五）血清学检查

用已知抗原检测未知抗体以协助临床诊断,或用已知抗体检测未知抗原以鉴定病原微生物。细菌血清学诊断有凝结试验、沉淀试验、免疫荧光试验等,乙型溶血性链球菌产生的溶血素具有抗原性,感染者血清中产生抗链球菌溶血素抗体,抗体可中和溶血素,不出现溶血现象。

【眼病毒学检查法】

（一）直接镜检病毒包涵体、病毒抗原和病毒体

1. 普通光学显微镜检查病毒包涵体刮除病变处上皮细胞涂于载物片,固定染色或平薄组织切片染色。常用染色方法为 Giemsa 染色、PaPanicolaon 染色。

2. 荧光素标记抗体染色检查病毒抗原。

(1) 直接荧光素标记抗体染色:常用于快速检测单纯疱疹性角膜炎、腺病毒性结膜角膜炎等标本。

(2) 间接荧光素标记抗体染色:本法敏感性比直接性高,荧光亮度强。

(3) 单克隆抗体染色:检测单纯疱疹病毒、腺病毒十分特异敏感。

3. 电子显微镜检查技术。

（二）病毒分离培养

1. 细胞培养原代、二倍体、传代细胞培养。

2. 鸡胚培养。

3. 实验动物培养。

（三）血清学检查

恢复期血清抗体滴度比急性期抗体滴度上升 4 倍以上即

有诊断意义。

1. 中和试验。

2. 血凝及血凝抑制试验。

3. 补体结合试验。

4. 免疫荧光技术。

5. 酶联免疫吸附试验（ELISA）包括：①间接法。② 双抗体夹心法。

6. 酶标金黄色葡萄球菌蛋白 A（SPA）酶联免疫吸附试验。

7. 其他如核酸杂交技术、标记核酸探针等。

【沙眼包涵体结膜炎衣原体检查法】

（一）检查衣原体

1. 结膜刮片检查包涵体：①Giemsa 染色。②Lugol 碘染色。③吖啶橙染色。④单克隆荧光素标记抗体染色。⑤酶联免疫吸附试验。

2. 衣原体分离培养：①鸡胚培养。②细胞培养。

（二）检测抗体

(1) 微量免疫荧光试验。

(2) 酶联免疫吸附试验。

【眼真菌学检查法】

致眼病的真菌常为腐生菌，如曲霉菌、镰刀菌、头孢霉菌、白色念珠菌、交链孢霉菌、青霉菌等。

（一）标本采集

同细菌检查。

（二）直接涂片显微镜检查真菌

1. Gram 染色：丝状真菌因菌龄不同其内容物不同，着染为紫蓝色、红色。细胞壁及中隔不着色。衰老或死亡菌丝呈玻璃样。念珠菌等芽细胞及假菌丝染为蓝色。

2. Giemsa 染色：丝状真菌、类酵母菌染为紫或红色。胞壁、中隔及死亡菌丝不着染。

3. 吖啶橙染色：黄光显微镜下丝状真菌呈亮绿色。黄酵母菌、假菌丝呈红橙色、核绿色。厚膜孢子呈红橙色。

4. Grocott Gomori 六甲烯四胺银染色：丝状真菌细胞壁及中隔染为黑色，酵母、黄酵母染为黑色。背景淡绿色，对比明显，低倍显微镜下清晰可见。

5. 乳酸棉蓝染色：标本不固定，湿片检查，真菌菌丝、孢子呈蓝色。

6. 10% 氢氧化钾液染色：湿片不固定，上皮细胞透明，真菌透明清晰。

7. 过碘酸雪夫 PAS 染色：丝状真菌、类酵母菌染为红色。

（三）真菌培养与鉴定

真菌培养依据真菌生长速度、菌落外观、菌丝、孢子或菌细胞形态特征等鉴别真菌类别。白色念珠菌在玉米琼脂培养基产生厚膜孢子，菌细胞在血清中迅速形成芽管。

【梅毒螺旋体检查法】

人工培养螺旋体尚未成功，梅毒实验室检查法为：

（一）直接镜检螺旋体

硬性下疳及二期梅毒疹病灶局部取材，墨汁染色湿片在显微镜暗视野下检查螺旋体或镀银染色检查。

（二）血清学检查

1. 非螺旋体抗原（反应素）试验

（1）VDRL 试验：本法具有快速敏感的特点。但疟疾、回归热等病可出现假阳性反应。

（2）补体结合试验。

2. 螺旋体抗原试验如螺旋体制动试验、黄光螺旋体抗体吸收试验、微量血凝试验等。

【结膜囊细胞学检查】

（一）取材

眼表面麻醉后用小手术刀片轻稳准确地刮除病变部表面细胞，涂展标本宜薄层均匀，忌加压或往复涂擦以免人工损伤。

（二）染色

1. Giemsa 染色。

2. Wright 染色。

3. PaPanicolaon 染色用于检查上皮细胞内病毒包涵体、上皮细胞角化分期。

（三）光学显微镜检查

（四）眼表面正常细胞象

1. 结膜上皮细胞。

2. 杯状细胞。

3. 角膜上皮细胞。

4. 睑缘鳞状上皮细胞。

（五）炎细胞

细菌性、真菌性感染、衣原体急性感染、抗原抗体复合物免疫性炎症、化学药物刺激或组织分解坏死时，中性粒细胞为主要渗出细胞。病毒性感染表现为单核细胞、淋巴细胞增多，过敏性炎症时出现嗜酸粒细胞。黏液染为蓝色，纤维素染为红色。

（六）几种常见感染性眼病的细胞象

1. 细菌性结膜炎上皮细胞零散，炎性退行性变。中性粒细胞反应，见单个或簇集的球菌、双球菌、杆菌等。中性粒细胞活跃吞噬细菌，胞质内见吞噬的菌体或分解的细菌残体。

2. 沙眼急性感染期上皮细胞明显炎性变性，胞核呈筛网状。有的上皮细胞胞质内见沙眼包涵体。慢性炎症、滤泡压挤物见大量免疫活性淋巴细胞、浆细胞、Ceber 细胞及淋巴细胞的胞质碎片。

3. 腺病毒结膜角膜炎上皮细胞轻度炎性变性。单核细胞、淋巴细胞反应。见淋巴细胞核浅，背景清洁。

4. 细菌性角膜溃疡上皮细胞明显溶解或消失。大量中性粒细胞，常自溶。有的中性粒细胞胞质内或上皮细胞胞质内及细胞外见球菌、双球菌、杆菌等。

5. 单纯疱疹病毒性角膜炎上皮细胞圆化，胞核明显增大，染色质离心集聚，核膜增厚，核内见淡染均质性包涵体。上皮细胞融合为大的合体细胞，细胞内核数 4 ~ 20 个。单核细胞及中性粒细胞反应。

6. 真菌性角膜溃疡上皮细胞明显炎性变性、溶解。中性粒细胞反应，自溶。坏死物中节段状、交织团状真菌菌丝，卵圆形芽生细胞或假菌丝。少数嗜酸粒细胞。

7. 眼内炎房水、玻璃体液不清澈，大量中性粒细胞，变性溶解。见单个、簇集细菌或丝状、芽生真菌。中性粒细胞、巨噬细胞内见吞噬的菌体。

8. 眼睑、睑缘传染性软疣上皮细胞增大、零散，胞质内有致密卵圆形，块状包涵体。胞核固缩，移位于胞膜下。小淋巴细胞反应。

9. 链丝菌性泪小管炎细碎菌块中见纤细丝状菌，常断裂为细小球菌或链状排列。中性粒细胞反应。

（刘 磊 李贵刚）

十、特殊检查

【视觉电生理检查】

视觉电生理检查是利用视器的生理活动了解视觉功能，包括眼电图、视网膜电图及视觉诱发电位。

（一）眼电图（图 1-1-2）

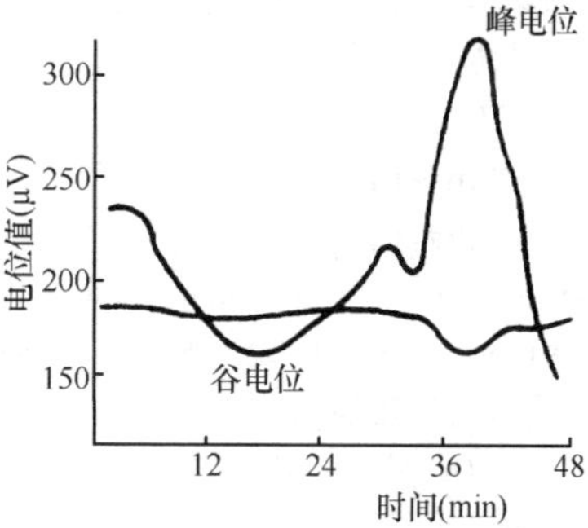

图 1-1-2 眼电图

眼球内外存在电位差，称静息电位。眼电图（EOG）就是使眼球依据一定的角度转动，导致静息电位发生变化，在明适应和暗适应下记录静息电位的变化，测定变化中的谷值与峰值进行对比。

1. 记录方法

(1) 电极：用皮肤电极，记录电极安置于眼的内外眦部皮肤上，地电极置于前额正中或其他不带电的位置。

(2) 全视野刺激球：至少能在眼的后极部60°范围内达到视网膜均一的漫反射照光，水平注视点夹角为30°。

(3) 测试过程：散瞳或自然瞳孔，在半明条件下安置电极，先预适应5～10分钟，避免强光照射。接着暗适应15分钟，继后自动转入明适应15分钟，记录眼球转动电位，测试完毕，按打印按钮，得出测试结果。

2. 正常EOG及分析

(1) 电位幅值性指标

暗谷电位：暗适应时振幅最低点。

光峰电位：明适应时振幅最高的光峰。

电位差：光峰电位-暗谷电位。

基电位。

(2) 电位比值性指标

Arden比：光峰电位/暗谷电位。

Gliem比：电位差/基电位。

(3) 电位时值性指标

光峰时间：光峰出现的时间。

暗谷时间：暗谷出现的时间。

上述指标最有临床意义的是Arden比，正常为1.8～2.5。

3. 临床应用 EOG异常反映视网膜色素上皮病变、光感受器细胞疾病、中毒性视网膜疾病及脉络膜疾病。

(1) BEST病：EOG异常而ERG正常。

(2) 药物中毒性视网膜病变：抗疟疾药。

(3) 用于眼球运动检查。

（二）视网膜电图（图 1-1-3）

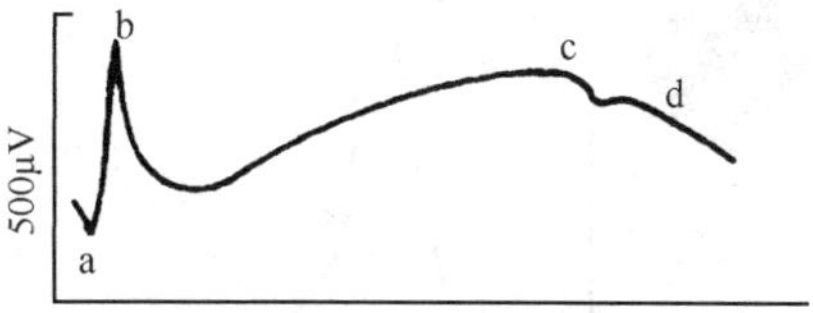

图 1-1-3　视网膜电图

视网膜电图（ERG）就是给予一定的光刺激时，利用角膜接触镜或金箔电极收集视网膜的电反应。根据刺激光的不同形式分为闪光 ERG 和图形 ERG。

1. F- ERG 记录方法

（1）电极

记录电极：角膜接触电极。

参考电极：应用皮肤电极，置于外眦皮肤。

地电极：皮肤电极置于额部或耳垂。

（2）刺激器：全视野刺激球，记录选用标准刺激光。

（3）测试过程：放大瞳孔，暗适应 30 分钟，在暗红光下点表面麻醉药，安放角膜电极。先暗适应测定，接着明适应测定，测定完毕，按打印机按钮，得出测试结果。

2. F- ERG 图形测量

（1）a 波振幅：从基线到 a 波的波谷间电位值。

（2）b 波振幅：从 a 波波谷到 b 波波峰间的电位值。

（3）b 波的峰时间：从刺激开始到 b 波波峰的时间。

3. 临床应用（F-ERG）

（1）视网膜遗传和变性疾患。

（2）屈光间质浑浊时视网膜功能。

（3）视网膜血管性、炎症性、中毒性和外伤性等疾患造成的功能损害。

（三）视觉诱发电位（图 1-1-4）

视网膜受闪光或图形刺激后，经过视路传递，在枕叶皮质诱发的电活动。

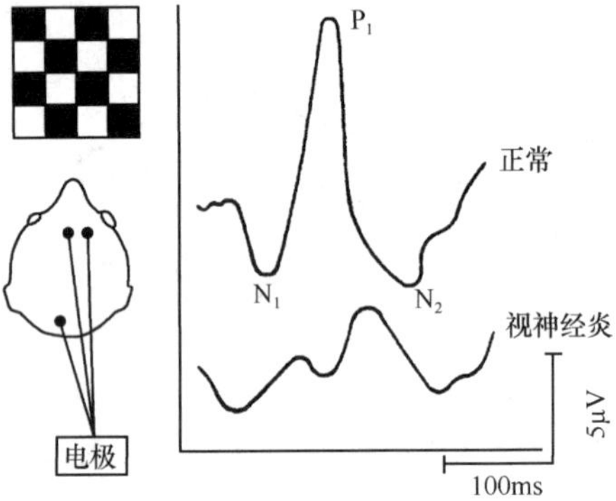

图 1-1-4　视觉诱发电位

1. 记录方法

(1) 电极:将皮肤电极、作用电极安放在枕外隆凸上 2. 5cm 处,参考电极置于前额正中,地电极置于耳垂。

(2) 刺激器:闪光刺激用全视野刺激器,单次闪光;图形刺激器常用黑白方格翻转刺激。

(3) 测试过程:先安装电极,然后给予刺激,记录波形。刺激方式均应做 100 次以上的反应叠加和平均,按打印钮,得出测量结果。

2. 视觉诱发电位(VEP)图形分析:正向为 P 波,负向波为 N 波,临床上选择 P_{100} 波的潜伏时为观察指标。

3. 临床应用

(1) 协助判断视神经、视路疾患。常表现为 P_{100} 波潜伏期延长、振幅下降。在脱髓鞘疾患引起的视神经炎时,P_{100} 波振幅常常正常而潜伏期延长。

(2) 鉴别伪盲:主观视力下降而 VEP 正常,提示了非器质性损害。

(3) 监测弱视治疗疗效。

(4) 判断婴儿和无语言儿童的视力。

(5) 对屈光间质混浊患者术后视功能预测。

视网膜组织结构与相应的电生理检查

视网膜组织结构	电生理检查
色素上皮	EOG
光感受器	ERG 的 a 波
双极细胞,Müller 细胞	ERG 的 b 波
无长突细胞	ERG 的 Ops 波
神经节细胞	P-ERG
视神经	VEP 和 P-ERG

【荧光素眼底血管造影 FFA】

眼底荧光血管造影是 20 世纪 60 年代兴起的眼科检查技术。用于观察视网膜的血管和血液循环状态以及血管组织的病理性改变。

（一）原理及设备

(1) 基本原理:以荧光素钠作为造影剂,通过静脉注射,荧光素随着血流进入眼底血管,受蓝色波长光的激发后产生黄绿色荧光,同时用眼底摄像机拍摄荧光素钠在眼底血管循环的动态过程。

(2) 造影剂:荧光素钠是一种发光的染料,具有背景反差显著、无毒、不参与机体代谢等优点。人体静脉注射量为 15 ~ 20mg/kg,常用量为 10% 荧光素钠溶液 5ml,20% 荧光素钠溶液 3ml。其不良反应很小,常见为恶心、眩晕、呕吐、荨麻疹等,文献报道有过敏性休克、心肌梗死及呼吸、心跳停止。事先应取得患者或其法定监护人知情同意,并进行过敏试验,准备好抢救药品。

(3) 设备:快速连续拍摄的数码照相机和计算机影像处理系统。

（二）操作方法

(1) 注射前准备:①详细询问病史,是否过敏体质,有无药物过敏史。测量血压,检查肝、肾功能及心电图。②造影前检查视力、眼前部和眼底。③用复方托吡卡胺散瞳。④注射前准备急救药品如肾上腺素、氢化可的松及氧气。

(2) 操作步骤:①让患者舒适地坐在照相机前,固定好头部。注射前摄普通眼底照、无赤光和加用滤光片各一张作为对照片以排除假荧光。②于肘静脉内注入稀释荧光素钠(10% 荧光素钠溶液 0.1ml 加 5ml 生理盐水)5ml,1 分钟注射完,1 分钟后若无反应则快速(4 ~ 6 秒)注入 10% 或 20% 荧光素钠溶液。③在开始注射荧光素钠的同时打开计时器计时,约 5 秒后开始拍照。第 1 分钟拍摄速度可以快一些。以后在第 2 分钟、第 5 分钟时各摄一次。

(三) 正常眼底荧光素血管造影表现

(1) 臂-视网膜循环时间:通常为 10 ~ 15 秒。

(2) 分期: ①脉络膜期,注射后 10 ~ 12 秒。②动脉期,脉络膜出现荧光后 1 ~ 3 秒。③动静脉早期,荧光素从视网膜小静脉沿静脉壁进入视网膜静脉,形成视网膜静脉层流。④动静脉期,荧光素注射后 20 ~ 25 秒,静脉完全充盈。⑤再循环期,荧光素注射后 30 秒。⑥晚期,大约荧光素注射后 10 分钟。

(3) 黄斑:黄斑区为无血管区,背景荧光暗淡。

(4) 视神经乳头:动脉期显示高荧光。晚期沿视神经乳头边缘呈环形晕状着色。

(5) 脉络膜背景荧光:弥漫性荧光。

(四) 异常眼底荧光素血管造影表现

(1) 高荧光:①透见荧光,又称窗样缺损。②荧光素渗漏。③荧光积存。④组织着染。

(2) 低荧光或弱荧光:①荧光遮蔽。②血管充盈缺损。

【吲哚菁绿血管造影 ICGA】

吲哚菁绿血管造影术是 20 世纪 70 年代问世的一项新的眼血管造影技术,此项技术的应用,使人们对脉络膜病变的认识有了突破性的进展,它与荧光血管造影检查的配合使用,为眼底疾病的诊断、鉴别诊断提供了很有价值的手段,对眼底疾病的病因学研究及治疗具有重要的指导意义。

（一）原理及设备

（1）基本原理：吲哚菁绿作为造影剂静脉注射后，通过近红外光波段的激发光刺激，在经过屏障滤光片，当染料到达脉络膜循环时用眼底摄像机拍摄，可得到显示脉络膜的动态循环图像。

（2）造影剂：吲哚菁绿，为水溶性无毒的三碳菁染料，静脉注射后与血红蛋白结合，快速从肝中排除。人体静脉注射量为0.5～1mg/kg，常用量为25mg/次。其不良反应较轻，常有恶心、呕吐、头晕、荨麻疹等，极少数患者会出现过敏性休克、呼吸心跳停止。

（3）设备：红外眼底摄像机和激光扫描检眼镜及计算机影像处理系统。

（二）操作方法

（1）注射前准备

1）详细询问病史，是否过敏体质，有无药物过敏史，此药剂中加有少量的碘化钠，对碘过敏的患者为禁忌对象。查肝、肾功能及心电图。

2）造影前检查视力、眼前部和眼底。

3）用复方托吡卡胺散瞳。

4）诊断绿试敏液0.1ml做皮下注射，20分钟后观察结果。

5）准备急救用品（肾上腺素、氢化可的松及氧气）。

（2）操作步骤

1）让患者舒适地坐在照相机前，固定好头部。注射前摄普通眼底照，进行无赤光和无绿光单色光眼底图像录像。

2）肘静脉内注入吲哚菁绿稀释液（25mg染料溶入5ml注射蒸馏水中，吸入注射器备用，再用5ml蒸馏水溶入空瓶中制成）1ml，1分钟内注射完，若无反应则快速（5秒内）注入吲哚菁绿浓缩液。

3）开始注射的同时，打开计时器计时，开始的5分钟内每15秒拍摄一张，以后在第5、10、15、20分钟各摄一张。

（三）正常ICGA表现

（1）臂-脉络膜循环时间：约为（14.74±4.52）秒。

(2) 脉络膜动脉充盈时态：睫状后短动脉相继被充盈表现为束状分支样形态。

(3) 眼底后部强荧光时态：动脉充盈后 3～5 秒脉络膜血管充满脉络膜造影剂色素，荧光最强。

(4) 脉络膜荧光减弱时态：染料开始排空，荧光辉度下降。

(5) 脉络膜荧光消退时态：眼底为均匀的灰白色纱状影像，视神经乳头表现为圆形弱荧光，黄斑部亦为弱荧光暗区。

(四) 异常 ICGA 表现

(1) 持续性异常强荧光：脉络膜新生血管形成、染料渗漏等。

(2) 持续性异常弱荧光：①荧光遮蔽，出血、色素增殖等。②血管延迟充盈或呈现无灌注。③脉络膜毛细血管萎缩，表现出纱状荧光减弱或消失。

【角膜内皮显微镜】

非接触型角膜内皮显微镜其原理是利用镜面反射的原理，观察角膜内皮细胞形态和密度的改变并进行分析处理。角膜内皮细胞呈镶嵌状六角形外观。平均细胞密度：在 30 岁前为 3000～4000 个/mm^2，40～50 岁约为 2800 个/mm^2，60～80 岁为 2160～2400 个/mm^2。

(一) 分析结果

T：角膜厚度
N：被分析的细胞数量
MIN：最小细胞面积
SD：标准偏差
MAX：最大细胞面积
CV：变异系数
AVG：平均细胞面积
HEX：六边形细胞出现率
CD：细胞密度

(二) 应用范围

①检查角膜内皮细胞的大小、形状、密度和细胞转变过程，还可用于观察正常人一生中的角膜内皮变化，预测内眼手术的安全性及后果。②检查术眼在手术前后的角膜内皮细胞变化。如检查白内障摘除+IOL 植入、角膜移植、抗青光眼等手术对角膜内皮细胞的损害程度。③用于眼库选材，是评价供体角膜的

优劣、筛选角膜材料的重要手段。④用于对滴眼药物的应用安全性进行评价。

【光学相干断层成像技术 OCT】

光学相干断层成像技术是一种高分辨率、非接触、非创伤性的活体生物组织结构成像技术。尤其在眼底疾病的检查中得到了广泛的应用，目前已成为眼科重要的影像诊断技术之一。

（一）原理

OCT 基本原理是把光束投射到被成像的组织或标本上，光束被不同距离上的显微结构反射，通过测量反射光的时间延迟，以及反射或反向散射光的强度，并且将不同位置上测量所获得的反射信息转化为数字信号，经过计算机处理，转换为二维或三维的图像形式，从而显示出被成像组织的各层显微结构。

（二）正常视网膜 OCT 影像

（1）正常视网膜组织的光反射特性

1）高反射：神经纤维层、色素上皮层。

2）中反射：内外丛状层、内外核层。

3）低反射：光感受器（视细胞）。

（2）正常视网膜组织结构分层（从内到外）：①神经纤维层（NFL）。②节细胞层（GCL）。③内丛状层（IPL）。④内核层（INL）。⑤外丛状层（OPL）。⑥外核层（ONL）。⑦外界膜（ELM）。⑧内外节交界处（IS/OS）。⑨视网膜色素上皮层（RPE）。⑩脉络膜（CHO）。

（3）正常黄斑 OCT 影像：①中心凹的视网膜最薄，只有一层外核层。②外核层在中心凹处最厚。③在外核层的神经细胞中，只有视锥细胞而无视杆细胞。④此处的视锥细胞形态与其他部位的不一样，较细较长。

（三）异常视网膜 OCT 影像

（1）组织形态异常：①视网膜厚度改变。②玻璃体-视网膜牵引。③黄斑中心凹消失。④视网膜表面不平整、皱褶。

⑤视网膜全层隆起。⑥视网膜全层凹陷。⑦视网膜正常结构消失。⑧视网膜异常结构出现。

(2) 组织反射异常:①反射减弱。②反射增强。③阴影效应和屏蔽效应。④穿透效应。

【IOL Master 光学生物测量仪】

IOL Master 是 1999 年 Haigis 等研制的非接触式光学相干生物测量仪。包括眼球轴长、角膜曲率、前房深度、角膜直径和视轴位置的测量,完成白内障术前人工晶体度数的选择和角膜屈光术前测量和计算工作。

(一) IOL Master 测量优点

(1) 非接触式测量,患者无不适。

(2) 利用光学测量从泪膜表面到黄斑区色素上皮层间的距离,更接近真实眼轴,精确性高。

(3) 可重复性高。

(4) 提供多种模式测量,如有晶体眼、无晶体眼、人工晶体眼、硅油填充眼等。

(5) 提供 5 种计算人工晶体度数的公式,对长眼轴患者(L>26 ㎜)及硅油填充眼更显优势。

(二) IOL Master 测量的局限性

(1) 白内障混浊程度较高的患者可能测不出。

(2) 角膜病变视力较差者。

(3) 眼球震颤无法固视患者。

(赵长松　王志涛)

【X 线检查】

眼部许多疾病可由 X 线检查帮助诊断,特别是眼眶病。

检查方法为以下几方面:

1. 平片为基本的 X 线检查,鉴别颅骨重叠现象,不易显示病变范围,只有利用适当的投射位置,才能很好地显示组织结构的影像,辨别病理改变。

(1) 眼眶正位片:适用于观察眼眶壁、蝶骨小翼、眶上裂、前组筛窦及额窦,是显示眼眶结构的最佳位置。

(2) 侧位片:可观察眼眶顶、眶底、上颌窦前后壁、蝶鞍及眼部异物的深度。

(3) 视神经孔片:可观察视神经孔、同侧的额窦、眶上裂、眶顶、眶内壁及后组筛窦。

(4) 其他:根据临床需要可取其他投照位置。

(5) 异物定位。

2. 眼眶X线体层摄影为平片后的补充检查,可消除骨骼影像重叠,只显示某一特定的层面。眼眶和鼻窦可用正、侧位,间隔0.5~1cm体层摄片,检查视神经管则以颅底位,间隔2mm薄层摄片为好,可在同一片显示双侧管长。

3. 造影检查弥补X线平片和体层摄影只能显示眶骨改变和有无钙斑存在,而不能显示眶内软组织和软组织的病变的不足。但此检查有一定的痛苦和并发症,现有更先进的检查手段,此检查在眼科基本未用。

4. 眼眶血管造影(orbital angiography)是将阳性造影剂注入血管内,同时行X线摄影,显示眶内及相关的血管,判断有无病变和病变供血情况,分静脉造影和动脉造影。

(1) 眼眶静脉造影:从额静脉注射泛影葡胺10ml,摄眶正、侧位像。眼眶静脉造影主要是观察眼上静脉。静脉造影有四种改变,即眼上静脉移位、眼上静脉闭塞、病理性血管块影和眼上静脉不充盈。

(2) 眼眶动脉造影及数字减影血管造影术(digital subtraction angiography,DSA):颈动脉直接注射60%泛影葡胺溶液,也有的经股动脉插管,由于骨骼与血管重叠影响观察效果,近年用数字减影血管造影方法。由于DSA减除骨骼重叠,能很清楚地显示眼动脉和脑血管以及眼眶病的供血情况。此方法属有痛苦的和有并发症的检查,搏动性眼球突出选用此法。

【超声波检查】

超声波检查是将雷达的原理与声学相结合,用于疾病诊断的一种新技术。超声有A型、B型、C型、D型和彩色多普勒。超声波检查已成眼科疾病常用的重要诊断方法，特别在屈光间质不透明时，对眼内、眼眶内疾病的探查更有其独特的价值。

（一）检查方法

1. 直接检查法

（1）在暗室内检查。

（2）患者仰卧，轻闭双眼。睑皮肤涂耦合剂。

（3）将探头轻贴眼睑皮肤，进行双眼对比探查，不断转换探头角度，做多方向观察。

（4）在检查前仔细询问病史，注意眼部检查及参考各项特殊检查，有目的、有重点地进行探查。

2. 间接检查法

（1）结膜囊表面麻醉。

（2）将装有无菌盐水的水杯或小槽戴入眼前，探头浸入水内进行探查。此法不接触眼球，但操作复杂，不利于儿童检查。

（二）适应证

1. 屈光间质混浊如角膜白斑、白内障、玻璃体混浊等使用光学检查受到限制者。

2. 眼轴生物测量及人工晶状体屈光度的测量。

3. 视网膜疾病视网膜脱离、视网膜母细胞瘤、外层渗出性视网膜炎。

4. 脉络膜疾病黑色素瘤、血管病、转移瘤、骨瘤、脉络膜脱离、脉络膜缺损。

5. 玻璃体疾病玻璃体混浊、积血、脓肿、玻璃体机化物、晶状体全脱位、玻璃体囊虫病。

6. 眼外伤眼球破裂、眼内异物、超声辅助异物取出、眼球萎缩。

7. 眼眶疾病眶内炎症、眶内异物、眶内出血、眼眶肿瘤。

8. 彩色多普勒除和 B 型超声波一样可以对眼疾病进行诊断外，还可以探查颈动脉和眼动脉血流，以了解眼底血管病变的原因。

9. 超声生物显微镜对眼球前段结构和精确定量研究

(1) 对原发性闭角型青光眼、恶性青光眼发病机制的探讨。

(2) 眼前段常见肿瘤的诊断。

(3) 睫状体脱离的诊断及复位手术。

(4) 白内障囊外摘除术及后房型人工晶状体植入术后房角的改变。

【电子计算机体层摄影】

电子计算机体层摄影(computed tomography,CT)利用X线为能源,以各种结构的密度作为诊断依据,是眼眶肿瘤诊断的理想检查方法。它可以逼真地描绘肿瘤的形状、边界、大小和精确的位置,发现较小的骨质破坏。

(一) 扫描方法

1. 水平断层使扫描标记线与眶耳线(即OM线)重合,平行OM线,从OM线下1cm开始向上断层,每层厚度为5mm,共8个断层。

2. 冠状断层扫描与OM线垂直,自后向前断层,每层厚度为5mm。

3. 矢状断层患者坐位,使头部矢状面与框架平行进行扫描。

(二) 检查范围

1. 眼眶内的疾病眼眶肿瘤、眼眶炎症、视神经病变、眼外肌病、眶骨的改变、眼眶附近组织的改变、眶内疾病与邻近组织的关系。

2. 眼内疾病视网膜母细胞瘤、脉络膜黑色素瘤、脉络膜骨瘤、视网膜脱离及眼内炎症。

3. 眼外伤眼部异物、眶骨骨折。

【磁共振成像】

磁共振成像(magnetic resonance imaging,MRI)是以射频脉冲为能量形成的体层像。MRI成像取决于三个参数,即质子密度、纵向弛豫时间(T_1)、横向弛豫时间(T_2)。其分辨力强,同时无骨性伪影干扰,可清晰地看到视神经的管内段,优于CT检查。MRI 不需要造影剂增强即可显示血管,可清楚地显示动静脉瘘(AVF)。MRI 对人体无损害,在拍摄冠、矢状断层时不需要改变被检查者的体位。MRI 的缺点:检查费用高,对骨的破坏、骨骼病灶、钙化灶、异物等显示不如 X 线及 CT,较小的病变由于断层较厚,不易发现,扫描时间长。对眶肿瘤诊断也有美中不足之处,同一肿瘤可显示不等信号,而不同肿瘤显示同等信号,对肿瘤的性质和组织学缺乏特异性。

(邹尉玉)

【图像分析】

(一) X 线检查

由于 X 线分辨力较差,眶部 X 线平片仅能分辨出软组织、眶骨及空气等三个密度等级,对眶部病变的显示远不如 CT 和 MRI。

适应证:

(1) 眼外伤:可显示球内或眶内金属异物,进行异物定位,显示眶骨骨折部位和程度。

(2) 眶内肿瘤:特别对视网膜母细胞瘤病例拍摄视神经管像,以确定是否有颅内蔓延。

(3) 眼球突出的病因诊断:对于继发于鼻窦和颅内病变者,X 线摄片有助于确定诊断。

异常眼眶 X 线平片可表现为眶腔大小异常,眶密度增高或减低,眶壁改变,视神经孔和眶上裂改变。

(二) 电子计算机体层摄影

CT 是将电子计算机技术应用于 X 线断层摄影,是能够直接显示眼眶病变的影像学检查方法,不仅可以显示眼眶内软组织结构,而且可显示由眼眶疾患造成的眶骨改变。CT 还可显示视神经、眼外肌、眼血管、眼环以及晶状体等重要结构,有助眼眶疾病的定位与定性。

CT 扫描分为横轴位、冠状位和矢状位三个平面,其中横轴位扫描为常规检查,眼眶检查一般以 3 ~5mm 层厚为宜。

适应证:同 X 线检查。

眼眶及眼内病变 CT 扫描图像。

1. 眼眶肿瘤眶内脂肪在 CT 扫描时呈低密度影，而肿瘤组织为高密度块影，两者存在明显的反差。

(1) 良性肿瘤：高密度块影，多为圆形或类圆形，边界圆滑清晰，CT 值为+35 ~ +70HU。除囊肿和液体性腔外，均可被造影剂增强。可同时显示眼眶扩大，视神经、眼外肌可因受压而移位。

(2) 囊肿：皮样囊肿的 CT 扫描图特征为，①囊内低密度影，CT 值为负。②具高密度值的囊壁呈环形影像。③有不规则骨凹陷或缺如。

(3) 恶性肿瘤：CT 图像不规则，边界模糊，CT 值不均匀。常伴有骨质破坏，并向邻近组织侵犯。

(4) 炎性假瘤：无特定形态及部位，其 CT 影像有时难以与真性肿瘤相鉴别。常伴有眼外肌和其他眶内组织肿大，眼环可增厚，无骨质破坏。

(5) 视神经瘤及其他病变：视神经胶质瘤、视神经鞘的脑膜瘤及眶尖部其他肿瘤均可使视神经肿大；视神经炎、视神经挫伤等也可出现视神经增粗。其中某些情况将出现典型的特征性改变，如视神经胶质瘤，视神经为纺锤形肿大。

2. 眼内肿瘤对于视网膜母细胞瘤、脉络膜黑色素瘤及脉络膜骨瘤等具有鉴别诊断意义。

(1) 视网膜母细胞瘤：CT 扫描对其检出率在 96% 以上。眼内期表现为玻璃体腔中软组织块影，CT 值>+45HU；软组织块影内点状钙化斑，或钙化斑占据整个肿物。眼外期则视神经增粗，视神经管扩大，提示已向眼外蔓延或累及颅内。

(2) 脉络膜黑色素瘤：呈不同形状的软组织块影，与眼球壁相贴附，可被造影剂增强。

(3) 脉络膜骨瘤：脉络膜骨瘤的 CT 影像具有特征性表现，为薄片状或细棒状高密度影，其 CT 值与骨相仿，稍向玻璃体腔突出。

3. 与外伤有关的眼及眼眶病变。

(1) 眶骨骨折：多见于眶下壁和眶内壁。

（2）眶内和眼球内异物：金属和非金属异物，其密度较眼眶内软组织和眼内组织密度均高，因此，CT 可明确显示异物所在。特别对于眼内细小异物及球壁附近异物的确定诊断具有鉴别意义。

（三）磁共振成像

人体内的氢原子核在强磁场内受到相应频率的射频脉冲激发，其质子吸收能量发生共振，当射频脉冲停止后，质子放出能量形成磁共振（MR）信号又回复原态，MR 信号被接收变成数字，通过计算机处理，形成图像。

虽然在较小的钙化、新鲜出血、轻微骨改变、骨化的显示方面不如 CT，但对于软组织分辨力强，并能多方向层面显像。其检查效果优于 CT。

1. 磁共振成像的优点

（1）检查无损伤，患者无痛苦。由于无辐射损害，尤其适合小儿患者或拟做多次随访检查者。

（2）软组织分辨力高。眼眶解剖显示清晰，可做平行于视神经的扫描。

（3）有一些眼眶疾病如皮样囊肿、黑色素瘤、血管畸形等，具有特征性的信号强度，易于定性。

（4）较少使用造影剂。

需要注意的是，疑有眼金属异物、金属义齿，以及安有心脏起搏器的患者禁忌做此项检查。

2. 眼眶疾患的 MRI 表现

（1）皮样囊肿：绝大多数皮样囊肿位于肌锥外，由于含有皮肤物质，信号颇具特点。囊内脂肪结构与囊液在 T_1 加权像上分别呈高信号和低信号，在 T_2 加权像上分别呈中等信号与高信号。不少病例由于囊内脂肪结构与囊液分开，还呈现“液平”。

（2）血管畸形：眼眶血管畸形位于肌锥外。由于畸形血管内血流快，产生“流空效应”，即 T_1 加权像与 T_2 加权像均呈低信号。MRI 可显示眶内异常血管，占位效应轻微。颈内动脉海绵窦瘘患者还见眼上静脉增粗，这在冠状位显示较好。

（3）横纹肌肉瘤：系眼外肌病变，是小儿常见的眼眶原发性恶性肿瘤。绝大多数肿瘤在发现时已较大，病变已侵入肌锥甚至眼眶外。肿瘤呈稍混浊信号,在 T_1 加权像为低信号(T_2 加权像为高信号),肿瘤境界不清。

(4) 内分泌性眼病:是造成眼外肌增粗的常见病因。该病的特征性表现是眼外肌的眼球侧肌腱不增粗,仍保持原有的正常状态,可与眼眶肌炎鉴别。

(5) 海绵状血管瘤:绝大多数见于肌锥内,即使肿瘤很大,眶尖部仍有一些脂肪信号保留,此为它的特征。

(6) 炎性假瘤:可发生在肌锥内,往往见于单侧眶内,形成不规则形状的软组织肿块。肿瘤境界模糊,眼肌与视神经常受累,常合并有眼外肌增粗。MRI 信号不均匀,信号强度均较低。与海绵状血管瘤不一样,眶尖部脂肪信号消失。

(7) 视神经胶质瘤:以儿童为多,也可为神经纤维瘤的一部分。肿瘤偏良性,生长缓慢,患侧视神经呈梭形增粗,T_1 加权像呈低信号,T_2 加权像呈高信号,部分肿瘤因向后生长,侵入视交叉,使之变粗,并进一步累及健侧视神经。

(8) 眼眶脑膜瘤:以中年人居多,尤其是女性,可由颅内脑膜瘤向眼眶生长所致,也可起源于视神经周围的脑膜或由眼眶内蛛网膜细胞演变而来。其 MRI 信号特点是呈低或等信号。

(9) 视神经炎:视神经多发生硬化斑块,在 T_2 加权像呈高信号,且有异常对比增强。特发性视神经炎引起视神经增粗,亦出现 T_2 加权像高信号。

(10) 视网膜母细胞瘤:与绝大多数眼眶肿瘤信号强度不一样,它在 T_1 加权像呈高信号,在 T_2 加权像呈低信号,有显著异常对比增强。Gd-DTPA 增强扫描可较好显示肿瘤是否在邻近组织中种植以及肿瘤的范围,有利于肿瘤的分期。

(11) 黑色素瘤:在 T_1 加权像呈高信号,T_2 加权像呈低信号,与其他大多数病变的信号强度正好相反。但是,无色素性黑色素瘤仍表现为 T_1 加权像呈低信号,T_2 加权像呈高信号。

(刘 磊)

第二篇

各　　论

第二章　眼　睑　病

一、眼 睑 炎 症

外睑腺炎

外睑腺炎(external hordeolum)是睫毛毛囊或其附属腺体的急性化脓性炎症,即外睑腺炎(麦粒肿),俗称“偷针眼”。

【病因】

金黄色葡萄球菌感染。

【诊断】

1. 皮肤局限性红肿、硬结、压痛。

2. 2～3 日后睫毛根部睑缘处,可见黄白色脓点,可自行溃破排脓,随之炎症减轻。

3. 若细菌毒力强或患者抵抗力弱,可形成多个脓点,球结膜水肿,伴有恶寒、发热等全身症状。

4. 重者伴有耳前及颌下淋巴结肿大。

【治疗】

1. 初期行局部热敷或超短波治疗,局部滴抗生素眼药水或涂眼膏。

2. 有脓点者,切开排脓,切口须平行睑缘并避免挤压。脓腔大者须放置引流,并换药直至痊愈。

3. 已经破溃者可将残留脓栓清除，局部涂抗生素眼膏直至痊愈。

4. 局部炎症重者及伴有全身症状时，则全身应用抗生素治疗。

内睑腺炎

内睑腺炎（internal hordeolum）是睑板腺的急性化脓性炎症，即内麦粒肿。

【病因】

金黄色葡萄球菌感染。

【诊断】

1. 局部红肿、疼痛，相应睑结膜充血。

2. 结膜面可见黄白色脓点。可自行溃破或经睑板腺管排出脓液。

【治疗】

1. 同外睑腺炎。

2. 内睑腺炎切开排脓应在睑结膜面，切口应与睑缘垂直，避免挤压。

眼　睑　疖

眼睑疖（furuncle of eyelids）是指眼睑毛囊及其周围的化脓性炎症。好发于眉毛附近。

【病因】

金黄色葡萄球菌感染。

【诊断】

1. 圆锥形毛囊口炎性丘疹，逐渐增大形成硬结，自觉灼痛和压痛。

2. 疖的中央形成单一脓点，其后形成坏死脓栓，眼睑肿胀疼痛加剧。

【治疗】

1. 局部治疗早期行局部理疗及20%鱼石脂软膏敷，有波动形成则须切开排脓并避免挤压。

2. 全身治疗口服抗生素或静脉滴注。对反复发作者可注射丙种球蛋白,亦可注射自家菌苗或多价葡萄球菌菌苗,每周2~3次,注射剂量每次从0.1ml开始,逐渐增量至1ml。另外还须注意局部卫生,避免搔抓。

眼睑脓肿

眼睑脓肿(abscess of eyelids)是指眼睑皮下组织的急性化脓性炎症。

【病因】

1. 葡萄球菌或链球菌感染,少数可由结核杆菌等引起。

2. 外伤后感染或由睑腺炎发展而来,也可由邻近的感染性病灶或全身性感染引起。

【诊断】

1. 临床表现

(1) 眼睑皮肤发红,明显肿胀。

(2) 球结膜充血、水肿,耳前淋巴结肿大、压痛,伴有全身发热等表现。

(3) 眼睑脓腔形成后可有波动感,脓肿可自皮肤面溃破,若向深部发展可致眶内及颅内感染并出现相应临床表现。

2. 鉴别诊断:注意同时合并有眶蜂窝织炎或海绵窦静脉炎之可能,以免漏诊而延误治疗。有关眶蜂窝织炎的临床特征请参阅眼眶病的有关章节。

【治疗】

尽量全身应用足量有效的抗生素。初期可行局部理疗,有脓腔形成则切开引流,切口宜与睑缘平行且切口须足够大,以利引流。避免局部挤压。

丹　　毒

丹毒(erysipelas)是由β溶血性链球菌感染所引起的皮肤及皮下组织的急性炎症。眼睑丹毒多为面部或其他部位的丹毒蔓延而来,少有原发者。

【诊断】

1. 临床表现

(1) 局部皮肤充血呈鲜红色,扁平隆起,质硬,表面紧张发亮,病变边缘与正常皮肤分界明显。

(2) 病变区可出现大小水疱,疱壁较厚,内容混浊,自觉剧烈灼痛。耳前及颌下淋巴结肿大、压痛,常伴有全身发热及白细胞增多。

2. 鉴别诊断

接触性皮炎:有接触原发刺激物或致敏物史,多无全身症状,皮肤多呈密集水疱,自觉灼痒而缺乏痛感。

【治疗】

全身给予抗生素治疗,首选青霉素。局部可涂敷20%鱼石脂软膏,有大水疱者可用消毒注射器抽出液体。抗生素的治疗疗程要足够长,治疗须延续至局部病损痊愈。

接触性皮炎

接触性皮炎(contact dermatitis)为眼睑皮肤接触某些外界物质后,在接触部位发生的炎症反应。

【病因】

1. 原发性刺激刺激物可直接刺激皮肤引起皮损,如酸、碱等物质。

2. 迟发型变态反应仅使少数具有过敏体质的人发病,常见者为眼局部接触药物、化妆品及染发剂等的人。

【诊断】

1. 临床表现

(1) 接触化学物质的历史,自觉剧痒、灼热感或轻微胀痛。

(2) 眼睑皮肤红斑或密集的小丘疹,严重时肿胀明显,局部发亮,并出现水疱、渗液。

(3) 慢性者局部皮肤浸润、肥厚、脱屑,有时可致睑结膜肥厚充血。

2. 鉴别诊断：丹毒红斑与正常皮肤分界明显，往往压痛明显，常伴发热、畏寒等全身症状及外周血白细胞增多。

【治疗】

1. 去除接触物，避免刺激。

2. 生理盐水或3%硼酸溶液湿敷。

3. 四环素可的松软膏、氟氢松软膏外搽。

4. 全身给维生素C及抗组胺药如苯海拉明、氯苯那敏等药口服，严重者给泼尼松口服或注射葡萄糖酸钙。

眼睑带状疱疹

眼睑带状疱疹(herpes zoster of the eyelids)是由带状疱疹病毒感染所致的累及三叉神经眼支的病毒性皮肤病。

【病因】

带状疱疹病毒感染。潜伏在三叉神经节内的病毒在宿主细胞免疫功能减退时复活而致病。常见影响宿主免疫功能的因素有恶性肿瘤、全身感染、放疗、化疗、过度劳累、砷和锑等重金属药物。

【诊断】

1. 绝大多数为上睑受累。常与同侧额头及头顶同时出现水疱群，疱液透明，周围有红晕，皮损不超过鼻中线。数日后疱内液体变浑化脓。

2. 耳前淋巴结肿大、压痛。

3. 神经痛是本病的特征之一，常与皮疹同时或稍早发生，亦有早至皮疹出现之前4～5日者。疼痛程度与年龄呈正相关。

【治疗】

1. 肌内注射维生素B_1、维生素B_{12}、口服维生素E等。

2. 抗病毒及支持治疗阿昔洛韦口服或静脉滴注，丙种球蛋白5ml隔日肌内注射，共3次。

3. 激素严重患者早期短时间使用中等剂量(泼尼松40～60mg/d)口服，可以减轻神经损害，减少神经后遗症，注意须同时使用全身抗病毒及抗生素治疗。

4. 局部治疗局部涂阿昔洛韦眼膏。水疱破裂并感染者局部用0.5%庆大霉素溶液湿敷,每天2次。疼痛剧烈者可在湿敷溶液中加少许2%利多卡因溶液。结膜囊内滴0.1%阿昔洛韦眼药水以免角膜受累。

眼睑单纯性疱疹

眼睑单纯性疱疹(herpes simplex of the eyelids)是由单纯疱疹病毒Ⅰ型感染引起的眼睑病毒性皮肤病。

【病因】

单纯疱疹病毒Ⅰ型感染。多因高热、过度劳累或感冒而导致体内潜伏的病毒被激活而致病。

【诊断】

1. 病前有发热、感冒或过度劳累等病史。

2. 眼睑(下睑、鼻翼两侧及口角处)簇集性丘疹,很快形成透明水疱,周围有红晕,眼睑水肿。水疱易破,数日后干燥结痂,愈合留下暂时性轻度色素沉着。本病可自愈,但易在原部位复发。

【治疗】

病损处涂3%阿昔洛韦眼膏或0.5%碘苷(疱疹净)眼膏,结膜囊滴阿昔洛韦眼药水。反复发作者愈后应避免感冒及高热,必要时愈后口服小剂量左旋咪唑以增强免疫力。

睑 缘 炎

睑缘炎(blepharitis)是指睑缘的慢性炎症。临床上分两大类:前部睑缘炎和后部睑缘炎。前部睑缘炎有三种类型:鳞屑性、溃疡性和眦部睑缘炎。

【病因】

1. 鳞屑性睑缘炎因过多的皮脂受细胞分解后产生刺激性脂肪酸的刺激,导致局部炎症。

2. 溃疡性睑缘炎是金黄色葡萄球菌感染睫毛毛囊及其附

属腺体所产生的慢性或亚急性化脓性炎症。

3. 眦部睑缘炎大多与莫-阿双杆菌感染有关，也有人认为与维生素 B_2 缺乏有关。

4. 后部睑缘炎与睑板腺皮脂溢状态以及皮脂被细胞分解产生的刺激性脂肪酸的刺激有关，常与鳞屑性睑缘炎伴发。

【诊断】

鳞屑性睑缘炎(squamous blepharitis)：受刺激性脂肪酸等的刺激，睑缘皮肤充血、潮红，严重者可波及大部分眼睑皮肤，可见鳞屑附着在睫毛根部，睫毛易脱落但可再生。长期不愈可导致睑缘皮肤肥厚，睑外翻而致流泪，和后部睑缘炎一样可产生结膜及泪膜的改变。少数患者可发生睑裂区角膜点状上皮病变。主觉异物感、烧灼感及痒感。

溃疡性睑缘炎(ulcerative blepharitis)：可与鳞屑性睑缘炎同时或单独发生。特征性病变是睫毛根部的微脓肿，其表面为黄白色痂皮覆盖，去痂皮后有脓液渗出并露出溃疡面。睫毛常成束黏着在一起，受脓肿的破坏，睫毛易于脱落且不易再生。另外，脓肿愈合后会使邻近睫毛生长方向发生改变，形成睫毛乱生，从而形成倒睫。常有结膜充血及少许乳头增生。约50%的患者泪膜不稳定。病情严重时可导致下部角膜的点状上皮病变以及边缘性角膜炎，偶可诱发泡性角膜炎或结膜炎及角膜血管翳形成。自觉症状明显重于鳞屑性睑缘炎。

眦部睑缘炎(angular blepharitis)：外眦部睑缘皮肤充血、浸润甚至糜烂，严重者内眦部亦受累。久之则皮肤肥厚，常伴有结膜充血及泪膜不稳定。主觉瘙痒、异物感及烧灼感。

后部睑缘炎(posterior blepharitis)：眼睑皮肤无异常表现或仅表现为皮肤油腻。睑板腺开口稍突起并有油滴状分泌物附着，压迫睑板可见牙膏状分泌物溢出，有时分泌物为混浊水样并含有白色细小颗粒。异常刺激物的长期刺激可导致后部睑缘肥厚变钝以及新生血管形成。常可见轻微结膜充血及上睑结膜近穹隆处有乳头增生。泪膜油腻，有时可见微细泡沫，泡沫向内眦聚集形成所谓的泡沫状分泌物，有近1/4的患者可出现泪膜不稳定而产生相应的症状。严重者可见下部角膜点状上皮病变。患者往往有痒感及异物感,晨起时最明显。

【治疗】

1. 局部清洁对后部睑缘炎可在局部热敷后行睑板区挤压,以促进睑板腺排空,皮肤油腻者或鳞屑性睑缘炎患者可用中性洗涤剂(如婴儿洗发香波)洗涤局部皮肤。对溃疡性睑缘炎可用生理盐水或3%硼酸溶液清洗睑缘,彻底去除痂皮及脓液,配合使用1%硝酸银溶液涂擦睑缘还可起到收敛及杀菌作用。注意在使用硝酸银溶液后须用生理盐水冲洗干净,硝酸银溶液不宜使用过多、过频,否则会导致睑缘皮肤色素沉着。

2. 激素及抗生素后部睑缘炎可口服抗生素治疗,四环素族药物效果较好,如多西环素100mg/d,连服1个月,对多西环素有禁忌时可改用红霉素类药物,结膜囊内滴用抗生素和激素眼药水或药膏。鳞屑性睑缘炎以局部治疗为主,结膜囊滴用抗生素和激素眼药水,涂抗生素和激素眼膏。溃疡性睑缘炎局部使用抗生素眼药水及眼膏,除非是恢复期,局部不要使用激素。眦部睑缘炎则以0.3%硫酸锌眼液为主,适当给予维生素B_2口服。

3. 人工泪液睑缘炎常导致泪膜不稳定而出现干涩甚至刺痛,尤其多见于溃疡性睑缘炎。因此使用人工泪液有助于减轻治疗初期的症状。

4. 很多类型的睑缘炎被认为与皮脂溢状态有关,因此可给予B族维生素口服,另外还应注意控制过多糖类摄入及避免辛辣食物。本病易于复发,治疗持续至炎症消退后2~3周再停药可减少复发。

睑板腺囊肿

睑板腺囊肿(chalazion)是睑板腺肉芽肿性炎症,亦称霰粒肿。

【病因】

睑板腺管口阻塞,淤积的分泌物刺激睑板组织产生无菌性炎症。

【诊断】

1. 临床表现：眼睑皮下有圆形肿块，质韧，无压痛，与皮肤不粘连。相应睑结膜面见片状充血或紫红色斑。偶尔可自行破溃并在破溃处长出息肉状肉芽。患者一般无明显症状。

2. 鉴别诊断

(1) 内睑腺炎：病程短、发展快、自觉症状明显。睑板腺囊肿继发感染后其临床表现与内睑腺炎相同。

(2) 眼睑肿瘤：对 40 岁以上或同一部位复发者做刮除物病理检查是有效的鉴别诊断方法。

(3) 其他原因导致的眼睑肉芽肿：肉样瘤病、异物反应或真菌感染可导致睑板部位肉芽增生，仔细询问病史及详细体格检查往往可以提供鉴别诊断依据。

【治疗】

1. 囊肿内注射泼尼松和利多卡因等量混合制剂 0.1 ~ 0.2ml，经结膜面进针，两周后可重复注射。

2. 手术治疗：局部浸润麻醉下行囊肿刮除术或切除术。

二、眼睑位置与功能异常

睑　内　翻

睑内翻(entropion)是指睑缘朝眼球方向卷曲的一种眼睑位置异常。

【病因】

1. 先天性：因眼睑发育异常所致，如睑缘部轮匝肌发育过度、睑板缺如以及眼睑后层相对较短。本病临床上多见于婴幼儿。有些婴幼儿较胖，如鼻梁发育欠饱满，亦能造成内翻。

2. 老年性：老年人由于皮肤弹性减退，皮下组织松弛，失去对眼轮匝肌收缩的牵制作用，或眶脂肪减少，眼睑后面缺乏足够的支撑，从而导致睑内翻。通常发生于下睑。

3. 瘢痕性：某些疾病使结膜或睑板产生瘢痕，收缩牵引致使眼睑内翻，临床上最常见的如沙眼、外伤等。

【诊断】

1. 临床表现

(1) 疼痛、畏光、流泪。

(2) 睑缘向角膜方向卷曲,睫毛甚至皮肤与角膜相贴。

(3) 结膜充血、角膜上皮脱落,荧光素弥漫性着色,重者角膜上有新生血管。

2. 鉴别诊断:先天性下睑赘皮,睑缘位置异常,轻者仅在下视时睫毛才触及角膜。保持睑缘不移位时展平赘皮,睫毛即可恢复正常位置。

【治疗】

以手术治疗为主。婴幼儿的先天性睑内翻随年龄增长常可自行消失,如5~6岁时仍未消失也可考虑手术治疗。

倒 睫

睫毛向后方生长触及角膜结膜的状态称倒睫(trichiasis)。睑缘位置正常。

【病因】

任何导致睑缘部瘢痕形成的因素均可导致倒睫。如睑缘炎、睑腺炎、睑缘外伤等。

【诊断】

临床表现为以下几方面:

(1) 疼痛、畏光、流泪,甚至眼睑痉挛。

(2) 少至一根,多则全部睫毛可以倒向眼球。

(3) 球结膜充血,角膜混浊。

【治疗】

少数几根睫毛可用睫毛镊拔除,长出后可重新拔除。电解或冷冻破坏毛囊,倒睫可获彻底治愈。倒睫数量较多伴睑内翻者须行手术矫正,手术方式和睑内翻矫正术相同。

睑 外 翻

睑缘离开眼球,向外翻转的状态称睑外翻(ectropion)。

【病因】

1. 瘢痕性：眼睑皮肤瘢痕收缩所致，如外伤、炎症等。

2. 老年性：仅发生于下睑。老年人皮肤及外眦韧带松弛，眼轮匝肌功能减弱以至不能支持下睑的重量，使下睑缘离开眼球。局部炎症及不适当的拭泪动作会加重病情。

3. 麻痹性：面神经麻痹所致，仅发生于下睑。

4. 先天性：少见，多见于上睑，常合并其他眼部先天异常。

【诊断】

1. 轻者睑缘离开眼球，重者睑缘向外翻转，部分或全部睑结膜暴露，并出现眼睑闭合不全。

2. 暴露的结膜干燥、充血、肥厚、角化。

3. 溢泪，因泪点外翻引起。

4. 眼睑闭合不全导致暴露性角膜炎及角膜溃疡。

【治疗】

1. 先天性睑外翻生后一个月内暂观察，注意结膜保护，一个月后不能缓解则须手术。

2. 麻痹性者须针对原发病治疗，同时注意眼睑闭合不全的处理。面神经麻痹较长时间内无法恢复者可行睑缘缝合。

3. 老年性及瘢痕性睑外翻行手术治疗。

眼睑闭合不全

眼睑闭合不全（hypophasis）是指上、下睑不能完全闭合致使球结膜和角膜部分暴露的状态，亦称兔眼。

【病因】

任何引起瘢痕性睑外翻的因素、面神经麻痹、深度昏迷及其他导致眼睑与眶内容不相称的因素如眶肿瘤、眼睑退缩等均可导致眼睑闭合不全。此外，部分正常人睡眠时可有轻度眼睑闭合不全，称生理性眼睑闭合不全。

【诊断】

轻者仅下方球结膜暴露，导致结膜干燥，重者角膜暴露，出现角膜干燥、上皮角化、混浊或继发感染，甚至致盲。患者往往有原发病的相应表现。

【治疗】

1. 去除病因。

2. 短期内无法解除的眼睑闭合不全必须采取角膜保护措施,如湿房保护、涂大量眼膏并覆盖眼垫、戴软性接触镜。

3. 较长时间无法解除的眼睑闭合不全可行睑缘缝合术,待原发病缓解后行睑缘切开。

4. 发生角膜溃疡等严重并发症时应给予相应处理。

上睑下垂

上睑下垂(ptosis)是指上睑部分或全部不能上抬所造成的下垂状态。

【病因】

1. 先天因素:动眼神经核或上睑提肌发育不全。

2. 后天因素:动眼神经麻痹,支配 Müller 肌的交感神经因炎症、外伤等原因受损,重症肌无力,上睑提肌外伤,上睑及上睑结膜的重力因素(如肿瘤、水肿等)。

【诊断】

1. 临床表现:先天性上睑下垂出生时上睑就不能抬到正常高度,患者因双眼瞳孔被遮盖,视物困难,须借助额肌收缩力量举睑,经常过度使用额肌,因此出现明显加深的额纹,严重者还会出现仰首视物。重度上睑下垂者往往会发生弱视。后天性上睑下垂多有相关病史及伴随症状,如重症肌无力者,上睑下垂晨轻夜重,新斯的明试验阳性。

2. 诊断标准:上睑下垂程度的划分:以上睑缘位于角膜上缘下 2mm 为标准,下垂量在 2mm 以内为轻度,2 ~ 4mm 为中度,4mm 以上为重度。第一眼位时睑裂高度的测量有利于明确不对称的双侧性上睑下垂。上睑提肌肌力的判断:上睑运动范围的大小提示上睑提肌肌力的强弱。先瞩患者向下看,此时的上睑缘的位置为起点,压迫眉弓的同时嘱患者向上看,此时上睑缘的位置为终点,两点的距离不超过 5mm 表明肌力极差，6～11mm 表明肌力中等，达 12mm 或以上表明肌力良好。另外，如果上睑重睑皱襞消失也表明肌力严重低下，而过度的重睑皱襞则提示上睑提肌肌腱膜缺陷。

3. 鉴别诊断：假性上睑下垂是指上睑失去眼球的支撑而出现的下垂状态，见于无眼球、小眼球、眼球内陷或移位、眼球萎缩等。

【治疗】

后天性上睑下垂首先考虑病因治疗，病因消除后半年至一年上睑下垂仍无改善者可考虑手术。先天性上睑下垂通常需手术治疗。中、重度上睑下垂应在 2～4 岁时手术，以免形成弱视和影响患儿正常的心理发育，而轻度者可迟至能耐受局麻操作时再行手术。

三、眼睑先天异常

双 行 睫

双行睫(distichiasis)是指睑缘灰线之后另长出一排睫毛的先天异常。本病少见。

【病因】

与遗传或发育异常有关。

【诊断】

除了睑缘前部有正常的睫毛之外，在睑板腺口的部位另长出一排睫毛，后面一排睫毛可能触及角膜，出现倒睫的表现。

【治疗】

有症状或角膜有擦伤者须行处理。冷冻破坏毛囊或行毛囊切除术可获根治。接触镜可缓解症状并有利于角膜上皮的愈合。

内 眦 赘 皮

内眦赘皮(epicanthus)是指内眦部垂直性皮肤皱襞，东方人多见，与遗传及颅骨和鼻骨发育不良有关。

【诊断】

1. 皮肤皱襞起于上睑,呈新月形绕内眦走行至下睑板消失。少数患者皮肤皱襞起于下睑,此称逆向内眦赘皮。

2. 外观双眼内眦距离增宽,假性内斜视。

【治疗】

一般不需治疗。随着颅骨及鼻骨的发育,本病可自行缓解。青春期后出于美容的目的可行手术整形。

先天性睑裂狭小症

先天性睑裂狭小症(congenital blepharophimosis)是以睑裂狭小、逆向内眦赘皮和上睑下垂为主要特征的眼睑先天异常。

【病因】

常染色体显性遗传。

【诊断】

1. 睑裂宽度及高度均明显小于正常。

2. 逆向内眦赘皮、重度上睑下垂及内眦间距过大。

3. 下睑外翻、鼻梁低平、上眶缘发育不良等。易发生弱视。

【治疗】

一次或分次手术矫正所存在的睑部异常。早期手术可减少弱视发生。

四、眼睑良性肿瘤

血　管　瘤

血管瘤(hemangioma)是由眼睑皮肤或皮下毛细血管增生扩张所形成的一类良性肿瘤。

【病因】

血管组织先天发育畸形。

【病理】

1. 鲜红斑痣:真皮内毛细血管扩张甚至增生者。

2. 毛细血管瘤:真皮内或真皮下毛细血管或增生的血管

内皮细胞排列成条索状或实体状者。

3. 海绵状血管瘤:皮下或真皮深层大量血管窦形成。

【诊断】

1. 临床表现

(1) 大多出生即有或生后不久发生。

(2) 鲜红斑痣:为压之退色的鲜红色斑片,大小、形态及数目均不定,与正常皮肤分界清楚。半岁内生长较快,部分患者2~3岁后可自然消失。

(3) 毛细血管瘤:为压之退色的鲜红色肿块,边界清晰,似圆屋顶,表面分叶似草莓状。2~3岁停止发展,以后可自行消失。

(4) 海绵状血管瘤:隆起的深红色或紫蓝色肿块,表现呈结节状,质软,压迫可使肿块暂时缩小,低头或哭闹时肿块变大。可因肿块过大导致睑裂过小而影响视物,过久则发生弱视。极少数患者可在数年内消退。

2. 鉴别诊断:斯韦综合征(Sturge-Weber综合征),沿一侧三叉神经支配区广泛分布的血管瘤病变。除眼睑外,结膜、球壁及颅内亦可发生,常伴有同侧青光眼。有脑血管瘤者可有癫痫发作。

【治疗】

1. 鲜红斑痣一般治疗效果较差,2岁后可试用90Sr敷贴或液氮冷冻治疗。

2. 毛细血管瘤应追踪观察,5岁以后仍未消退可行液氮冷冻、手术或X线照射。皮质类固醇瘤体内注射亦有一定疗效。

3. 海绵状血管瘤可考虑向瘤体内注射长效皮质类固醇,注射时最好能在间接检眼镜(眼底镜)观察的同时进行,一旦有中央动脉阻塞出现,立即采取补救措施,或局部注射硬化剂(鱼肝油酸钠),无效则再考虑冷冻、放射治疗或手术切除。

色 素 痣

色素痣(nevus)是起源于色素细胞的良性肿瘤。分交界痣、皮内痣和混合痣三类。

【病理】

1. 交界痣的色素细胞位于表皮与真皮交界处。

2. 皮内痣的色素细胞位于真皮内。

3. 混合痣的色素细胞同时存在于上述两个部位。

【诊断】

1. 临床表现

(1) 大多与生俱来,亦有在中青年时期发生者,通常为静止状态,一般无自觉症状。

(2) 痣的外观为棕色至黑色的斑疹、丘疹或结节,表面平滑,大小形态各异,瘤体软而韧。

2. 鉴别诊断:眼睑黑色素瘤,可由睑色素痣发展而来,多发生于中老年,肿瘤呈外生性,生长快,表面不平,色素不均,甚至反复溃破出血。

【治疗】

一般不必治疗,有碍美观或有恶变(迅速增大、色素变化或溃破出血等)可做彻底切除,切忌残留,并送病理检查。

黄 色 瘤

黄色瘤(xanthoma)为眼睑皮肤黄色或橙色的斑疹或斑丘疹。

【病因】

不明确,是类脂样物质在皮肤组织中的沉积,中年女性多发,肝胆疾患、高胆固醇血症等与本病关系密切。

【病理】

表面正常或压迫性变薄,真皮中见泡沫细胞或黄色瘤细胞呈群集浸润。

【诊断】

1. 无自觉症状,发展缓慢。

2. 眼睑内侧见质软、横椭圆形橘黄色斑块,略高起于皮面。好发于上睑,双睑对称分布。

【治疗】

1. 应注意饮食,避免高脂饮食。

2. 肝素 0.1ml 注于瘤体下方,每周 1 次,5 ~ 6 次即可缩小。

3. 可行手术切除,但可复发。

皮样囊肿

皮样囊肿(dermoid cyst)是先天发育异常导致体表外胚层异位于眼睑皮下所形成的囊状肿瘤。

【病理】

囊壁为复层扁平上皮,有皮脂腺、汗腺,囊内有毛发、脂质等。

【诊断】

1. 临床表现

(1) 无自觉症状。

(2) 位于皮下,多发于眶外上角,为质地坚实的球形结节,边界清楚,表面光滑。通常不与皮肤粘连,但常与骨膜附着。

2. 鉴别诊断:眼睑表皮囊肿,为发生于真皮内的囊肿,因此肿块较表浅。囊壁为复层扁平上皮细胞,但无皮肤附属器,肿瘤质韧有弹性,无压痛。多发于青年,与外伤有关,生长缓慢。

【治疗】

手术切除。

五、眼睑恶性肿瘤

基底细胞癌

基底细胞癌(basal cell carcinoma)是起源于眼睑基底细胞的恶性肿瘤,亦称侵袭性溃疡、基底细胞上皮瘤,为眼睑最常见的一种低度恶性肿瘤,极少转移。多见于老年人,无性别差异。

【病理】

细胞来源于上皮或皮肤腺体。表现为胞核大，呈卵圆形或长形，胞质少且各细胞间的界限不清，胞核与表皮基底细胞类似，但无细胞间桥。胞核表现非常一致，无退行性变，无不正常的有丝分裂。

【诊断】

1. 临床表现

(1) 常见于老年人，多发于下睑近内眦部。

(2) 初为单个有蜡样光泽的小结节，表面常有少数扩张的毛细血管，结节逐渐增大或与附近出现的新结节融合，形成盘状斑块，常有色素沉积。其后中央破溃，病变呈火山口状，结棕色痂，更多的溃疡面呈鲜红色，底部平坦，易出血。

(3) 晚期溃疡向四周及深部扩张，呈鼠咬状，严重者侵及眶骨。少数患者发生淋巴结转移。

2. 鉴别诊断：鳞状细胞癌的鉴别见下文。

【治疗】

激光或手术切除，术后配合放射线照射。本病对放射治疗很敏感。

鳞状细胞癌

鳞状细胞癌(squamous cell carcinoma)是起源于棘细胞的恶性肿瘤，简称鳞癌，亦名表皮样癌，易发生转移。

【病理】

可见类似表皮细胞的癌细胞呈瘤样增生，侵入真皮内，分化不全的鳞状细胞体积小，胞质少，胞质嗜碱性，无细胞间桥，核分裂不典型，染色较深。细胞分化较好，细胞较大，胞质丰富，不均匀嗜伊红染色，可见细胞间桥，核分裂象易见，还可见单个或簇集成团的角化细胞及角化珠。另外，分化程度较高的病例其真皮炎症反应亦较显著。分化程度高则较少发生转移。

【诊断】

1. 多发生于50岁以上男性,上睑及外眦部多发。

2. 起初为暗红色略硬的疣状结节或鲜红色坚硬角化块,逐渐形成溃疡。溃疡逐渐扩大并向深部发展,周围有炎症反应,逐渐显著高起,宽而硬,呈菜花样外翻,底部呈肉红色,高低不平,易出血。常合并感染而有黏稠脓液及结痂,有异常臭味。

3. 常向局部淋巴结转移,晚期亦发生全身转移。

【治疗】

手术切除或眶内容摘除。怀疑有局部转移者可在手术后配合放疗,但本病对放疗不敏感。

【预后】

早期手术预后好,但发生转移者预后不佳。

睑板腺癌

睑板腺癌(tarsal gland carcinoma)是起源于睑板腺泡细胞的恶性肿瘤,占眼睑恶性肿瘤发病率的第二位。好发于中老年女性。

【病理】

瘤体含不同分化程度的腺泡细胞。分化好的呈皮脂细胞分化,胞质丰富,有细空泡呈泡沫状,核位于中央或稍向周边移位。分化不好的肿瘤细胞呈多形性核,有明显的核仁,胞质少,核有丝分裂活动中等度增加,缺少细胞间桥,脂肪染色可显示细胞脂质而有助于定性诊断。

【诊断】

1. 临床表现

(1) 好发于中老年,多在上睑。

(2) 早期为皮下无痛结节,与皮肤无粘连,极似睑板腺囊肿。

(3) 肿瘤逐渐增大,突破皮肤,形成溃疡或呈菜花状。可向邻近组织蔓延或向耳前淋巴结转移。

2. 鉴别诊断:注意与睑板腺囊肿鉴别,唯一可靠的方法是病理检查。对中老年人睑板腺囊肿刮除物必要时应送病检,尤其是同一部位复发者更应高度警惕。

【治疗】

早期彻底手术切除,预后较好。局部广泛蔓延或已有转移者应行眶内容摘除,预后良好。本病对放射线不敏感。

黑 色 素 瘤

黑色素瘤(melanoma)是起源于色素细胞的恶性肿瘤。发病率低,但恶性度极高,所以死亡率极高。多见于中老年人。

【病理】

大多数黑色素瘤发生于真皮与表皮交界处,向真皮和表皮侵入,细胞巢大小不一,常较大,且相互融合,细胞较松散,且大小不一,形态各异,核分裂常见,但数目不多。少数患者瘤细胞内无色素,此即无色素性黑色素瘤。瘤体区真皮内可见炎症浸润及嗜黑色素细胞,炎症浸润表示宿主对肿瘤的反应。有炎症浸润者预后较好。

【诊断】

1. 临床表现

(1) 初起皮肤出现黑斑或原有黑痣于近期内范围扩大,逐渐形成隆起结节或板块,色素加深,色调不均,甚至混有灰白色。

(2) 表面破溃出血,继之结节呈菜花状,有时瘤体缺乏色素。

(3) 可引起淋巴结和肝、肺等转移。

2. 鉴别诊断:部分黑色素瘤由色素痣转变而来,应注意鉴别。从两者的生长特点及表观特征可做鉴别,对怀疑是恶性病变者可做彻底切除后行病理检查。

【治疗】

彻底手术切除或眶内容摘除术。忌用电灼或腐蚀治疗。有转移者可行化疗。

【预后】

早期诊断早期治疗是关键,一旦有转移则预后不良。

(周雄武)

第三章 泪 器 病

一、泪 腺 疾 病

急性泪腺炎

急性泪腺炎(acute dacryoadenitis)是泪腺的急性化脓性炎症。本病罕见。

【病因】

病原体经血行传播或局部病灶蔓延而致病,少数为原发感染。

【诊断】

1. 初期泪腺部疼痛、肿胀、流泪,严重者上睑下垂。

2. 泪腺区压痛,同侧耳前淋巴结膜大、压痛。泪腺化脓后可自行溃破,发生在睑部泪腺者往往经结膜破溃,发生于眼部泪腺者则经皮肤破溃,破溃后脓液流出,炎症迅速消退。

3. 可伴有全身发热及外周血白细胞增多。

【治疗】

广谱抗生素治疗,局部热敷,已化脓者则予切开引流。

慢性泪腺炎

慢性泪腺炎(chronic dacryoadenitis)可因急性泪腺炎迁延而来,但多为原发者,病程较长。本病少见。

【病因】

结核性者占多数,尤其是发生在儿童时。其次与胶原病、沙眼衣原体感染等有关。

【诊断】

1. 上睑外上方肿胀,上睑下垂。

2. 泪腺区触及分叶状、质软肿块,可移动,无压痛。

3. 通常不影响泪腺的分泌功能。

【治疗】

明确病因者针对病因治疗。结核性者给予抗结核治疗,与胶原性疾病相关可给予激素口服。

泪腺肿瘤

泪腺肿瘤为原发性眶肿瘤中最多见的一种,多数起源于眶叶泪腺。泪腺肿瘤中50%为炎性假瘤或淋巴瘤。另外50%绝大多数起源于腺管上皮或腺泡上皮,其中以起源于腺管上皮的良性泪腺混合瘤为多见。起源于腺泡上皮的泪腺囊样腺癌是恶性肿瘤中最常见者,其他恶性肿瘤有恶性混合瘤、泪腺瘤等。

【诊断】

眶外上方发现肿块,与皮肤及眶缘不粘连,良性者发展缓慢且不伴疼痛,常可见眶骨骨质破坏。眶部泪腺肿瘤往往在肿块长大到一定程度即产生眼球移位及复视,严重者压迫眼球导致视力下降、视网膜出血及脉络膜脱离。睑部泪腺肿瘤则往往导致上睑功能位置异常,对眼球的影响较小。肿瘤切除送病检是最后确诊的方法。

【治疗】

大剂量激素治疗对炎性假瘤有效。肿瘤可行手术切除,切除宜彻底,病检为恶性者,术后辅以放射治疗。晚期恶性者应行眶内容摘除术。

二、泪 道 病

溢 泪

泪道排出泪液受阻,泪液不能顺利流入鼻腔而流出睑裂之外,称溢泪(epiphora)。

【病因】

1. 泪点、泪小管、泪囊及鼻泪管狭窄或阻塞。

2. 泪道功能不全、泪点异位、眼轮匝肌软弱或麻痹及鼻泪管瓣膜关闭不全均可导致溢泪。

3. 鼻腔因素：鼻甲肥大、鼻黏膜肿胀、鼻腔肿块阻塞等。

【诊断】

1. 风吹及强光刺激时溢泪加重。

2. 眼睑皮肤湿疹性皮炎。

3. 泪道冲洗可明确是否有器质性阻塞以及阻塞部位。注意有无泪点位置以及眼轮匝肌功能异常。

【治疗】

器质性阻塞若发生在泪囊之前，可行微创泪道疏通成形术，采用激光等疏通泪道，必要时联合泪道置管术，有条件者可在泪道内窥镜辅助下治疗。鼻泪管阻塞者按慢性泪囊炎处理。泪点外翻者可手术或电灼矫正泪点位置。

急性泪囊炎

急性泪囊炎（acute dacryocystitis）是泪囊急性化脓性炎症。

【病因】

大多在慢性泪囊炎基础上发展而来，受毒力较强的细菌的侵入或泪囊区受损伤或身体抵抗力降低时发病。常见细菌有肺炎球菌、金黄色葡萄球菌、溶血性链球菌、流感杆菌。

【诊断】

（一）临床表现

1. 初期局部红肿、疼痛，颌下淋巴结肿大、压痛。

2. 数日后红肿局限，泪囊区出现脓点并自皮肤面破溃，炎症减轻。有的可形成泪囊瘘管。

3. 严重时有畏寒、发热及外周血白细胞增多。

（二）鉴别诊断

需与泪囊区皮肤脓肿、前筛窦炎、上颌窦炎相鉴别。病史、病灶中心部位及鼻腔和鼻窦的检查有助于鉴别。

【治疗】

初期积极全身抗生素治疗，局部热敷及抗生素液点眼。脓肿一旦形成则宜切开引流,待伤口愈合后按慢性泪囊炎处理。

慢性泪囊炎

慢性泪囊炎(chronic dacryocystitis)是由于鼻泪管狭窄或阻塞,泪液滞留于泪囊,伴发细菌感染导致的泪囊慢性炎症。

【病因】

结核、梅毒、沙眼、放线菌、弧状菌、白色念珠菌、大肠杆菌、变形杆菌、梭状杆菌及奋森螺旋体感染及全身性肉样瘤病等均可导致鼻泪管狭窄甚至阻塞,从而发生本病。

【诊断】

(一)临床表现

1. 溢泪,内眦部皮肤有湿疹。

2. 从泪点自行溢出或泪囊区受挤压时排出黏液性或脓性分泌物。

3. 泪道冲洗时,有黏性或脓性液被冲出。

(二)鉴别诊断

本病初期与单纯性泪道狭窄或阻塞不易鉴别,泪道冲洗有黏液或脓性分泌物即可确诊慢性泪囊炎,否则须观察一段时间。

【治疗】

1. 泪道探通术:用探针探通阻塞部位,置管或注入眼膏或黏弹剂,重复2~3次不成功则宜放弃。注意探通前泪囊应处于无活动性炎症状态,探通时应熟悉解剖,避免假道形成。

2. 激光泪道成形术:探通失败者可考虑本术式。用激光切除阻塞或狭窄区的瘢痕组织,置管3~6个月,成功率较低。

3. 鼻腔泪囊吻合术:本术式常用,成功率90%以上,缺点是术中较为痛苦,出血较多,创伤较大。

4. 泪囊摘除术:无条件行鼻腔泪囊吻合术时可考虑本术式。

5. 药物治疗:不愿手术或全身情况不能耐受手术者,眼部滴抗生素眼药水,滴药之前将泪囊分泌物挤出。

新生儿泪囊炎

新生儿泪囊炎(dacryocystitis neonatorum)是新生儿期发生的泪囊慢性炎症。

【病因】

鼻泪管被脱落细胞碎屑堵塞或鼻泪管下段发育不良或下端开口为先天的残存膜封闭导致鼻泪管阻塞而致。极少数与骨性鼻泪管发育异常有关。

【诊断】

1. 出生后数日出现溢泪,继之出现内眦脓性分泌物聚积,拭之不尽。

2. 压迫泪囊则有多量脓性分泌物溢出,有时泪囊区稍隆起。

3. 邻近结膜可轻度充血。

【治疗】

1. 泪囊区按摩:初诊疑诊本病时首先采用本法,自上而下压迫泪囊区,每日数次并同时滴抗生素眼药水,持续1个月。

2. 泪道冲洗:诊断不明或按摩无效者行泪道冲洗,一般应在3月龄后,表麻或全麻下进行。

3. 泪道探通术:3~6月龄可行本法,表麻或全麻下进行,重复2~3次不成功则考虑泪道置管术。

4. 鼻腔泪囊吻合术:经上述治疗绝大部分患者可获治愈,否则可行吻合术。手术可在2~3岁后进行。

三、泪道先天异常

先天性泪点闭锁

先天性泪点闭锁(congenital atresia of punctum)为常染色体显性遗传病,有不同的外显率。

【诊断】

泪点部位有小凹或小突起,有时可有很小的泪点,下泪点闭锁常见，有时四个泪点均闭锁。少数人同时伴有泪小管闭锁。

【治疗】

单纯泪点闭锁可行泪点刺开术或泪点扩张术。同时有泪小管闭锁者可行泪道疏通成形术联合泪道置管术，无效者则行结膜泪囊鼻腔造口术。

先天性泪囊瘘

先天性泪囊瘘(congenital lacrimal sac fistula)是先天发育异常所致。部分患者有家族史。

【诊断】

瘘管可开口于鼻腔或面部皮肤，前者称为内侧瘘，临床上不易查见，后者为外侧瘘。外侧瘘可有1～2个瘘口。瘘口没有液体溢出则表明鼻泪管是通畅的，否则鼻泪管可能有阻塞。有时因鼻泪管阻塞，泪囊黏脓性分泌物可自瘘口排出。瘘口长期排出液体可致局部皮肤湿疹性皮炎。

【治疗】

没有液体外流者不必处理，除非出于美容的目的。有液体流出者若泪道冲洗通畅，可行瘘管热烙，硝酸银烧灼或泪道瘘管切除术，泪道冲洗不通者也可手术切除瘘管，同时行泪道探通等手术疏通阻塞部位。

(项　楠　胡维琨)

第四章　结　膜　病

结膜病是眼科的常见病,其中以结膜的炎症为最多见。

一、结膜炎总论

结　膜　炎

结膜炎(conjunctivitis)是结膜受病原体感染而发生的炎症。

【病因】

1. 外源性:来自外界各种病原微生物如细菌、病毒、真菌、衣原体、寄生虫等,通过衣物、毛巾、昆虫等传播途径导致结膜炎症。各种机械性、物理性、化学性外伤均可成为致病因素。

2. 内源性:由菌血症、全身过敏状态或全身代谢障碍引起。

3. 局部组织病变蔓延:邻近组织如角膜、巩膜、眼睑、鼻窦、泪器等部位的炎症蔓延而来。

【诊断】

(一) 临床表现

1. 症状:患者眼睛有异物感、烧灼感、眼睑沉重、发痒、摩擦感。当病变累及角膜时,则出现畏光、流泪、疼痛及视力障碍。

2. 结膜充血:睑结膜充血为网状或弥漫性;球结膜充血有局限性和周边性充血,其特点是愈靠近穹隆部愈明显。

3. 分泌物:①细菌性结膜炎分泌物多,为黏性或脓性。②病毒性结膜炎分泌物少,呈水样或浆液性。③过敏性结膜炎呈白色丝状。

4. 结膜下出血:严重的结膜炎在球结膜下出现点状、片状出血。

5. 结膜水肿重症结膜炎时,球结膜和穹隆结膜水肿明显,严重者球结膜可突出睑裂外。

6. 乳头增生为结膜上皮、血管过度增生所致,使结膜表面不光滑,呈绒状。

7. 滤泡形成:滤泡较乳头大,为淋巴细胞局限性聚集,隆起呈半球状,半透明,多见于衣原体和病毒性结膜炎。

8. 假膜与膜:某些细菌感染(如链球菌、科-威杆菌和肺炎球菌)所致的结膜炎,常有一层白色膜,为纤维素与白细胞组成,黏附在结膜面上。

9. "泡"即疱疹,为淡灰色实性小结节,周围局限性充血,破溃后形成火山口状溃疡,见于泡性结膜炎。

10. 瘢痕形成绒状、网状或片状。见于手术后、化学伤或热烧伤、沙眼等。

11. 干燥结膜面失去光泽和弹性,如蜡状,因腺体分泌障碍或维生素 A 缺乏所致,见于上皮性干燥症和实质性干燥症。

12. 假性上睑下垂由于细胞浸润或瘢痕形成使上睑肥厚、重量增加而造成,见于沙眼或浆细胞瘤等。

13. 耳前淋巴结肿大见于病毒性结膜炎。

14. 结膜肉芽肿可见于结核、麻风和梅毒性结膜炎。

(二) 实验室检查

1. 细菌学检查:做分泌物涂片或结膜刮片,以便确定有无细菌,必要时可行分离培养和药物敏感试验。

2. 细胞学检查:不同病原体引起的结膜炎细胞反应不同,故涂片或刮片查细胞对鉴别诊断颇有意义。多形核白细胞增多为细菌或衣原体感染;单核细胞增多为病毒感染;有巨噬细胞则应考虑沙眼,若胞质内有包涵体则诊断为沙眼;嗜酸粒细胞增多为过敏反应。

【预防和治疗】

(一) 预防

1. 结膜炎多为接触传染,故应提倡多洗手、洗脸,不用手或衣物拭眼。

2. 脸盆、毛巾、手帕必须专人专用,应经常日晒或煮沸消毒,防止传染。

3. 对患有传染性结膜炎患者应行隔离。

4. 对工作环境条件较差者要设法改善环境条件。

5. 对浴室、餐厅、游泳池要加强宣教和定期检查。

(二)治疗

1. 局部治疗

(1)不遮患眼:遮眼不利于分泌物排出,且遮眼会使结膜囊温度升高,有利于细菌繁殖,加重炎症。可戴防护镜。

(2)冲洗结膜囊:可用生理盐水、2%~3%硼酸溶液或1:5000~1:10 000升汞液。冲洗时要翻转眼睑,同时用手指推动上、下睑,以便彻底冲去分泌物。

(3)局部用药:①滴眼剂,可选用抗细菌和抗病毒的眼药水。药物的选择应根据致病菌对其是否敏感而定。重症者在药敏结果报告出来前可行几种抗生素合用。②眼膏,适用于睡前。③腐蚀剂,杀菌和腐蚀坏死组织。选用1%硝酸银涂搽睑结膜面,然后用盐水冲洗,急性者效果尤明显。

2. 全身治疗:严重感染患者需要在全身用抗生素、磺胺药物、抗病毒药物或其他药物。

二、细菌性结膜炎

急性卡他性结膜炎

急性卡他性结膜炎(acute catarrhal conjunctivitis)俗称"红眼病",是由细菌感染引起的一种常见的急性流行性眼病。其主要特征是发病急,结膜明显充血,有脓性或黏液脓性分泌物,夏、秋两季多见,双眼发病,有自愈倾向,病程2~4周。

【病因】

常见的致病菌为科-威杆菌、肺炎球菌、流感杆菌、金黄色葡萄球菌等。细菌可通过多种媒介直接接触结膜。其在公共场合、集体单位可迅速蔓延,导致广泛流行。

【病理】

结膜上皮层和腺样层布满多形核白细胞,组织可被破坏,甚至形成溃疡,此时结膜上皮水肿、增生、变形或变性,细胞核和染色质可消失,细胞质可变成空泡,结膜杯状细胞增多,上皮层下有淋巴细胞浸润,血管扩张,毛细血管内皮细胞被破坏,红细胞可渗出到血管外造成结膜下出血。

【诊断】

(一)临床表现

1. 患眼有异物感,眼睑沉重感及畏光、流泪、烧灼感。

2. 眼睑肿胀,睑、球结膜明显充血。

3. 有大量脓性或黏液脓性分泌物。

4. 结膜下出血严重者在结膜面可有假膜出现,球结膜下片状出血,角膜浅层点状浸润。

(二)实验室检查

1. 细菌学检查:取分泌物涂片或结膜刮片可发现致病菌,必要时可做细菌培养。

2. 细胞学检查:取分泌物涂片或结膜刮片可见多形核白细胞增多。

(三)鉴别诊断

1. 急性虹膜睫状体炎睫状充血,愈近角巩膜缘愈明显,角膜后有沉着物,前房闪辉阳性,晶状体前囊有色素或部分虹膜后粘连,视力障碍。

2. 急性充血性青光眼睫状充血或混合充血,角膜雾状混浊,瞳孔散大,眼压升高,视力急剧下降,眼胀痛伴同侧头痛、恶心、呕吐。

3. 病毒性结膜炎有水样分泌物,常合并结膜下出血,耳前淋巴结肿大,睑结膜有滤泡形成,角膜常有点状浸润。

【治疗】

1. 治疗原则:保持局部清洁,不遮患眼,及时彻底控制感染,防止复发和交叉感染。

2. 治疗方法

(1) 冲洗结膜囊：可用生理盐水或 1∶5000～1∶10 000 升汞液。

(2) 1% 硝酸银涂搽睑结膜面，然后用盐水冲洗。

(3) 局部可选用眼药水（膏），如 0.25% 氯霉素、0.3% 氧氟沙星、0.5% 林克霉素或 10%～15% 磺胺醋酰钠等，每 1～2 小时 1 次，睡前用 0.5% 四环素、0.5% 土霉素眼膏或 0.5% 红霉素眼膏涂眼。

慢性卡他性结膜炎

慢性卡他性结膜炎（chronic catarrhal conjunctivitis）是由多种原因引起的结膜慢性炎症，为常见眼病，多双眼发病。

【病因】

1. 感染因素：可因为急性结膜炎治疗不彻底迁延转变而来，或因致病菌数量少，毒力较弱而患者抵抗力较强而引起。常见的致病菌有莫-阿双球菌、卡他球菌、大肠杆菌、变形杆菌等。

2. 非感染因素：①不良环境影响，如风沙、灰尘、强光和有害气体刺激。②长期使用某些刺激性药物。③与屈光不正、睡眠不足及刺激性饮食也有关。

【病理】

①结膜杯状细胞增多。②结膜上皮细胞增生，层次加多，并向深层生长。③结膜血管充血，上皮下呈慢性炎性细胞浸润，以淋巴细胞和浆细胞为主。④结缔组织增生，形成乳头及假腺，乳头向长、宽扩展，乳头间呈空隙状，似腺体。假腺被增生结膜上皮所围绕，在腺腔内有杯状细胞分泌的黏液和结膜脱落上皮细胞。若出口阻塞可发生结石或结膜下囊肿。⑤泪阜和半月皱襞出现血管扩张，淋巴细胞浸润。

【诊断】

（一）临床表现

1. 眼痒、干涩、刺痛、异物感及视疲劳。

2. 睑结膜轻度充血,炎症久后有乳头增生,呈绒状。

3. 有黏液性或白色泡沫样分泌物,量少,常聚集于眦部。如为莫-阿双球菌引起的炎症,常有口角充血、糜烂等症状。

(二) 实验室检查

1. 细菌学检查:取分泌物涂片或结膜刮片可发现致病菌。

2. 细胞学检查:取分泌物涂片或结膜刮片可发现大量淋巴细胞和浆细胞。

【治疗】

1. 治疗原则:去除病因,改善生活环境和工作条件,消除不良卫生习惯,积极治疗倒睫、慢性泪囊炎、睑缘炎,矫正屈光不正等。

2. 治疗方法:针对病因处理。可选用抗生素眼药水(膏)或磺胺类眼药水,每日 4 ~6 次,晚间可用抗生素眼膏。0.3% ~0.5% 硫酸锌眼药水对莫-阿双球菌有特效,每日 3 ~4 次。

【疗效标准和预后】

1. 疗效标准:治愈后不留瘢痕,不影响视力,病变只限于结膜,角膜不受累。

2. 预后病程长,难以根治。

淋菌性结膜炎

淋菌性结膜炎(gonococcal conjunctivitis)是由淋球菌感染引起的一种极为剧烈的急性传染性化脓性炎症,也称脓漏眼。可发生于成人,也可发生于新生儿。其主要特征是结膜高度充血、水肿,有大量脓性分泌物,发病急,进展迅速,治疗不及时,短期内可形成角膜溃疡,进而角膜穿孔,造成失明。

【病因】

为淋病奈瑟菌感染所致,多因出生时通过患有淋菌性阴道炎母亲的产道时感染,成人多为自身感染。

【诊断】

(一) 临床表现

1. 有淋病病史或接触史。

2. 发病急剧，眼睑肿胀，结膜高度充血、水肿，有大量脓性分泌物。睑肿胀，睑、球结膜明显充血。

3. 分泌物中可查到大量淋球菌。

4. 常伴有角膜溃疡、角膜穿孔。

（二）鉴别诊断

尿道-眼-滑膜综合征：本病原因不明，有细菌、螺旋体、滴虫及病毒感染等学说，眼部表现主要为化脓性结膜炎，但较淋球菌者为轻，常并有色素膜炎（葡萄膜炎）。同时伴非淋菌性尿道炎及多发性关节炎。

【治疗】

1. 治疗原则：高度重视，认真及时处理。全身和局部应用抗生素控制感染，避免并发症发生。

2. 局部治疗：反复用盐水或1∶10 000 高锰酸钾溶液冲洗结膜囊。冲洗时，患者头偏向患侧，开始每5分钟1次，渐次为15分钟、30分钟1次，半小时1次，1小时1次，直至分泌物消失。可频滴0.25%氯霉素、0.1%利福平眼药水，杆菌肽或红霉素、庆大霉素、杆菌肽眼膏，可用0.3%氧氟沙星眼药水（膏）等。角膜有溃疡时可用1%阿托品眼药水（膏），每日1～2次。

3. 全身治疗：可用青霉素肌内注射或静脉滴注，也可用头孢菌素或大观霉素，还可用氨苄西林等。小儿用青霉素可按5万U/kg体重计算，肌内注射及静脉滴注。

【疗效标准及预后】

（一）疗效标准

1. 及时治疗，炎症消退后，睑结膜上遗留瘢痕。

2. 角膜浅层受侵犯时，愈后留云翳；形成溃疡，愈后则留斑翳；若角膜穿孔，则留粘连白斑。

3. 视力受影响或严重影响，甚至丧失视力，新生儿常成盲童。

（二）预后

淋菌性结膜炎是严重的致盲性眼病。如不及时治疗，常造成不良后果。

眦部结膜炎

眦部结膜炎(angular conjunctivitis)是由多种原因引起的一种结膜炎症,多双眼发病并伴眦部睑缘炎。主要通过接触传染。

【病因】

1. 莫-阿双球菌感染,也可为其他致病菌所致。

2. 不良卫生习惯,理化因素刺激。

3. 各种眼部慢性疾患。

4. 屈光不正等均可诱发。

【诊断】

(一) 临床表现

1. 内、外眦部皮肤潮红、糜烂。

2. 内、外眦部结膜充血,常与眦部睑缘炎并存。

3. 发病时有眼痒,有黏液性或白色泡沫样分泌物,量少,常聚集于眦部。如为莫-阿双球菌引起的炎症,常有口角充血、糜烂等症。

(二) 实验室检查

分泌物涂片或结膜刮片可找到莫-阿双球菌。

【治疗】

1. 原则:去除病因,消除各种不良卫生习惯和理化因素刺激,积极治疗各种慢性炎症,矫正屈光不正等。

2. 治疗方法:局部用抗生素或磺胺类眼药水,每日 4~6 次,晚上涂抗生素眼膏,0.3% 硫酸锌液滴眼效果较好,每日 3~4 次。1% 硝酸银眼膏涂局部,然后用生理盐水冲洗,每日 1 次,可连续 3~5 日,合并睑缘炎者,可加用维生素 B_1、复合维生素 B。

【预后】

该病病程长,难以根治,且易复发。

三、病毒性结膜炎

病毒性结膜炎(viral conjunctivitis)由腺病毒或肠道病毒感

染所引起,是传染性很强的眼病。

流行性角膜结膜炎

流行性角膜结膜炎(epidemic keratoconjunctivitis)是由腺病毒感染引起的传染性很强的一种眼病,多发于夏季,曾在世界各地流行。

【病因】

病原体为Ⅷ型腺病毒或肠道病毒,接触传染。

【诊断】

(一) 临床表现

刺激症状显著,刺痒,有异物感、烧灼感,有水样分泌物,病变累及角膜时,有明显畏光、流泪和视力模糊。检查时结膜充血、水肿,睑结膜和穹隆结膜有大量滤泡,尤以下睑明显。睑结膜面有假膜,角膜有圆点状浸润,耳前淋巴结肿大。

(二) 实验室检查

1. 细菌学检查:取分泌物涂片或结膜刮片无菌生长。

2. 细胞学检查:取分泌物涂片或结膜刮片可见单核细胞增多。

3. 必要时可进行病毒分离。

(三) 鉴别诊断

急性卡他性结膜炎见本章第二节。

【治疗】

1. 原则:抗病毒治疗,防止交叉感染。

2. 局部用药:0.1%~0.5% 阿昔洛韦(无环鸟苷)、0.5% 安西他滨(环胞苷)、0.2% 阿糖胞苷、4% 盐酸吗啉胍、0.5% 利巴韦林(病毒唑)等眼药水(膏),每日 4~6 次,夜间涂眼膏入睡,可加用抗生素眼药水(膏)如 0.3% 氧氟沙星,每日 4~6 次。

3. 全身治疗:可口服吗啉胍和阿昔洛韦等抗病毒药物。

流行性出血性结膜炎

流行性出血性结膜炎(epidemic hemorrhagic conjunctivitis,

EHC)是一种传染性极强的急性结膜炎,俗称红眼病,多发于夏、秋季节。

【病因】

病原体为 RNA 病毒组中的肠道病毒 70 型,主要通过患者用过的物品或与患者接触过的手而传染。

【诊断】

(一) 临床表现

有异物感、畏光、流泪,分泌物呈水样,结膜充血、水肿,有滤泡形成,结膜下点、片状出血,角膜上皮点状剥脱,耳前淋巴结肿大、触痛。

(二) 实验室检查

①分泌物涂片或结膜刮片无菌生长。②单核细胞增多,病毒分离可发现肠道病毒 70 型。③荧光素标记抗体染色,在受病毒感染的细胞内可找到特异性颗粒荧光染色。

【治疗】

同流行性角膜结膜炎。

咽结膜热

咽结膜热(pharyngo conjunctival fever)是由腺病毒感染引起的急性传染性结膜炎,又称腺、咽、结膜炎。其主要特点是全身发热,并伴有咽炎、急性滤泡性结膜炎和淋巴结肿大。多发于 5 ~ 9 岁的儿童。

【病因】

本病为Ⅲ型腺病毒感染引起,偶见Ⅳ型和Ⅶ型腺病毒感染,经呼吸道或接触传染。

【诊断】

(一) 临床表现

开始有高热(体温 39 ~ 40℃),咽部充血,咽后壁滤泡增生。局部淋巴结肿大,伴全身肌痛、腹泻及头痛等。眼部烧灼感、流泪、异物感及浆液性分泌物。结膜充血、水肿,以下睑结膜和穹隆结膜为主。大量滤泡形成,偶见合并点状角膜炎或角膜上皮下浸润。

（二）实验室检查

1. 分泌物涂片或结膜刮片无菌生长，单核细胞增多。

2. 进行病毒分离可找到Ⅲ型腺病毒。

（三）鉴别诊断

1. 流行性角膜结膜炎流行快、范围广，常发生角膜病变，为Ⅷ型腺病毒感染。

2. 包涵体性结膜炎由沙眼衣原体中眼-生殖泌尿型即D～K型衣原体感染，在结膜刮片中可找到包涵体而无其他致病菌。无全身症状。

3. 急性滤泡性结膜炎多见于成人，无全身症状，刮片中可找到细菌。

【治疗】

同流行性出血性结膜炎。

【预后】

一般不侵犯角膜，偶见角膜浅层点状浸润并可发展到角膜上皮下浸润，但治愈后不留痕迹，故预后良好。

牛痘性结膜炎

牛痘性结膜炎（vaccinal conjunctivitis）是由牛痘疫苗入眼而引起的炎症。

【病因】

在疫苗接种过程中因操作不慎将疫苗溅入眼或经污染疫苗的手带入眼造成发病。

【诊断】

眼睑、睑缘部有多个牛痘疱疹，睑、球结膜面有溃疡和坏死组织，有肉芽组织增生。

【治疗】

1. 一旦疫苗溅入眼部，立即用大量生理盐水冲洗。

2. 局部用抗病毒药物和牛痘免疫血清，如碘苷（疱疹净）、吗啉胍、阿糖胞苷等。可配合使用抗生素和磺胺类药物，防止继发感染。另用高效价牛痘疫苗血清及干扰素、丙种球蛋白等。如病变侵犯角膜,则应积极散瞳和对症治疗。

【预后】

1. 病变仅限于睑、球结膜时,经治疗后溃疡逐渐愈合。少数患者有睑球粘连及瘢痕性睑内翻。

2. 病变侵犯到角膜浅层或实质层,经治疗后病变愈合,不留翳或留下不同程度薄翳,视力可受一定影响。

四、衣原体性结膜炎

沙 眼

沙眼(trachoma)是由沙眼衣原体引起的一种慢性传染性结膜炎。因在睑结膜面形成粗糙不平的外观,呈沙粒样,故称为沙眼,新中国成立前是我国致盲的首要眼病。新中国成立后由于生活条件的改善,生活水平的提高,沙眼发病率大为下降,尤其重沙眼和并发症少见,但在农村和山区重沙眼仍然存在。

【病因】

沙眼的病原菌是沙眼衣原体。

【病理】

沙眼衣原体侵入睑结膜和穹隆结膜上皮细胞,上皮细胞增生形成乳头,使上皮层粗糙不平。结膜上皮下组织发生弥漫性淋巴细胞浸润,局限性聚集,形成滤泡,滤泡变性、坏死,继而结缔组织增生形成瘢痕。角膜缘血管扩张并向中央发展,伴细胞浸润,开始位于浅层,继而向角膜深层发展,初呈帘状,严重者波及全角膜形成角膜血管翳。

【临床分期】

根据1979年全国第二届眼科学术会议制定:

Ⅰ期——进行期:即活动期,乳头、滤泡并存,上穹隆结膜组织模糊不清,有角膜血管翳。

Ⅱ期——退行期:自瘢痕开始出现至大部变为瘢痕,仍有活动病变存在。

Ⅲ期——结瘢期:活动病变完全消失,留有瘢痕,无传染性。

根据活动病变(乳头和滤泡)占上睑结膜面积多少分为:占1/3面积以下者为轻(+),占1/3~2/3面积者为中(++),占2/3以上者为重(+++)。

国际上常用的分期法即Mac-Callan分期法:

Ⅰ期——浸润期:睑与穹隆结膜充血肥厚,上睑比下睑明显,开始有滤泡和角膜血管翳。

Ⅱ期——活动期:乳头、滤泡与角膜血管翳。

Ⅲ期——瘢痕前期:同我国Ⅱ期。

Ⅳ期——瘢痕期:同我国Ⅲ期。

【诊断】

(一)临床表现

1. 无自觉症状,体检时发现。

2. 有异物感、流泪、畏光,有黏液性分泌物,角膜上有血管翳,视力减退。

3. 检查见睑结膜充血,有乳头增生,滤泡形成,且有角膜血管翳形成、结膜瘢痕出现。

(二)实验室检查

1. 细胞学检查可找到巨噬细胞、网织细胞,胞质内有沙眼包涵体,进行病毒分离可找到沙眼衣原体。

2. 血清学检查,可发现抗沙眼衣原体抗体,既有种群抗体,也有型抗体。用免疫荧光技术易查出来。

(三)诊断标准

1979年中华医学会眼科学会制定:

1. 上睑板结膜和上穹隆部结膜血管模糊充血,乳头增生或滤泡形成,或两者兼有。

2. 上穹隆和上睑结膜有瘢痕出现。

3. 角膜血管翳。

4. 结膜刮片染色检查有沙眼衣原体。

在第一项的基础上,兼有其他三项之一者可诊断沙眼。

（四）鉴别诊断

1. 结膜滤泡症：滤泡多见于下睑及下穹隆部结膜，滤泡较小，大小均匀相似，境界清楚，滤泡间结膜正常，不充血，无角膜血管翳，无瘢痕，亦无自觉症状。

2. 慢性滤泡性结膜炎：为颗粒杆菌感染，滤泡多见于下睑、下穹隆，大小均匀，排列整齐，结膜不肥厚，无角膜血管翳和结膜瘢痕形成。

3. 春季卡他性结膜炎：奇痒，季节性强，睑结膜上的乳头大，扁平且硬，上穹隆部无病变，涂片嗜酸粒细胞增多。

4. 包涵体性结膜炎：滤泡以下睑和下穹隆为主，无角膜血管翳和结膜瘢痕形成。

【并发症】

1. 睑内翻倒睫：因睑板肥厚和瘢痕收缩使睑缘内翻，多发于上睑，睫毛刺向眼球，使角膜混浊或角膜溃疡。

2. 上睑下垂：睑结膜与睑板被细胞浸润，且增生、肥厚，重量增加，加上 Müller 肌肉受细胞浸润，使上睑提肌作用降低。

3. 睑球粘连：穹隆部因结膜瘢痕收缩而缩短，以下穹隆为显，甚至穹隆部完全消失。

4. 角膜混浊：重症角膜血管翳常遗留角膜混浊。睑内翻时，睫毛刺向角膜致角膜溃疡、角膜混浊。

5. 实质性结膜干燥症：由于结膜广泛结瘢，使杯状细胞和副泪腺分泌功能受到破坏，同时泪腺的排泄管因结膜瘢痕而闭塞，结膜囊内无黏液、泪液，使结膜和角膜不能湿润而发生干燥和混浊，导致角膜和结膜上皮发生角化。

6. 慢性泪囊炎：病变累及泪道黏膜，使鼻泪管狭窄或阻塞所致。

【治疗】

原则上以局部用药为主。重症沙眼除滴眼药外，还可辅以手术治疗。

1. 局部用药：① 0.1% 利福平、0.5% 金霉素眼药水，每日 3～6 次。② 10%～15% 磺胺醋酰钠、0.25% 氯霉素眼药水，每日 4～6 次。③ 金霉素、四环素、土霉素等眼膏，晚上涂眼。

2. 全身用药：口服磺胺制剂、螺旋霉素、多西环素等。

3. 手术治疗：有乳头、滤泡者可用消毒纱布、棉签摩擦；滤泡多者可行压榨术；有倒睫者应拔除；睑内翻者用手术矫正。

【预后】

病程长，难以治愈。沙眼并发症多，常造成不良后果。

包涵体性结膜炎

包涵体性结膜炎（inclusion conjunctivitis）是由沙眼衣原体中眼-生殖泌尿型即 D ~ K 型衣原体感染所致的结膜炎。

【病因】

病原体为沙眼衣原体抗原型 D ~ K。通过接触传染，感染途径是尿道、生殖道分泌物感染，也可通过游泳池间接感染。新生儿可通过产道感染。

【诊断】

（一）临床表现

有大量脓性分泌物，下睑和穹隆部结膜有滤泡形成。新生儿早期乳头增生，晚期滤泡形成。角膜上皮或上皮下受侵犯，但不形成溃疡，不留瘢痕，无角膜血管翳。

（二）实验室检查

在分泌物中可找到大量多形核白细胞，结膜刮片中可找到包涵体。

（三）鉴别诊断

淋菌性结膜炎：起病急，有大量脓性分泌物，常致角膜溃疡和角膜穿孔。视力严重障碍，分泌物涂片中可找到淋球菌。

【治疗】

新生儿在未确诊前可按淋菌性结膜炎处理。涂红霉素眼膏有效。确诊后可服用红霉素，按 40mg/（kg · d），分 4 次服用，共 2 周。成人口服红霉素或磺胺制剂 3 周。局部用 0.1% 利福平、10% ~ 15% 磺胺醋酰钠液滴眼，每日 4 ~ 6 次，亦可涂红霉素眼膏。

五、变应性结膜炎

变应性结膜炎是眼组织对致敏原发生的反应。致敏原可能是细菌蛋白质、动物蛋白质、花粉、粉尘、食物、药物等。

春季结膜炎

春季结膜炎(vernal conjunctivitis)是一种季节性很强的变应性结膜炎,春、夏季发病。多见于儿童和青年人,男性多见,常双眼发病。

【病因】

致病原因可能是对空气中游离的花粉或其他物质发生变态反应所致。

【病理】

早期结膜上皮细胞和杯状细胞增生,腺样层过度肥厚,淋巴细胞、浆细胞和大量嗜酸粒细胞呈弥漫性浸润,血管扩张、增生。继之纤维组织增生,弹力纤维增加。上皮纤维组织发生透明样变性,角膜缘处的病理改变与结膜相似。

【诊断】

(一) 临床表现

奇痒,灼热感,畏光、流泪及异物感等症状轻微。分为:

1. 睑结膜型:睑结膜有大而扁平的乳头,如铺石子路样。
2. 角膜缘型:角膜缘附近结膜胶样增厚。
3. 混合型:同时兼有以上两种病变。

(二) 实验室检查

1. 分泌物或结膜刮片有大量嗜酸粒细胞。
2. 血、泪液中 IgE 明显增高,必要时用免疫荧光标记检查抗体。

(三) 鉴别诊断

巨乳头性结膜炎:见于戴角膜接触镜或装义眼患者。病变主要在近穹隆部,其他症状及体征均相似。

【治疗】

1. 局部用2%~4%色甘酸钠眼药水(膏),每日4~6次;0.5%可的松或0.025%地塞米松眼药水(膏),每日4~6次。

2. 口服阿司匹林,每日0.6g,一周后每周0.6g维持。

3. 用β射线照射,有良好效果。

4. 用1/1000肾上腺素溶液或1%麻黄碱溶液滴眼可减轻症状。

5. 发病季节可戴防护镜,减少外界花粉、粉尘、强光等的刺激。

【预后】

病程长,久治不愈,反复发作,难以根治。

过敏性结膜炎

过敏性结膜炎(allergic conjunctivitis)是接触或吸入某种抗原导致的速发型或迟发型过敏性结膜炎症。此外,多次接触抗原物质,可在抗原致敏眼局部或全身引起本病。

【病因】

速发型过敏的抗原有花粉或干草等,如枯草热型结膜炎;迟发型过敏可由局部用药引起,如阿托品、毛果芸香碱、丁卡因、汞制剂、青霉素、磺胺类药物等(药物过敏性结膜炎)。

【病理】

结膜乳头增生,上皮细胞增生,其中以杯状细胞增生显著;上皮下组织水肿,血管极度扩张,血清渗出,大量新生血管形成;组织内有各种炎性细胞,呈弥漫性浸润,有滤泡形成,有大量嗜伊红细胞;晚期纤维结缔组织增生及变性。

【诊断】

1. 临床表现:发病急,眼睑水肿,结膜充血、水肿,有黏液性分泌物,眼痒。

2. 实验室检查:分泌物涂片或结膜刮片可找到嗜伊红细胞增多;血、泪液中IgE增加。

【治疗】

1. 原则:避免接触变应原,停用致敏药物。

2. 局部用药:0.5% 可的松或 0.025% 地塞米松眼药水(膏),每日 4 ~6 次。

3. 全身用药:口服抗过敏药物,如阿司咪唑、氯苯那敏(扑尔敏)、盐酸异丙嗪等,还可用钙剂,如钙片或静脉注射葡萄糖酸钙溶液。为防止继发感染,可用抗生素。

泡性角膜结膜炎

泡性角膜结膜炎(phlyctenular kerato conjunctivitis)是由微生物蛋白引起的变态反应性疾病,多发于春、夏季节,多见于儿童和青少年,尤其是营养不良和过敏体质者。

【病因】

多认为本病是一种由多种微生物蛋白质(如细菌中的结核菌素、金黄色葡萄球菌蛋白及真菌、衣原体和寄生虫蛋白质)引起的迟发性变态反应。不良卫生习惯,阴暗、潮湿的居住环境易诱发本病。

【病理】

早期结膜腺样层内有大量慢性炎性细胞致敏浸润集聚成结节,其周边为淋巴细胞和单核细胞,中央为上皮样细胞和巨细胞,亦有多形核白细胞。结节周围血管扩张,血管内皮增生,疱疹可吸收而消失,不留痕迹,顶端上皮可破溃形成溃疡,造成周围水肿和血栓形成。

【诊断】

(一)临床表现

1. 异物感或灼热感,如侵及角膜时则有畏光、流泪和刺痛等症状。

2. 结膜和角膜缘上皮下反复出现半透明结节样浸润,病变中央可形成溃疡,其周围有局限性充血。

(二)鉴别诊断

浅层巩膜炎:巩膜充血,呈紫红色,血管不能推动,自觉局部疼痛。

【治疗】

1. 局部滴用 0.5% 可的松或 0.025% 地塞米松眼药水(膏),每日 4～6 次;0.1% 利福平、0.3% 诺氟沙星眼药水(膏),每日 4～6 次。

2. 可口服钙剂、多种维生素,必要时可口服激素、吲哚美辛(消炎痛)。

3. 加强营养,调节饮食,加强身体锻炼。

4. 对顽固者可试行结核菌素脱敏试验。

六、结膜干燥症

结膜干燥症(xerosis of conjunctiva)是由结膜组织本身的病变或全身性疾病所引起的结膜干燥现象。临床上把结膜干燥症分为上皮性和实质性干燥症两种。

上皮性结膜干燥症

本症是因为维生素 A 缺乏和全身营养紊乱所引起的结膜病。

【病因】

1. 摄入量不足:喂养不当或患病时忌口。

2. 吸收不良:如消化不良、胃肠炎、痢疾等影响维生素 A 的吸收,当维生素 A 缺乏时,则造成肠壁上皮的病变,如此形成恶性循环。

3. 消耗量过多:小儿生长发育快,对维生素 A 的需要量大,当患麻疹、肺炎、百日咳时维生素 A 消耗量增加。

4. 成人长期患消化道不良疾病,则维生素 A 吸收不良;当肝病变时,造成脂肪吸收不良而引起脂溶性维生素 A 缺乏。

【病理】

早期结膜杯状细胞消失,上皮细胞玻璃样变,色素沉着,其后上皮细胞变扁平、增厚,细胞核消失,呈角化改变,干燥斑内含有睑板腺分泌物、上皮碎屑、脂肪等,或有干燥杆菌。

【诊断】

(一) 临床表现

1. 眼干涩、畏光、夜盲。

2. 球结膜干燥,失去正常的光泽和弹性,睑裂处可见三角形干燥斑(Bitot 斑)。严重者发生角膜软化。

(二) 实验室检查

结膜刮片可发现上皮细胞角化颗粒和大量干燥杆菌。

(三) 有营养不良或消化不良等病史。

【治疗】

1. 局部用消毒鱼肝油滴眼,每日 4~6 次,同时用抗生素眼药水(膏)。角膜软化者如有溃疡,加用 1% 阿托品眼药水(膏),每日 1~2 次,20% 素高捷疗眼膏,睡前用。

2. 全身治疗改善营养状况,可口服维生素 AD(鱼肝油)或肌内注射鱼肝油,1ml/d,同时食用富含维生素 A 的食物,如猪肝、牛奶、鸡蛋、胡萝卜等。

实质性结膜干燥症

本症是由结膜瘢痕或暴露所致的结膜病变。

【病因】

1. 各种理化因素引起的烧伤、沙眼或 X 线照射后造成的广泛性瘢痕,使泪腺、副泪腺杯状细胞被破坏形成阻塞。

2. 各种原因所引起的睑闭合不全,使角膜、结膜长期暴露在外而发生干燥。

【病理】

结膜上皮全层增厚,甚至呈复层扁平上皮结构;表层细胞出现角化,亦有空泡;中层胞核凝缩,染色不好,出现退行性变;上皮层下淋巴细胞浸润。

【诊断】

(一) 临床表现

1. 有化学烧伤史和沙眼、睑闭合不全等症。

2. 结膜皱缩、干燥、角化，角膜上皮干燥混浊，视力下降。

（二）实验室检查

结膜刮片可发现上皮细胞角化颗粒和大量干燥杆菌。

【治疗】

1. 对症处理局部用人工泪液，1% 甲基纤维素液。利奎芬滴眼，每日 4 次。20% 素高捷疗眼膏，睡前涂用，每日 1 ~ 2 次。为防继发感染，可用抗生素眼药水（膏）。

2. 封闭泪点，减少泪液流出。

3. 戴亲水软角膜接触镜。

4. 睑成形术或睑缘缝合使睑闭合，保持眼湿润。

5. 可行腮腺管移植术改善症状，但有时造成流泪不止。

Sjogren 综合征

Sjogren 综合征为胶原纤维病在眼部的表现，多发生于绝经期妇女。其症状为眼干燥、泪腺和涎腺萎缩、胃液分泌减少，可伴关节炎。

【诊断】

1. 眼干燥感，Schirmer 试验证明泪液分泌减少。怕光、有异物感、视力减退。

2. 下穹隆结膜有胶样黏稠分泌物，呈丝状。

3. 角膜干燥，常伴有浅层点状上皮脱落，荧光着色，或有丝状角膜炎。

4. 口、鼻干燥，唾液减少。常有消化不良。

【治疗】

1. 局部用人工泪液、利奎芬、1% 甲基纤维素液和 20% 素高捷疗眼膏及抗生素眼药水（膏）。

2. 配戴亲水角膜接触镜。

七、其他常见结膜病

翼状胬肉

翼状胬肉（pterygium）是在睑裂部出现肥厚的球结膜及结

膜下组织向角膜呈三角形侵入，因其形状似昆虫的翅膀，故得名为翼状胬肉，是眼科常见病，单眼或双眼发病。

【病因】

1. 环境因素：人眼长期受风沙、烟尘、日光、花粉的刺激，见于渔民、农民、海员、沙石工人。

2. 身体因素：有人认为与遗传、营养缺乏、泪液分泌不足、过敏因素和解剖等因素有关。

【病理】

初期结膜上皮和上皮下结缔组织呈增生状态，结缔组织中有大量细胞浸润和新生血管。中期主要为结缔组织增生。后期上皮萎缩，上皮下结缔组织硬化，发生玻璃样变。

【诊断】

（一）临床表现

1. 初期在角膜缘处发生灰色混浊，球结膜充血、肥厚，以后发展成三角形的血管性组织，分头、颈、体三部分。其尖端为头部，角膜缘处为颈部，球结膜部为体部。

2. 有长期接触外界刺激史。

（二）实验室检查

结膜刮片可找到浆细胞和淋巴细胞。免疫荧光检查 IgE、IgG 增加。

（三）鉴别诊断

假性翼状胬肉：有化学烧伤或其他外伤史，可发生在眼球任何部位，且不发展，无炎症表现，颈部可通过探针。

【治疗】

1. 原则：避免外来刺激，积极治疗眼部慢性炎症。

2. 局部：用 0.3% 硫酸锌、0.1% 利福平、15% 磺胺醋酰钠或抗生素眼药水（膏），在充血明显时可用 0.5% 可的松眼药水。

3. 颈、体部注射药物：平阳霉素 8mg 加生理盐水 7.5ml，再加地塞米松 2.5mg，注射 0.1ml，每周一次，5 次为一疗程；或用 2000～3000U/ml 的博来霉素（争光霉素）0.3ml，每周一次，3～

6次为一疗程。

4. 冷冻疗法:用-40℃冷冻头接触胬肉头部、颈部,破坏其新生血管并使其萎缩。

5. 手术治疗:单纯切除或结膜瓣、口腔黏膜修补。

(1) 适应证:①胬肉为进行性,肥厚、充血。②胬肉侵入瞳孔区影响视力。

(2) 术后处理

1) 定期复查。

2) 预防胬肉复发:①噻替派1∶2000即15mg噻替派溶在30ml林格溶液中滴眼,术后第5天开始,每3小时一次,连续8周或更长时间。②0.5%可的松或0.025%地塞米松液,每日4~6次,持续6周。

3) 物理疗法:①β射线照射,对防止术后复发有显效,常用90Sr,术后第2天开始照射,总量为2.6R,不要超剂量。②激光照射,用氩离子激光对准胬肉颈、体部血管行光凝。

睑 裂 斑

睑裂斑(pinguecula)是由睑裂部结膜上皮下组织弹力纤维增生与玻璃样变所形成的一种结膜变性改变。见于成年人。

【病因】

可能与外界长期刺激有关。如阳光、风尘等因素。

【诊断】

睑裂鼻侧和(或)颞侧的球结膜上可见基底部向角膜缘呈三角形淡黄色局限性隆起,不向角膜发展。

结膜下出血

结膜下出血(subconjunctival hemorrhage)是由眼外伤或某种出血性疾病使血液流入结膜下所致的一种临床表现。

【病因】

1. 最常见的原因是眼外伤。

2. 头颅伤眶壁或颅底骨折,血液从骨折处流入球结膜下。

3. 某种原因引起的剧烈咳嗽、呕吐、癫痫发作或颈静脉受压等,使头部静脉回流突然受阻而发生结膜下出血。

4. 急性结膜炎,尤其是流行性出血性结膜炎,可致结膜下出血。

5. 局部血管异常,如毛细血管扩张、动脉瘤,有血管肿瘤或自发性血管破裂。

6. 全身血管病,如动脉硬化、高血压、糖尿病。

7. 全身血液病,如血小板减少性紫癜、白血病、贫血、溶血性黄疸、败血症等。

8. 急性发热病引起的出血。

9. 月经期导致结膜下出血。

【诊断】

球结膜下可见片状红色出血。

【治疗】

1. 主要是找原因,对症处理,同时要解除患者恐惧心理,消除顾虑。

2. 小量出血,可不行处理。

3. 大量出血者,全身可用止血药,如卡巴克络(安络血)10mg,每日3次。维生素P(路丁)20mg,每日3次;维生素C 0.2g,每日3次。亦可静脉注射50%葡萄糖液60ml加维生素C 0.5~1.0g,每日1次。

【预后】

小量出血,约1周自行吸收;大量出血约2周或更长时间吸收。吸收后不留痕迹。

结膜结石

结膜结石(conjunctival concretion)是结膜腺管内或结膜上皮凹陷内脱落的上皮细胞和变性的白细胞凝固而成。

【病因】

由各种慢性炎症如沙眼、慢性结膜炎等引起。

【诊断】

（一）临床表现

1. 有异物感。

2. 在结膜面有小而硬的黄白点，周围可有轻度充血、数目不等、分布不均之突出物或位于结膜下。

（二）鉴别诊断

1. 睑板腺栓塞在睑结膜上可透见小黄白点，比结石大，位于深部，边界不太清楚。

2. 内睑腺炎稍隆起，局部充血，边界不清，触痛，有时可见脓点。

【治疗】

1. 有异物感时，在表面麻醉下用针剔出。

2. 局部可滴用抗生素或磺胺类眼药水（膏）。

八、结膜肿瘤

结膜色素痣

结膜色素痣（conjunctival nevus）是由色素细胞聚集于结膜任何一部位所形成的棕黑色斑，称结膜色素痣，为黑色素细胞增生性病变。

【病因】

为先天性的良性瘤，来源于神经外胚层。

【病理】

痣细胞小，核深染，胞质少，含色素或多或少。增生的痣细胞，特别在浅表的上皮下组织中，痣细胞大，有时可见核仁。儿童的交界痣细胞往往增生活跃，有时可见核分裂象，但极少恶变。上皮下的痣细胞呈梭形，细胞较小，染色深。复合痣的痣细胞与上皮相连，紧靠上皮的痣细胞比深部的细胞大而丰满，圆形或卵圆形，染色较淡。

【诊断】

（一）临床表现

在结膜任一部位发现有深褐色或黑色的色素聚集，扁平或稍高起,形状不规则而境界清楚的斑块,无血管通过。

（二）鉴别诊断

恶性黑色素瘤:生长迅速,基底不平,富有新生血管,容易出血,其周围组织有炎性反应。

【治疗】

一般不需治疗,如手术则必须彻底。用手术刀切除或二氧化碳激光治疗,以免复发和恶变。如疑有恶变倾向时,应尽早行大范围手术。

结膜血管瘤

结膜血管瘤(conjunctival angioma)是先天性血管发育畸形。可发生于结膜的任何部位,任何年龄。

【病因】

多为先天性,少数为婴幼儿时期逐渐形成。分海绵状和毛细血管性两种。

【病理】

海绵状血管瘤由大小不一、扩张充血的血管组成,血管壁为内皮细胞所围绕,血管间有少量纤维结缔组织间隔,管腔内可发生血栓,有压缩性,随结膜一起移动。

毛细血管瘤由丛状增生的毛细血管组成,管腔一般为圆形,管腔内皮细胞不增生,无明显界限。

【诊断】

毛细血管瘤常见,局部呈暗红色或鲜红色斑块或扁平隆起,有时表面粗糙,呈草莓状,境界清楚,范围可大可小。

海绵状者少见,呈青紫色局限隆起,质松,有波动性和可缩性,俯首或咳嗽时肿瘤变大,入眶者可见眼球突出。

【治疗】

早期发现,早期治疗。

毛细血管瘤可用X线、^{32}P或^{90}Sr照射。面积小者可行电凝、冷凝或激光治疗(表浅者),使其萎缩。而海绵状血管瘤可手术切除,也可局部注射硬化剂使其萎缩。

【预后】

治疗不易彻底,故很容易复发。

结 膜 囊 肿

结膜囊肿(cyst of conjunctiva)是指发生在结膜任何部位且具有囊性感的肿物。

【病因】

1. 先天性:位于角膜缘部,常伴小眼球,囊肿较大。

2. 外伤性:多为上皮植入黏膜下,发生增生,中央变性呈空腔,腔中有透明液体,附近有炎症现象。

3. 寄生虫性:少见。

4. 上皮性

(1) 腺潴留性:慢性炎症时,腺中黏液分泌物聚集形成。

(2) 上皮长入性:常伴慢性炎症。

(3) 囊膜皱襞对合而成,少见,可移动。

(4) 淋巴囊肿:多发于球结膜。

【病理】

囊肿位于结膜上皮下,囊腔大小不一,囊壁由上皮细胞构成,层次依形成原因而异。表层上皮多呈柱状或立方形,囊腔内有细胞分泌物,囊壁偶见淋巴细胞浸润。

【诊断】

1. 有慢性炎症。

2. 有外伤或手术史。

3. 结膜局部有囊性肿物。

4. 病检结果支持。

【治疗】

1. 手术切除。

2. 药物腐蚀:如注入 5% 碘酊或 3% 三氯醋酸液,随后用针吸出,然后用生理盐水冲洗干净。

浆 细 胞 瘤

浆细胞瘤(plasmocytoma)是由于长期慢性炎症刺激,大量浆细胞聚集而成。

【病因】

慢性炎症如沙眼,多发生于上睑及穹隆部结膜。

【病理】

瘤组织由聚集成堆的浆细胞组成。常有玻璃样变和淀粉样变存在。

【诊断】

(一) 临床表现

1. 发生在上、下睑结膜及穹隆部结膜。

2. 病变呈蜡黄色隆起,无血管,形状为不规则的肿块,侵及睑板,组织脆弱,碰则出血,易破碎。

3. 有重沙眼史。

(二) 鉴别诊断

结膜肉芽肿:由溃疡、破溃的睑板腺囊肿,结膜囊内异物长期刺激所致,为有蒂的红色、质脆的组织,大小不等,易出血。

【治疗】

手术切除,范围大者行黏膜移植或羊膜修补,可试行深度X线照射。

【预后】

切除不易彻底,故易复发。

皮样脂肪瘤

皮样脂肪瘤(dermoid lipoma)是一种以脂肪组织为主要内容的良性肿瘤。

【病因】

为先天性病变。

【病理】

肿瘤由皮肤样结缔组织构成,含有汗腺、毛发、皮脂腺或脂肪,被覆有复层扁平上皮,表层有角化。

【诊断】

1. 在外眦部或上下直肌间结膜下可见灰黄或粉红色扁平

隆起肿块，表面似皮肤。如表面有毛发生长，患者可有眼刺激症状。

2. 用刀片切开后为脂肪组织，与眶脂肪相连。

【治疗】

肿块可行手术切除。肿瘤若侵犯角膜时，可做浅板层切除术；若侵及穹隆部及外眦，瘤组织可能深入眶内或波及眼外肌，手术时要注意勿伤泪腺和眼外肌。

（向春庭　李贵刚）

第五章 角 膜 病

一、角 膜 炎 症

细菌性角膜溃疡

细菌性角膜溃疡(bacterial corneal ulcer)是由细菌引起的严重的急性化脓性角膜炎症。

【病因】

细菌性角膜溃疡常见的致病菌包括肺炎双球菌、金黄色葡萄球菌、表皮葡萄球菌、铜绿假单胞菌、大肠杆菌、链球菌等。起病常先有角膜外伤或角膜异物剔除手术史;慢性泪囊炎患者未及时治疗也易发生此病。

【病理】

角膜溃疡进行期:初为混浊点状浸润,上皮细胞肿胀,继而纤维组织肿胀,最后各组织坏死脱落,形成溃疡或穿孔;溃疡周围及底部有白细胞浸润。恢复期:坏死组织完全脱落,混浊消失,溃疡底和周边部清净。恢复期:结缔组织增生,溃疡表面被邻近增生的上皮细胞遮盖;角膜穿破后则形成角膜白斑或角膜葡萄肿。

【诊断】

(一) 临床表现

1. 发病较急,常在角膜外伤后 24 ~48 小时发病。
2. 有眼痛、畏光、流泪、睑痉挛等刺激症状。
3. 视力下降。
4. 分泌物增多。
5. 睫状充血或混合充血。
6. 角膜出现局限性混浊及溃疡,角膜穿孔,荧光素着色(+)。

7. 前房积脓。

（二）实验室检查

细菌学检查：①角膜刮片检查，Gram 染色或 Giemsa 染色可找到细菌。②结膜囊细菌培养及药物敏感试验。

【诊断标准】

1. 急性发病，有外伤史或慢性泪囊炎病史。

2. 有眼痛等刺激症状。

3. 睫状充血或混合充血。

4. 角膜局灶性混浊、溃疡，角膜穿孔，荧光素着色。

5. 实验室检查可找到致病细菌。

【鉴别诊断】

1. 匐行性角膜溃疡：发病较急，多为肺炎链球菌引起。角膜出现黄白色化脓性溃疡，常向一侧扩展，呈潜掘状。常有慢性泪囊炎或外伤史。

2. 铜绿假单胞菌角膜溃疡：发病急剧，有剧烈眼痛，分泌物多，呈黄绿色，角膜溃疡迅速扩展，可于 24 ~ 72 小时内破坏整个角膜。常有挑取角膜异物、佩戴接触镜或眼部外伤史。

【治疗】

1. 治疗原则：结合临床特征与刮片检查结果，及早采用有效抗生素治疗，尽可能使溃疡早日愈合。

2. 治疗方法：①急性期用高浓度的抗生素眼药水频滴眼，如诺氟沙星、妥布霉素等眼药水。②结膜下注射，头孢孟多 100mg、头孢唑啉 100mg、药液量为 0.5ml。如为铜绿假单胞菌感染，可用多黏菌素眼药水及结膜下注射。③5% 碘酊液灼烧角膜溃疡基底及边缘。④有慢性泪囊炎者应及时治疗。⑤重者为预防虹膜睫状体炎并发症，应用 1% 阿托品眼药水散瞳。⑥其他：热敷、口服维生素等。

【疗效标准与预后】

1. 痊愈标准：①眼部充血及眼刺激症状消退。②溃疡愈合后留下不同程度的瘢痕等后遗症，荧光素染色阴性。③视力有不同程度的损害。

2. 预后:细菌性角膜溃疡是严重的角膜病,特别是铜绿假单胞菌角膜溃疡是最凶险的角膜溃疡,预后差。常有严重的视力损害,甚至危及眼球。

【预防】

重在保护角膜不受外伤。挑取角膜异物时,应严格无菌操作。一旦有外伤应及时有效防止细菌感染,如抗生素眼药水点眼,抗生素眼膏包盖,必要时可以根据药敏实验结果全身应用抗生素。

真菌性角膜炎

真菌性角膜炎(fungal keratitis)是由真菌侵犯角膜发生的严重的角膜溃疡,发病前眼部常有植物外伤史。眼局部糖皮质激素和(或)滥用广谱抗生素也可诱发。夏、秋季节发病率高,常见于农民和老年体弱者以及佩戴接触镜感染者。

【病因】

真菌性角膜炎常见的致病菌为镰刀菌、曲霉素、念珠菌、青霉菌及酵母菌等。

【病理】

角膜炎进行期:可见混浊点状浸润病灶在角膜上发生,病灶处上皮细胞肿胀,纤维组织肿胀,最后组织坏死而脱落,形成溃疡,溃疡底部和周围有白细胞浸润。恢复期:角膜基质细胞分裂增生,结缔组织增生,溃疡表面由新增生的上皮细胞遮盖,溃疡愈合,瘢痕形成。

【诊断】

(一) 临床表现

1. 农作物引起的角膜外伤,病情进展缓慢,病程较长,抗生素治疗无效。

2. 怕光、流泪、睑痉挛刺激症状与溃疡大小相比较轻。

3. 视力下降。

4. 角膜病灶稍隆起,表面粗糙、干燥,病灶外周可有结节样灰白色卫星灶,病灶周围可见灰白色免疫环。

5. 前房积脓，量多、黏稠，常不成水平液平面。

（二）实验室检查

1. 涂片法：在溃疡边缘刮取角膜坏死组织，涂在载玻片上，在显微镜下找真菌菌丝及孢子。

2. 涂片染色法：病灶组织可用 Giemsa 染色、Gram 染色或六胺银染色法等，在显微镜下找到被染色的真菌菌丝。

3. 真菌培养：用沙氏培养基培养。

（三）诊断标准

1. 农作物眼外伤史，发病慢，病程长，久治不愈。

2. 与溃疡相比，眼部刺激症状相对较轻。

3. 角膜病灶表面稍隆、干燥，可见卫星灶、免疫环。

4. 前房积脓黏稠，不成水平液平面。

5. 涂片和培养可找到真菌。

6. 角膜共聚焦显微镜在角膜基质层中发现真菌菌丝。

（四）鉴别诊断

1. 细菌性角膜溃疡：一般发病急，刺激症状重，眼痛重，溃疡凹下，前房积脓成液平面。

2. 单纯疱疹性角膜炎角膜病变：多有典型形态特征，角膜知觉减退，前房积脓少见，有者则稀少。

【治疗】

1. 原则：及时有效地抗真菌治疗，溃疡愈合后应该用药半个月以上，以防复发。一般局部禁用糖皮质激素。

2. 治疗方法

（1）抗真菌药物：①咪康唑。用 5% 葡萄糖液配成 1% 溶液，滴眼，每小时 1 次。1% 眼膏，每晚 1 次涂入结膜囊内。结膜下注射 10mg，每日或隔日 1 次。400～600mg 静脉滴注，每日 1 次。②酮康唑。每日 200～400mg，口服。③0.2% 氟康唑溶液。滴眼，每小时 1 次；0.2% 氟康唑溶液 0.4ml，结膜下注射，每日或隔日 1 次；2mg/ml 静脉滴注，每日 1 次，每次 100ml。④克霉唑。1% 混悬液滴眼，每小时 1 次；1%～3% 眼膏，每日 2～3 次；口服 1.0g，每日 3 次。⑤那他霉素滴眼液：滴眼，每

1～2小时1次。

(2) 其他疗法：①1%～2%碘化钾溶液滴眼，每日3～4次。②必要时2.5%～5%碘酊灼烧溃疡面。用1%丁卡因溶液点眼一次后，用毛笔样棉签蘸碘酊涂溃疡面，再点一次丁卡因，立即用生理盐水冲洗，涂咪康唑眼膏，包盖。注意蘸碘酊不宜过多，以免烧伤健康角膜。③1%阿托品眼药水散瞳。

(3) 手术疗法：真菌感染得到有效控制后可以试行羊膜移植；抗真菌治疗病情不能控制，角膜穿孔者可行板层角膜移植或治疗性穿透性角膜移植术。

【疗效标准与预后】

1. 痊愈标准：①临床症状消退。②溃疡愈合，荧光素染色阴性，前房闪辉阴性。

2. 预后：本病预后较差，只有当角膜病灶小，及时有效治疗后可恢复一定的视力，如病情严重，可危及眼球终致失明。

【预防】

真菌性角膜炎的致病菌常侵及角膜组织深部，病灶表面愈合后，荧光素染色阴性时，仍需用抗真菌药物半个月以上，使深部真菌完全杀灭，以免真菌感染复发。

单纯疱疹性角膜炎

单纯疱疹性角膜炎(herpes simplex keratitis，HSK)是因单纯疱疹病毒感染使角膜形成不同形状和不同深度的混浊或溃疡的角膜炎症，是一种常见的致盲性眼病。其特征是反复发作，近些年发病率有上升的趋势。

【病因】

病原体为单纯疱疹病毒(HSV)，属于DNA病毒，分两型。Ⅰ型是主要感染口腔、唇部和眼部的病毒株；Ⅱ型通常是感染生殖器病毒株，眼部偶见Ⅱ型病毒。原发感染多发于儿童期，原发感染后病毒终生潜伏于体内，在热病、创伤或机体免疫功能低下时再发，成人血清抗体阳性在90%以上。

【病理】

1. 上皮型病毒直接破坏角膜上皮细胞。

2. 浅中基质层型病变区浸润水肿，前弹力层和基质浅层可见坏死。

3. 深基质层型盘状角膜炎水肿重于浸润，较少形成溃疡及新生血管。深基质层角膜炎则浸润多于水肿，新生血管多，常合并溃疡穿孔。溃疡愈合后则形成瘢痕组织。

【诊断】

（一）临床表现

1. 有热病史等复发诱因，自觉症状同其他型角膜炎。

2. 角膜病变呈树枝状、地图状溃疡及盘状深层混浊等不同形状；也可以表现为角膜内皮炎。

3. 病程长，反复发作。

4. 多为单眼发病，也可双眼发病。

5. 角膜知觉减退。

（二）实验室检查

1. HSV 单克隆抗体诊断药盒对角膜上皮刮片做病原学诊断，有较好的敏感性和特异性，可迅速出结果。

2. 荧光素标记抗体染色技术在被感染细胞内可找到特异的颗粒荧光染色，可区分 HSV-Ⅰ或Ⅱ型病毒。

3. 细胞学检查刮片 HE 染色，可见多核巨细胞、核内包涵体。

4. 电镜检查可查找到病毒颗粒。

5. 人外周血 T 细胞亚群测定 OKT3、OKT4、OKT8、T4<T8 比值。单纯疱疹活动期表现为 T4 下降，T8 升高，T4/T8<1，说明机体处于免疫抑制和免疫调节紊乱状态。

6. 血清学检查：血清中和抗体效价测定，对原发感染有意义。

7. 病毒分离准确可靠，但需要一定设备条件和时间。

（三）鉴别诊断

1. 带状疱疹性角膜炎：有典型带状疱疹皮肤损害或病史，

病变部位多在角膜周边部,呈树枝状,小而多枝。

2. 细菌性角膜炎:常有外伤史或慢性泪囊炎,无感冒、发热病史。起病急,病变特征不同,病灶呈圆形,可有进行边缘,常有前房积脓。

3. 基质性角膜炎:角膜深层混浊浸润,大量新生血管伸入,不形成溃疡。先天性梅毒为最常见的原因,常双眼发病。

【治疗】

1. 治疗原则:上皮型和溃疡型病变,需用抗病毒药物,禁用激素。因免疫反应引起的盘状角膜炎可谨慎用激素,同时用抗病毒药物。

2. 治疗方法

(1) 抗病毒药物:①碘苷(疱疹净)。0.1%眼药水每1~2小时1次,或0.5%眼膏每日5次。②阿糖胞苷。结膜下注射0.2%溶液0.3~0.6ml隔日或每周1~2次。③安西他滨(环胞苷)。0.05%眼药水每1~2小时1次或涂用0.1%眼膏每日2次。也可结膜下注射1%溶液0.3ml。④阿糖腺苷。3%眼膏每日5次涂眼。⑤阿昔洛韦。0.1%眼药水每日6次,或3%眼膏每日5次。也可口服,200mg,每日5次;静脉滴注,50mg/kg,每日1次。⑥曲氟尿苷(三氟胸腺嘧啶核苷)。1%~5%溶液,每日4~6次,1%眼膏每日1次。⑦利巴韦林(病毒唑)。0.5%溶液,每日4~6次。⑧更昔洛韦(丙氧鸟苷)。0.1%~0.2%溶液,每小时1次;0.5%~1%眼膏,每日2~5次。

(2) 干扰素:人血白细胞干扰素8万~16万U/ml溶液滴眼,5万~40万U结膜下注射。

(3) 聚肌胞:0.1%点眼;结膜下注射1mg,每周2次;肌内注射2mg,隔日1次。

(4) 左旋咪唑:口服50mg,每日2次,每周连服3天。

(5) 皮质类固醇:盘状角膜炎患者可以在联合抗病毒药物的前提下使用。并应递减,不可骤停。

(6) 清创疗法:①用湿棉棒擦去角膜病变区及其周围溶解组织。②用棉签蘸碘酒涂布溃疡区,用生理盐水冲洗。③用1.5mm冷冻头,温度为-80~-60℃,冷冻角膜溃疡面,每点3

秒,反复2~4次。

(7) 手术疗法:病情严重、溃疡或瘢痕大,视力在0.1以下者可行穿透性角膜移植术。

【疗效标准与预后】

1. 痊愈标准

(1) 只有角膜上皮病变,治疗好转后不留瘢痕,荧光素染色阴性。不影响视力。

(2) 有角膜溃疡病变,治愈后遗留不同程度瘢痕,荧光素染色阴性。视力不同程度下降。

2. 预后:单纯疱疹病毒性角膜炎是严重的致盲眼病,居角膜病致盲首位。该病易反复发作,病程长,不能根治。应增强抵抗力,避免感冒发热,合理治疗,可减少复发。

棘阿米巴角膜炎

棘阿米巴角膜炎(acanthamoeba keratitis)是由棘阿米巴原虫感染引起的一种慢性、进行性、溃疡性角膜炎。

【病因】

棘阿米巴原虫是一种在土壤、淡水、海水、空气、谷物和家畜中自由生活的阿米巴,通过污染的角膜接触镜、土壤和水源感染角膜而发生,病程约数月。

【诊断】

(一) 临床表现

1. 发病初期有异物感、畏光、流泪、视力下降、眼痛剧烈等症状。

2. 角膜浸润,上皮混浊,假树枝状或局部点状荧光素着色。

3. 角膜基质浸润及沿角膜神经的放射状浸润,形成放射状角膜神经炎。角膜感觉明显减退。

4. 基质形成炎症浸润环,环周有白色卫星灶,中央基质混浊,颇似盘状角膜炎,常有前房积脓。

(二) 实验室检查

1. Gram 染色和 Giemsa 染色组织涂片可见棘阿米巴。

2. 培养采用琼脂大肠杆菌干板,可使污染的接触镜和组织标本内的棘阿米巴生长。

3. 做角膜刮片,必要时做角膜活检,用间接荧光素标记抗体染色或氟化钙白染色做诊断。

(三) 鉴别诊断

与单纯疱疹角膜基质炎的鉴别点,棘阿米巴角膜炎眼部剧痛,角膜后无沉着物,用抗病毒药治疗无效,活检和组织培养有原虫生长。

【治疗】

1. 药物治疗

(1) 0.5% 新霉素和普罗帕米(propamidiu broleue)眼药水,每小时 1 次,晚上改用这两种眼药膏,1 周后逐渐减量,疗程 4 个月以上。

(2) 克霉唑、咪康唑或酮康唑眼药膏或眼药水点眼。

2. 手术治疗:早期可行上皮清创。如病灶局限、药物治疗失败,可行穿透性角膜移植术。

【预后】

药物和手术治疗能治愈者约半数,视力常低下。未能及时诊治者可因剧痛或青光眼、角膜穿孔等并发症而摘除眼球。

【预防】

软性接触镜配戴者用热灭菌法消毒镜片可杀灭棘阿米巴包囊,而用化学法无效。洗热水澡时和游泳时不戴接触镜,可有效预防感染。

基质性角膜炎

基质性角膜炎(interstitial keratitis)是位于角膜深层而不形成表面溃疡的非化脓性炎症。

【病因】

先天性梅毒为最常见的原因,结核、单纯疱疹病毒等也可引起本病,是一种局部抗原抗体反应。

【病理】

整个角膜水肿增厚，细胞浸润，新生血管形成，板层坏死，内皮细胞破坏。最后角膜为血管性瘢痕所代替。

【诊断】

1. 眼部疼痛、流泪、畏光等刺激症状显著，视力下降，严重者仅有光感。一般双眼发病。

2. 角膜基质深层有细胞浸润及水肿，后弹力层皱褶，外观呈毛玻璃状。

3. 新生血管在角膜板层间呈暗红色毛刷状，严重者波及全角膜。

4. 房水混浊及角膜后沉着物。

5. 结核引起的基质炎，基质浸润常为扇形，周边性，单侧性，且更为表浅。

【治疗】

1. 局部可用皮质类固醇点眼及球结膜下注射。

2. 1% 阿托品溶液点眼，每日 1 次。

3. 病因治疗，如抗梅毒、抗结核和抗病毒治疗等。

4. 浓厚的角膜瘢痕，可行穿透性角膜移植术。

【预后】

如治疗及时且持续系统用药，角膜有可能保持透明，视力也不受严重损害。

神经麻痹性角膜炎

神经麻痹性角膜炎(neuroparalytic keratitis)是由于三叉神经周围性麻痹，使角膜营养障碍而发生的角膜炎症。

【病因】

由于外伤、手术、炎症或肿瘤等原因引起三叉神经周围性麻痹，使角膜知觉及瞬目作用减退，角膜因暴露而变干燥，同时角膜营养发生障碍，发生上皮脱落、水肿和浸润溃疡。

【诊断】

1. 结膜充血为早期表现。

2. 角膜知觉减退，瞬目反应迟钝，可伴同侧面额皮肤感觉减退等现象。

3. 角膜上皮有水肿脱落，基质层浸润混浊，可形成溃疡。若继发感染，则出现前房积脓及角膜穿孔。

【治疗】

1. 局部滴用抗生素眼药水及眼膏并用眼垫包眼。如有继发感染，则按感染性角膜溃疡处理。

2. 长期不愈者，可行睑裂缝合术，待6～12个月后再予打开，并可配戴软性角膜接触镜。

暴露性角膜炎

暴露性角膜炎（exposure keratitis）是由于角膜失去眼睑保护而暴露在空气中，引起干燥、上皮脱落而发生感染的角膜炎症。

【病因】

1. 眼球突出如内分泌性突眼，眼眶炎症、外伤或肿瘤等所致。

2. 眼睑缺损，瘢痕性睑外翻。

3. 面神经麻痹，眼轮匝肌麻痹。

4. 上睑下垂矫正术后上睑滞留和睑闭合不全。

5. 深昏迷、深麻醉等状态亦可发生此症。

【诊断】

1. 有上述病因的相应表现。

2. 角膜病变常始于暴露的部位，由浅向深部发生，上皮干燥脱落，基质浸润混浊，可形成溃疡。如继发感染，病情急剧恶化，可引起前房积脓。

【治疗】

1. 以治疗病因为主，如眼睑缺损修补术、睑植皮术等。若睑裂闭合不全，可酌情行睑裂缝合术，减轻或解除其闭合不全，或配戴软性接触镜保护角膜上皮。

2. 频滴人工泪液及抗生素眼药水，晚上用抗生素眼膏包盖。

3. 若有继发感染,则按感染性角膜溃疡处理。

蚕食性角膜溃疡

蚕食性角膜溃疡(rodent corneal ulcer or mooren ulcer)是一种边缘性、慢性匐行性、浅层、疼痛性角膜溃疡,常发生于中老年人。

【病因】

确切的病因不明。与免疫系统异常有关,可能是一种继发性自身免疫性疾病。

【病理】

原因是自体免疫反应导致的角膜组织的溶解破坏。溃疡进行边缘主要为白细胞浸润,大部分为淋巴细胞,少数为浆细胞与多核白细胞,偶有嗜酸粒细胞。愈合的溃疡区前弹力层破坏,角膜基质的前 1/3 ~ 1/2 坏死脱落而缺失,由多数血管化组织填补。深部基质几乎正常,后弹力层与内皮完整无损。

【诊断】

(一) 临床表现

1. 有明显的刺激症状和较重的眼部疼痛,视力减退。

2. 混合充血。溃疡始于角膜周边部,炎症浸润向中央角膜浅基质层蚕食性缓慢进展,向角膜中央进展缘呈潜掘状。在溃疡进展的同时,原有的溃疡区逐渐由血管化组织填补。

3. 虹膜有炎症反应,后粘连;常并发白内障和继发青光眼。

(二) 鉴别诊断

1. 与葡萄球菌性周边角膜溃疡的鉴别点在于蚕食性角膜溃疡与周边角膜之间无透明角膜间隔,对局部用抗生素、皮质激素点眼无效,而前者治疗反应良好。

2. 蚕食性角膜溃疡与 Wegener 恶性肉芽肿的鉴别在于后者为全身多系统坏死性血管炎。

【治疗】

目前尚缺乏特效治疗方法。治疗原则是对轻症患者首先采取积极的药物治疗,对疗效欠佳或重症者采取手术治疗和药物治疗相结合。

1. 免疫抑制药与皮质激素联合系统用药。

2. 球结膜环切术。

3. 板层角膜移植术或穿透性角膜移植术。

【预后】

本病为病情顽固、无特殊疗法的极为严重的致盲性眼病。预后取决于诊疗时机是否及时。有 90% 的病例用药物和手术治疗可治愈并保存一定视力。

浅层点状角膜病变

浅层点状角膜病变(superficial punctate keratopathy)是一系列累及角膜上皮、上皮基膜、前弹力层膜及其邻近的角膜浅层基质的点状病变。可分三种类型,即点状上皮角膜炎、点状上皮糜烂和点状上皮下浸润。

【病因】

病因复杂多样,有细菌性、病毒性、细菌毒素、机械和化学损伤等。

【诊断】

(一) 临床表现

1. 点状上皮角膜炎在裂隙灯直照下呈灰白色点状混浊,用荧光素和虎红染色阳性。

2. 点状上皮下浸润在裂隙灯下于前弹力层下方的最浅基质层有略带灰白或灰黄色点状浸润,愈合后留薄翳。

3. 点状上皮糜烂为上皮单个或多个点状缺损。缺损区透明,其周围角膜上皮水肿。缺损修复后可见上皮有指纹状或旋涡状混浊。

(二) 鉴别诊断

1. 葡萄球菌性角膜炎在角膜下方 1/3,为针尖大小上皮点状糜烂,呈极细的点状,椭圆或圆形高出上皮的浸润病灶,伴发有慢性结膜炎。

2. 红眼性角膜炎多位于瞳孔区角膜上皮或上皮下,呈点状浸润,大小不均。

3. 单纯疱疹性上皮型角膜炎上皮下点状和线状浸润很快发展成树枝状。

4. 春季结膜炎性角膜炎多伴发于春季结膜炎,点线状上皮剥脱满布角膜上。

5. 沙眼性角膜炎角膜上方区域,血管翳末端的上皮及上皮下浸润、糜烂及浅溃疡。

6. 表层点状角膜炎荧光素染色在瞳孔区有聚焦状的针尖大小细点状上皮着色。

7. 药物诱发角膜上皮炎在角膜全表面细点状混浊,均匀分布。有用抗生素、抗病毒药点眼史。

8. 辐射性角膜炎多见于电光性眼炎,有睫状充血、眼睑痉挛、流泪等自觉症状,睑裂区角膜上皮弥漫性片状剥脱。

9. 干燥性角膜结膜炎粗点状上皮着色,易在睑裂部。泪膜破裂时间少于10秒。

【治疗】

1. 病因治疗。

2. 抗炎、抗感染治疗,用含有微量皮质类固醇(0.001%地塞米松)的抗生素眼药水点眼。

3. 改善局部营养及环境,可用人工泪液、素高捷疗眼膏等。

4. 一般禁用热敷,以免局部充血增强变态反应。

二、角膜软化症

角膜软化症(keratomalacia)是由于维生素A缺乏引起的一种角膜溶化及坏死的致盲眼病。

【病因】

食物中缺少维生素A,婴幼儿腹泻和慢性消化道疾病影响维生素A吸收,喂养不当,患热性疾病时进行不适当的忌口使维生素A缺乏而引起本病。

【诊断】

患儿消瘦虚弱,精神委靡,声音嘶哑,皮肤干燥粗糙。

1. 夜盲。夜间视力不好,暗适应功能差。但因幼儿不能诉述而不被发现。

2. 结膜干燥,在睑裂部近角膜缘的球结膜上出现三角形的尖端向外眦部的干燥斑,称 Bitot 斑。

3. 角膜早期干燥无光泽,呈雾状混浊,继之溶化坏死形成溃疡,感染,进而穿孔。

【治疗】

1. 病因治疗。积极治疗内科疾病,改善营养。用维生素 AD 0.5～1ml/次,每日 1 次,连续 10～15 次。

2. 用抗生素眼药水或眼膏抗感染。

3. 用 1% 阿托品眼膏散瞳防虹膜粘连。

4. 若角膜已穿孔,可行结膜遮盖术或角膜移植术。如眼内容脱出,可行眼球摘除术或眼内容剜除术。

三、角 膜 变 性

老 年 环

老年环(arcus senilis)是角膜周边部基质内的类脂质沉着,多见于老年人。如发生在青壮年,则称青年环(arcus juvenilis)。

【病因】

老年环最多见的是一种有遗传倾向的退行性改变,也可能与高脂血症、血清中胆固醇增高有关。

【病理】

老年环组织除有脂质沉着外,无其他改变。组织化学与免疫荧光法证明角膜环的脂质是低密度 β 脂蛋白。

【诊断】

(一) 临床表现

角膜周边灰白色混浊,先上下,后内外,最后形成环形,宽约 1mm,其外界与角膜缘之间有狭窄的透明带相隔。对视力无影响。

（二）鉴别诊断

K-F 环：为肝豆状核变性引起铜代谢障碍而在角膜周边部后弹力层产生棕绿色的混浊环，其部位与老年环相同。常有神经系统症状。

【治疗】

不需治疗。

角膜带状变性

角膜带状变性（band shaped degeneration of cornea）是一种由于营养失调累及前弹力层的表浅角膜钙化变性。

【病因】

继发于各种眼部慢性炎症，如慢性葡萄膜炎、角膜实质炎、眼球萎缩等，或有钙、磷代谢紊乱的全身疾病。

【病理】

上皮细胞基膜呈嗜碱性着染，前弹力层可见钙质沉着及断裂。

【诊断】

角膜混浊起始于角膜内外缘的睑裂部位，混浊的周边侧边缘清楚，与角膜缘之间有一约 1mm 宽透明的正常角膜组织相间隔。混浊由两侧逐渐向中央扩展，最后连成两端宽、中间窄的带状混浊。对视力有明显影响。

【治疗】

轻症无需治疗。混浊严重者可行板层角膜移植术。可在表面麻醉下刮去角膜上皮，用依地酸二钠（浓度为 0.5% ~ 2%）清洗角膜，利用其发生螯合作用而去除钙质。

四、角膜营养不良

角膜营养不良（corneal dystrophy）是指与遗传有关的原发性病变，具有病理组织学特征的组织改变，与因食物摄入不足引起的营养不良无关。据受侵犯角膜层次而分为角膜前部、实质部及后部角膜营养不良三类。

上皮基底膜营养不良

上皮基底膜营养不良(地图/点状/指纹状营养不良,map dot finger print dystrophy)是前部角膜营养不良类型中最常见的一种角膜病。常见于40~70岁,女性稍多。

【病因】

少数病例为常染色体显性遗传。

【病理】

病变处上皮细胞基底膜增厚,上皮细胞不正常,伴有微小囊肿,在基膜和前弹力层之间可见微丝物质。

【诊断】

1. 点状病变为上皮层内灰白色混浊点,即微小囊肿及细小线条。

2. 地图状条纹较粗,为淡混浊区。

3. 指纹状线条,为上皮层内半透明细条纹,呈同心弯曲排列,类似指纹。

4. 泡状小的透明圆泡,位于上皮内。

5. 角膜上皮糜烂时出现疼痛、畏光、流泪、视力模糊等症状。此类症状多发生在30岁以后。

【治疗】

用润舒眼药水、素高捷疗眼膏、抗生素眼药水等滴眼,或配戴软性接触镜。

颗粒状角膜营养不良

颗粒状角膜营养不良(granular dystrophy)是角膜基质营养不良之一,为常染色体显性遗传,外显率为97%。光镜下可见角膜实质浅层或上皮层内颗粒为玻璃样物质,用Masson三重染色沉着物呈亮红色。

【诊断】

1. 双侧对称性角膜病变。

2. 病情进展缓慢,视力下降。

3. 裂隙灯下可见角膜中央部实质浅层有较多散在灰白色小点组成的面包渣样混浊。

【治疗】

1. 视力好时,不需治疗。

2. 较大面积混浊,视力明显下降的,可行角膜移植术。

3. 本病为规律的显性遗传病,外显率高。预防在于遗传咨询。

Fuchs 角膜内皮营养不良

Fuchs 角膜内皮营养不良(fuchs endothelial dystrophy)是角膜后部营养不良的典型代表。有些患者为常染色体显性遗传。病理改变为角膜变薄,内皮细胞减少,后弹力层增厚,且有滴状赘疣位于其后,此为角膜小滴。实质层水肿,板层间隙加宽,胶原排列紊乱,角膜细胞增多。

【诊断】

1. 本病双眼发病,双侧常不对称。病情进展极为缓慢。多见于绝经期妇女。50 岁以后症状出现逐渐加重。

2. 早期角膜中央部后面可见滴状赘疣。中期为内皮功能损害,实质层及上皮层水肿;上皮发生大泡,大泡破后则剧痛。晚期大泡性角膜病变症状缓解,但角膜水肿增厚加重而使视力受损严重。

【治疗】

1. 滴用润舒眼药水、角膜宁眼药水、素高捷疗眼膏。可用高渗盐水(5% 氯化钠溶液)滴眼,减轻角膜水肿。

2. 晚期可行穿透性角膜移植术。

大疱性角膜病变

大疱性角膜病变(bullous keratopathy)是由于角膜内皮功能破坏,产生严重的角膜实质水肿、上皮下水肿,发生角膜上皮大泡、视力明显下降的角膜病。

【病因】

1. 常见病因是眼球前段手术使角膜内皮受损,如白内障摘除、人工晶状体植入术损害角膜内皮。

2. 无晶状体眼的玻璃体疝,玻璃体与角膜内皮粘连可使角膜内皮受损。

3. 长期高眼压的绝对期青光眼、单纯疱疹病毒或带状疱疹病毒感染损害角膜内皮。

【诊断】

1. 视力下降、眼痛、流泪、畏光和异物感。

2. 裂隙灯下可见角膜表层水疱,水疱大小不等,水疱破裂处荧光素着色。角膜基质混浊。

【治疗】

同 Fuchs 角膜内皮营养不良的治疗。

五、角膜先天异常

圆锥角膜

圆锥角膜(keratoconus)是一种先天性角膜发育异常,表现为角膜中央进行性变薄、向前呈圆锥状突出的角膜病变。多在青春期发病,发展缓慢,多为双侧性,可先后发生、程度不一,女性多见。

【病因】

确切原因不明。可为常染色体隐性遗传,也可能与发育、代谢障碍、变态反应等有关。

【病理】

圆锥角膜早期便有上皮细胞受损(水肿、核固缩、胞质内细胞器受破坏),晚期基底细胞消失,基底层可发生纤维变性,后弹力层破裂,基质水肿,可形成瘢痕组织。

【诊断】

1. 视力下降,早期为高度不易矫正的散光所致。

2. 角膜顶端变薄呈锥形隆起。

3. 角膜中央部水肿、混浊、瘢痕形成。

4. 极早期圆锥角膜可通过角膜地形图检测发现。

【治疗】

轻度圆锥角膜可配硬性角膜接触镜,也可行表层角膜镜片术。重度者、角膜混浊严重者,可行穿透性角膜移植术。

大 角 膜

大角膜(macrocornea)是指角膜横径大于 12mm 的一种发育异常,为常染色体隐性或显性遗传。男性多见。

【诊断】

1. 角膜横径大于 12mm,角膜透明,眼前部较正常增大。
2. 眼压、眼底和视功能在正常范围。也可有近视或散光。

【治疗】

无需治疗。

小 角 膜

小角膜(microcornea)是指角膜横径小于 10mm 的一种发育异常,为常染色体隐性或显性遗传。

【诊断】

1. 角膜横径小于 10mm,角膜扁平,前房较浅,眼球往往相对较小。
2. 视力差或弱视,或有高度远视。

【治疗】

无需治疗。因易发闭角型青光眼,在该病易发年龄阶段可行激光虹膜周边切除术以预防。

六、接触镜引起的角膜并发症

由于矫正屈光不正或治疗某些角膜病的需要,戴角膜接触镜的人数增多。如使用不当,个人卫生不良,配戴时间过长,或产品质量不合标准,能引起结膜和角膜的各种并发症,常见的有:

1. 巨乳头状结膜炎(giant papillary conjunctiviti):戴镜后 3

周可发生。患者自觉眼部瘙痒,黏液分泌物多,结膜充血,上睑结膜面上出现大乳头。结膜刮片可找到嗜伊红白细胞。用4%色甘酸钠液点眼或停止戴镜,症状可消退。

2. 角膜上皮水肿:由于长时间的配戴,引起角膜上皮缺氧。表现为角膜中央部灰白混浊,称为 Satter 幕。停止戴镜或选用含水量高和通氧率高的软镜,可改善症状。

3. 角膜新生血管:配戴接触镜后,在角膜表层或深层均可出现新生血管,这是由于局部缺氧、机械性刺激和角膜代谢紊乱所致。新生血管如长入角膜中心,则影响视力。治疗措施为:①缩短戴镜时间。②戴薄的或含水量高的接触镜。③中断戴镜。

4. 角膜溃疡:镜片压迫角膜过紧,可发生无菌性角膜周边部小溃疡。如有细菌和真菌感染,则引起化脓性角膜溃疡。一旦发生角膜溃疡应立即按角膜溃疡治疗。如有棘阿米巴原虫感染,则应用新霉素和普罗帕咪等治疗。

5. 虹膜睫状体炎和前房积脓:长期配戴软镜可引起非感染性的点状角膜浸润、溃疡、前葡萄膜炎和前房积脓。治疗方法为中止戴镜,用1%阿托品眼药水点眼及局部应用类固醇。

预防以上并发症的发生,一是要严格掌握适应证。二是无论何种接触镜夜间均要取下。三是要有良好的个人卫生习惯。四是要定期到医院检查。

七、角 膜 肿 瘤

角膜皮样瘤

角膜皮样瘤(dermoid tumor of the cornea)是胚胎性上皮组织移植所致,由皮样结缔组织构成,外面有上皮组织覆盖,含有毛囊和皮脂腺。

【诊断】

1. 多发生在外下方角膜缘外,圆形,呈淡黄或淡粉红色隆起,表面有细毛,似皮肤。

2. 单眼或双眼发病,可伴发附耳、耳前瘘管、睑缺损等其他先天异常。

【治疗】

手术切除。必要时可行板层角膜移植或穿透性角膜移植。

原位癌

原位癌(carcinoma in situ)亦称 Bowen 病,是一种角膜结膜上皮内上皮癌。多见于老年人,好发生于睑裂区角膜结膜交界处。

【病因】

这种角膜结膜上皮细胞的癌变可能与日光紫外线的照射有关。

【病理】

细胞呈多形性,分裂象增多;上皮角化不良,增生的上皮与正常上皮之间境界分明;上皮细胞的基底膜完整。

【诊断】

(一) 临床表现

1. 老年人睑裂区角膜结膜交界处白色半透明隆起。如有较多的血管时,呈微红色。

2. 在裂隙灯下肿瘤与正常组织界限分明。

(二) 鉴别诊断

角膜结膜鳞状上皮癌外观呈菜花状,新生血管丰富。病理活检见癌细胞突破上皮基膜。

【治疗】

手术彻底切除。

(赵长松　胡　军)

第六章 巩 膜 病

巩膜由胶原纤维与弹性纤维构成,表面由球结膜和眼球筋膜所覆盖,构成眼球的保护层,维护眼球形态。因不与外界接触,故化脓性感染少见,多为炎性肉芽肿性增生反应。巩膜病的临床特点为病程迁延,治疗反应缓慢而且易于复发。

一、巩膜外层炎

巩膜外层炎(episcleritis)为巩膜表层组织和球筋膜的炎症,常发生于角膜缘至直肌附着线的区域内。女性发病率是男性的2倍,好发于20 ~50岁,临床上有两种类型:周期性巩膜外层炎和结节性巩膜外层炎。

【病因】

与外源性抗原抗体所致过敏反应有关。约30%病例合并有全身变态反应性疾病,如结节性红斑、接触性皮炎等。部分病例合并有全身代谢性疾病,如痛风。有时发现女性患者发病与月经周期同步变化,故推测可能与内分泌失调有关。

【诊断】

(一) 临床表现

1. 结节性巩膜外层炎

(1) 每次发病持续约4 ~5周,易复发。

(2) 巩膜表层有局限性结节隆起,直径约数毫米,呈暗红色,结节可有数个。结节周围结膜充血、水肿。有疼痛、压痛及轻度刺激症状。常合并轻度虹膜炎。

(3) 部分患者伴全身性疾病,如风湿性关节炎、痛风等。

(4) 大多数患者不一定要进行有关免疫学实验检查,但类风湿因子、尿酸或其他免疫学检查在诊断不明时仍应进行。

2. 周期性巩膜外层炎

(1) 呈周期性发作,间隔1~3个月,每次发病通常持续7~10天,病程可能持续3~6年或更长,妇女月经期发作多见。

(2) 发病伴有轻度刺激症状,视力多不受影响,可伴有神经血管性眼睑水肿。

(3) 病变部位巩膜表层和球结膜呈弥漫性水肿,紫红色。复发部位不固定。

(二) 鉴别诊断

1. 泡性结膜炎结膜鲜红色充血,结节能随结膜移动。

2. 深层巩膜炎眼部疼痛剧烈,常有多个结节,易蔓延至角膜形成硬化性角膜炎。常向深部蔓延而引起色素膜炎(葡萄膜炎)。炎症消退后,病变区巩膜结瘢变薄,呈淡蓝色,重症者可形成巩膜葡萄肿。

【治疗】

1. 针对病因治疗。

2. 局部应用皮质激素滴眼剂,并口服非甾体抗炎药,如吲哚美辛(消炎痛)等。必要时口服皮质类固醇药物或结膜下注射曲安奈德。

二、巩　膜　炎

巩膜炎(scleritis)是巩膜基质层组织的炎症,较少见,根据发病部位分前巩膜炎和后巩膜炎。

【病因】

病因不明,可能与下述因素有关。

1. 结缔组织病。与自身免疫有关的结缔组织病,如类风湿、红斑狼疮、结节性多动脉炎、结节病、Wegener肉芽肿病等。

2. 外源感染如细菌、真菌、单纯疱疹病毒、带状疱疹病毒感染,较少见。

3. 内源性感染多为非化脓性肉芽肿性炎症,如结核、梅毒等。

【诊断】

(一) 临床表现

1. 前巩膜炎

(1) 病变位于赤道前部,双眼先后发病。

(2) 症状:眼红、痛,视力减退。

(3) 眼部检查:①弥漫性前巩膜炎。结膜及前部巩膜充血肿胀,病变中心呈淡紫色,有触痛。②结节性前巩膜炎。局部隆起,炎性结节位于深层巩膜,较固定,因触痛明显而拒按。结节可呈浸润发展,围绕角膜缘全周形成堤状隆起,又称球形巩膜炎,此时眼球呈暗紫色。该病常侵犯角膜,在临近角膜出现三角形或舌状浸润炎症,痊愈后角膜上留有白色混浊,称硬化性角膜。③坏死性前巩膜炎。以局限性炎性浸润为特点,病变区呈紫蓝色调,无血管,形成坏死灶。愈后病变区巩膜菲薄,显露葡萄膜。

2. 后巩膜炎

(1) 病变位于赤道后方及视神经周围的巩膜。

(2) 症状:眼眶深部疼痛及压痛,疾病初期视力不受影响,但重症晚期视力明显减退。

(3) 眼部检查:眼睑常有水肿,眼球轻度突出,球结膜水肿,偶有眼球运动障碍。眼底检查可发现脉络膜皱褶、渗出性视网膜脱离、黄斑部水肿、视神经乳头水肿等。

(二) 鉴别诊断

1. 眶蜂窝织炎:眼球突出明显,球结膜水肿则较轻。

2. 眼球筋膜炎:大多数患者于短期内变为双侧性。炎症常开始于肌肉腱端,因此眼外肌的麻痹是重要的早期症状。

【治疗】

1. 查明病因,针对病因治疗。

2. 局部或全身应用皮质类固醇药物、非甾体抗炎药物口服。

3. 免疫抑制剂可用于重症病例。常用的有环磷酰胺、苯丁酸氮芥等。

4. 对严重坏死型巩膜炎病例,可考虑手术清除坏死组织,同时行巩膜修补术,以挽救眼球。

(孙京华)

第七章 晶状体病

一、年龄相关性白内障

年龄相关性白内障(age-related cataract)是常见的白内障,多见于50岁以上老年人,随着年龄增长发病率增高。它是晶状体老化过程中出现的退行性改变,在这过程中晶状体逐渐失去透明性。其发病机制迄今尚未完全揭示。

【病因】

其病因较为复杂,可能是许多因素的综合结果。目前认为氧化损伤是其形成的最初因素。另外,白内障危险因子的流行病学调查认为,糖尿病、心血管疾病、高血压、青光眼、葡萄膜炎、机体外伤以及饮酒过多、吸烟过多、妇女生育多都与白内障的发病成正相关。此外,在紫外线照射较多的地区发病率也较高。

在白内障形成过程中晶状体囊膜逐渐变薄并皱起。晶状体纤维吸水肿胀,然后蛋白质凝固变化,使其丧失透明性。

【诊断】

临床表现:

1. 患者年龄多在45岁以上,视力逐渐下降。

2. 一般为双眼发病,也可以两眼先后发病或轻重不等。

3. 皮质性白内障:是年龄相关性白内障中最常见的一种类型,根据病程可以分为四期。

(1) 初发期;混浊出现在晶状体周边皮质,呈楔形,瞳孔区晶状体仍透明,视力不受影响。

(2) 膨胀期(未成熟期):混浊向中心侵及,瞳孔区晶状体逐渐混浊,视力也明显下降。在此期皮质吸收水分使晶状体膨大,虹膜前移,前房角变窄,容易引起青光眼急性发作。

(3) 成熟期:晶状体完全混浊呈乳白色,水肿消退。视力显著下降,可仅剩光感,但光定位和色觉正常。

(4) 过熟期:晶状体内水分丢失,晶状体缩小,皮质分解液化,晶状体核下沉,视力稍有提高。因囊膜的渗透性增加或囊膜破裂,液化的皮质进入前房可引起晶状体蛋白过敏性葡萄膜炎。变性的晶状体皮质被大单核细胞或巨噬细胞吞噬,易堵塞房角引起继发性开角型青光眼或称晶状体溶解性青光眼。此外,晶状体悬韧带常发生退行性变,容易引起晶状体脱位。

4. 核性白内障:混浊从核开始,呈褐色或棕色,早期改变为核屈光指数增加,患者表现为老视减轻,近视增加。核性白内障发展较慢,晚期核变为深棕色和棕黑色,皮质也逐渐混浊,远近视力均下降。

5. 囊下白内障:晶状体囊膜下上皮细胞形成小泡、结晶、粗糙不平的盘状混浊,多出现在后囊膜下。因混浊在视轴内,早期患者就感到视力下降。囊下白内障以后发展为皮质性混浊,最终晶状体完全混浊。

【治疗】

目前对年龄相关性白内障的治疗,如果视力下降已影响患者的正常生活与学习,手术摘除混浊的晶状体并植入人工晶状体为最有效的方法。早期年龄相关性白内障治疗可选用抗白内障药物,如吡诺克辛(白内停)、谷胱甘肽、卡他灵(卡他林)、卡林U、视明露等。但目前对其疗效还无确切评价。

二、先天性白内障

先天性白内障(congenital cataract)指出生后第1年内发生的晶状体部分或全部混浊,也称婴幼儿白内障。

【发病机制】

大约1/3的先天性白内障与遗传因素有关,1/3与环境因素(如妊娠期前3个月母体受病毒感染或营养代谢失调)有关,另1/3的先天性白内障为散发性,原因不明。先天性白内障是受遗传因素和非遗传因素的影响致晶状体发育过程中发生晶状体蛋白合成异常，晶状体蛋白质凝固、变性而形成各种形态的白内障。有些晶状体皮质被吸收而仅有膜残留。

【诊断】

（一）临床表现

1. 患儿自出生或出生 1 年内晶状体发生部分或完全混浊。

2. 裂隙灯下根据晶状体混浊形态和部位分为全白内障、膜性白内障、核性白内障、中央尘状白内障、绕核性白内障、前轴胚胎白内障、前或后极白内障、缝性白内障、珊瑚状白内障、点状白内障、盘状白内障等。

3. 多双眼发病，双眼可轻重不等，少数也可单眼发病。

4. 可伴有眼部或全身其他系统、部位的生长、发育异常，如斜视、眼球震颤等。

（二）实验室检查

染色体核型分析和分带检查；查血糖、尿糖和酮体；查尿常规和尿氨基酸；尿的氯化铁试验；查血清钙、磷浓度；查半乳糖-1-磷酸尿苷转移酶和半乳糖激酶；做同型胱氨酸尿的定性检查；测定血氨基酸水平等。

（三）特殊检查

1. B 型超声波了解眼后段有无病变。

2. 眼部电生理检查了解视网膜及视神经功能。

【鉴别诊断】

1. 早产儿视网膜病变：发生于低体重早产儿。患儿多有大量吸氧史，双眼发病。晶状体后纤维增生，视网膜血管扩张迂曲，周边部有新生血管和水肿。

2. 原始玻璃体增生症：足月顺产，多为单眼发病，患眼眼球小，前房浅，晶状体后有血管纤维膜。

3. 炎性假性胶质瘤：多双眼发病，在晶状体后有白色的斑块，同时眼球变小，眼压降低，是因为在出生前或出生后患眼内炎所造成。

4. 视网膜母细胞瘤：是儿童期最常见的眼内恶性肿瘤，当其生长到一定大小时，在瞳孔区可看到乳白色或黄白色肿瘤,其表面可见视网膜血管,超声波检查和 CT 检查有利于诊断。

5. 外层渗出性视网膜炎(Coats 病):视网膜有黄白色病变,轻度隆起,表面有新生血管和微血管瘤,毛细血管扩张,严重者因视网膜广泛脱离而呈现白瞳反射。

6. 视网膜发育不良:足月顺产,小眼球,晶状体后有白色的组织团块而呈白瞳孔。常合并大脑发育不良、先天性心脏病、腭裂和多指畸形。

【治疗】

1. 非手术治疗:双侧不完全白内障如果视力在 0.3 以上,则不必手术。对不能配合视力检查的婴幼儿如能看到眼底象,则可暂缓手术,直到能检查视力后再做决定。

2. 手术治疗

(1) 手术时间:双眼完全性白内障应尽早手术,可早到出生后 1 ~2 周内手术,一般宜在婴儿 3 ~6 个月时手术。双眼不完全性白内障,视力为 0.1 或低于 0.1 者也应尽早手术。单眼完全性白内障在 1 岁后手术。即使瞳孔区透亮,其视力也难恢复到 0.2。

(2) 手术方式:包括晶状体吸出术、晶状体切割术、YAG 激光膜切开术。

3. 无晶状体眼的屈光矫正:晶状体摘除术后为防止弱视,促进融合功能的发育,应行屈光矫正,可配戴普通眼镜或接触镜。如手术推迟到 3 岁左右施行,则可植入人工晶状体。

三、外伤性白内障

外伤性白内障(traumatic cataract)是由于眼球穿通伤、钝挫伤、辐射性损伤、电击伤,使晶状体囊膜和皮质遭受破坏,房水进入晶状体内,引起上皮水肿及晶状体纤维蛋白变性而发生混浊。

【发病机制】

1. 穿通伤所致白内障:穿通伤使晶状体囊膜破裂,房水进入皮质引起晶状体很快混浊。细小裂口可仅发生晶状体局限性混浊，而大裂口则导致晶状体完全混浊。

2. 钝挫伤所致白内障：挫伤时晶状体受震荡，囊膜通透性改变使正常代谢紊乱，伤后数小时或数周发病，也可数年后才发病。

3. 辐射性白内障

(1) 红外线白内障：红外线为短波，波长为800～1200nm，其热能长期辐射晶状体，使晶状体蛋白代谢发生障碍，发生凝固、混浊。

(2) 电离辐射性白内障：主要指由X线、激光光束、^{60}Co及^{90}Sr的β、γ射线以及铍、钋、镅的中子射线引起的白内障。电离辐射对晶状体的直接作用和其对虹膜睫状肌血管系统的作用引起房水循环动态变化而致晶状体逐渐混浊。

(3) 微波性白内障：微波波长在1mm～1m，其照射眼球可使玻璃体内温度上升，晶状体内环境紊乱，导致晶状体混浊。

4. 电击性白内障：身体触电或遭电击后发生晶状体混浊。电流的物理化学作用使晶状体蛋白质变化和晶状体上皮受损以致晶状体混浊。可在受伤后数月或数年后才发病。

【诊断】

(一) 临床表现

1. 有外伤史，如穿通伤、钝挫伤、辐射伤、电击伤，晶状体发生局限性或完全混浊。

2. 有眼球壁穿通伤者裂隙灯下可以看到眼球壁穿通伤痕和晶状体囊膜穿通伤痕，甚至可看到晶状体内异物。细小裂口可仅发生晶状体局限性混浊，而大裂口则导致晶状体完全混浊。如晶状体皮质溢入前房，前房闪辉(+)，KP(角膜后沉着物)(+)，眼压升高。晚期可看到囊膜皱襞或虹膜前、后粘连或残留皮质与囊膜形成不透明的机化膜。

3. 钝挫伤引起的晶状体混浊表现为前、后囊下皮质出现雾样混浊，呈羽毛样，混浊可持续发展致晶状体完全混浊，也可长期保持局限性混浊，少数甚至可自行吸收。

（二）特殊检查

1. X线检查对有穿通伤史者有必要做此检查，以了解有无眼内异物。

2. B型超声波检查了解眼后段及晶状体后囊膜的情况。

3. 眼部电生理检查了解视网膜及视神经功能。

【鉴别诊断】

穿通伤、钝挫伤和电击伤有明确的外伤史，容易与其他类型白内障相鉴别，辐射史应详细追问，注意与并发性白内障相鉴别。

【治疗】

1. 非手术治疗：晶状体受伤后，晶状体的皮质进入前房内，应积极预防并发症的发生，如感染、葡萄膜炎、继发性青光眼等。

（1）抗炎处理：对有穿通伤史者及时使用广谱抗生素，全身与局部治疗结合，同时使用破伤风抗毒素、吲哚美辛。

（2）对症治疗：继发性青光眼，降眼压治疗；晶状体皮质诱发葡萄膜炎，扩瞳、激素治疗；眼前段炎症，抗感染治疗。

（3）白内障药物治疗：对囊膜破裂已封闭，晶状体混浊局限者可用抗白内障药物治疗观察。

2. 手术治疗

（1）手术方法：目前，外伤性白内障手术治疗方法有囊内冷冻摘除术、囊外摘除术、超声乳化摘除术、囊膜切开术。因外伤性白内障多为单眼白内障，摘除晶状体的同时应植入人工晶状体矫正视力。如并有眼内炎，同时行玻璃体切割术。

（2）手术时间：一般认为，外伤性白内障如无晶状体水肿膨胀、皮质脱入前房，伤后3～6个月手术较合适。如皮质进入前房，诱发葡萄膜炎和引起青光眼，则应及早手术。

四、并发性白内障

并发性白内障（complicated cataract）是指眼部疾病使晶状体周围眼内微环境异常、晶状体新陈代谢障碍引起的白内障。

【发病机制】

因眼前段疾病,造成晶状体发生营养或代谢障碍所致。例如,角膜、虹膜疾病以及青光眼均可以造成并发性白内障,初期是局限的晶状体混浊,有的会形成钙化点,最后引起晶状体完全混浊。青光眼引起的白内障,初期在瞳孔区晶状体囊膜下有白色圆点状或哑铃状混浊,晚期并发黄色或微带绿色的白内障。

眼后段疾病(如视网膜脱离、视网膜色素变性、脉络膜视网膜炎以及眼内肿瘤)都可以引起晶状体混浊。其混浊多位于晶状体后部,呈点状或条纹状,后囊膜增厚,钙质沉着,有的混浊带有彩色影。

【诊断】

(一)临床表现

1. 患者有引起晶状体混浊的眼病病史。

2. 眼前段疾病引起的白内障除可见到晶状体局部或完全混浊外,还可以看到原发病的病理改变(如角膜混浊、虹膜粘连、高眼压等)。眼后段疾病引起的白内障可见晶状体后极部盘状不均匀混浊,边缘不整齐且带有彩色结晶、空泡。

(二)特殊检查

视野检查、B 型超声波检查、电生理检查等,以明确原发病。

【鉴别诊断】

1. 老年性后囊下白内障后极部盘状混浊边缘较规则且没有彩色结晶。

2. 外伤性白内障有外伤史。

【治疗】

1. 药物治疗:对晶状体局限性混浊和不完全混浊者给予抗白内障药物治疗。

2. 手术治疗:眼部原发疾病稳定,晶状体混浊明显影响视力者可采取手术治疗,方法同老年性白内障。

3. 原发眼病治疗:对眼部原发性疾病进行合理治疗,以减缓白内障的发展并为白内障手术创造条件。

五、代谢性白内障

代谢性白内障(metabolic cataract)指由于机体内糖、氨基酸、脂及微量元素等代谢障碍引起的晶状体混浊,称代谢性白内障。最常见的是糖和氨基酸代谢障碍。

【发病机制】

1. 半乳糖代谢障碍:因机体内半乳糖-1-磷酸尿苷转移酶缺乏,或半乳糖激酶缺乏,使半乳糖在体内蓄积,产生半乳糖血症和半乳糖尿症。半乳糖在组织内被还原为半乳糖醇,晶状体内半乳糖醇吸水后致晶状体混浊。

2. 新生儿低血糖:由于早产、母亲患有糖尿病或妊娠高血压综合征,使新生儿出生后血糖低,晶状体内的含糖量也较低。新生儿的晶状体不能耐受无糖,使晶状体代谢受到影响而出现白内障。

3. 糖尿病:晶状体能量来源于房水中的葡萄糖,高血糖时葡萄糖代谢受阻,细胞内渗透性增高,使晶状体纤维肿胀后混浊。

4. 同型胱氨酸尿症:是由于胱硫醚合成酶缺陷而引起的一种氨基酸代谢病,可导致先天性白内障的发生,常伴有晶状体脱位。

5. Lowe 综合征:是多系统氨基酸代谢异常,又称眼-脑-肾综合征,最后导致代谢性酸中毒。患儿出生时或在新生儿期就已发生白内障。

6. 糖脂代谢障碍 Fabry 病:由糖脂代谢异常所致,为性连锁隐性遗传,50% 患者除全身症状外,还有白内障。

7. 铜代谢障碍:机体内铜代谢异常,过量铜沉积于肝、脑基底核,特别是豆状核。铜在眼部沉积在角膜和晶状体内,引起晶状体形成葵花样混浊。

【诊断】

(一)临床表现

1. 半乳糖代谢障碍患儿出生不久就可以发生白内障,白内障形态不一,有板层、点状、"Y"字缝、胎儿核、油滴状混浊。

最终晶状体完全混浊。同时患儿有相应的全身症状,如呕吐、腹泻、肝脾肿大、生长发育迟缓等。

2. 新生儿低血糖症晶状体多发生绕核性白内障,还可伴有眼球震颤、青光眼、视神经萎缩。全身有多汗、惊厥症状。

3. 糖尿病初期晶状体为点状或雪花状混浊,在短期内就可以发展为晶状体完全混浊。同时眼部还可有虹膜红变、高眼压、糖尿病视网膜病变等。

4. 同型胱氨酸尿症部分有先天性白内障,大多有晶状体脱位。患儿智力低下,四肢骨细长,血小板黏滞度高,易发生血栓。

5. Lowe 综合征绝大多数有先天性白内障,且伴有晶状体形态异常,如球形和圆锥形晶状体。患儿呈特殊面容,可伴有眼窝内陷、骨软化、蛋白尿等,最后可发生酸中毒。

6. 糖脂代谢障碍大约 50% 患者有白内障,表现为后囊下混浊,呈辐条状、点状和颗粒状,还可伴有眼睑、结膜、视网膜的血管扩张。男性患者,皮肤毛细血管扩张,手足发热,严重者后期肾衰竭。

7. 铜代谢障碍体内过量铜沉积在角膜周边部后弹力层内形成环状蓝绿混浊,有些在晶状体前膜上也有铜沉着,形成葵花样晶状体混浊。发病后出现四肢震颤,肌张力增强,肝硬化等。

(二)实验室检查

1. 半乳糖代谢障碍者应该查尿中半乳糖,测定红细胞半乳糖-1-磷酸尿苷转移酶活性。

2. 新生儿低血糖和糖尿病者其血糖异常。

3. 氨基酸代谢异常者尿中有蛋白和氨基酸,同型胱氨酸尿症者血中的同型胱氨酸增多。

4. 其他代谢异常(如铜代谢异常)在血、尿都有相应的异常改变。

六、中毒性白内障

中毒性白内障(toxic cataract)是因接触某些有害化学物质,或应用某些药物后引起的晶状体混浊。

【发病机制】

人体因接触了某些有害化学物质,如苯及含苯化合物,其中包括硝基苯、乙苯、苯酚、萘及萘酚等;长期应用某些药物,如皮质类固醇、氯丙嗪、抗肿瘤药物、缩瞳药、口服避孕药物,或应用了含有某些金属的药物如氧化锌等,均可以影响晶状体新陈代谢而造成不同类型和形态的晶状体混浊。其特点为发展快,先侵犯皮质而后到达核,混浊呈颗粒状、条状,有彩色反光和金属光泽。

【诊断】

(一) 临床表现

1. 有接触有害化学物质、长期应用某些含有金属的药物或应用某些药物史。

2. 裂隙灯下观察晶状体有点状及条状混浊,有彩色和金属反光,有些还伴有眼压升高或伴有视网膜和视神经中毒性改变。

3. 白内障发展迅速,多双眼发病。

(二) 特殊检查

眼科电生理检查和视野:明确有无视网膜及视神经中毒性病变。

【鉴别诊断】

注意与并发性白内障相鉴别。并发性白内障除晶状体混浊外,眼部有原发病的病理改变。

【治疗】

针对病因,减少和停止有关药物应用及药物接触。晶状体混浊影响视力时,治疗同老年性白内障。

七、后发性白内障

后发性白内障(after cataract)是指白内障囊外摘除术或晶状体外伤以后,残留的皮质及脱落在晶状体后囊上的上皮细胞增生,在瞳孔区形成的膜状混浊。

【发病机制】

1. 因白内障囊外摘除术后，后囊膜下晶状体上皮细胞增生并逐渐纤维化，使后囊膜混浊。

2. 裂隙灯下看到瞳孔区被一层不透明的膜遮挡，膜上可夹杂有残留的晶状体皮质、色素。常常同时伴有瞳孔变形，虹膜萎缩和虹膜前、后粘连，或机化膜与植入的人工晶状体相粘连。

3. 外伤者还留下原受伤痕迹。

【鉴别诊断】

瞳孔膜闭：因严重虹膜睫状体炎渗出物形成膜封闭瞳孔，膜后晶状体仍透明。

【治疗】

为提高视力，可酌情选择 YAG 激光膜切开术、囊膜切开术、剪开术或刺囊术。

八、晶状体异位

晶状体借悬韧带悬挂在睫状肌上而维持其正常位置，其轴与视轴几乎一致。任何原因使晶状体悬韧带部分缺损或断裂导致晶状体位置改变称晶状体异位(ectopia lentis)或晶状体半脱位，悬韧带完全断裂称晶状体全脱位。

【病因】

1. 先天性：为先天性晶状体悬韧带发育不全或松弛无力致晶状体异位。

2. 外伤性：眼球受外伤后造成悬韧带断裂，发生晶状体异位。

3. 自发性眼内病变，机械性牵拉或炎症分解，退行性病变使悬韧带断裂致晶状体脱位。

【诊断】

(一) 临床表现

1. 先天性晶状体异位多为遗传病，可以是单纯性晶状体异位，也可同时伴有眼部其他异常或作为全身多系统异常的一个体征，如 Marfan 综合征、Marchesani 综合征和同型胱氨酸尿症。

2. 外伤性晶状体异位有眼部外伤史或其他损伤，常伴有白内障或青光眼。

3. 自发性晶状体异位眼内炎、高度近视眼、年龄相关性白内障过熟期等眼病使悬韧带断裂。

4. 晶状体半脱位患者可有单眼复视，瞳孔区可见部分晶状体或晶状体赤道部。前房深浅不一，虹膜震颤，玻璃体疝入前房，眼底可见新月形眼底和双眼底象。

5. 晶状体全脱位患者视力减退，前房加深，虹膜震颤，晶状体完全离开正常位置，可嵌于瞳孔区、脱入前房或脱入玻璃体腔，严重外伤甚至可经角膜巩膜伤口脱到球结膜下，可发生晶状体过敏性色素膜炎（葡萄膜炎）和青光眼。

（二）实验室检查

同型胱氨酸尿症者其血、尿中含有同型胱氨酸。

（三）特殊检查

X 线检查 Marfan 综合征和 Marchesani 综合征患者均有骨骼系统异常表现。

【治疗】

（一）手术治疗

1. 晶状体脱入前房，嵌于瞳孔区者。
2. 发生过敏性色素膜炎（葡萄膜炎），继发性青光眼者。
3. 脱位至球结膜下者。
4. 半脱位明显，引起高度屈光不正而不能矫正者。

（二）配镜与观察

1. 晶状体脱入玻璃体腔内者。
2. 晶状体透明，半脱位，无并发症，可通过配镜矫正视力者。

九、晶状体先天异常

晶状体先天异常（congenital abnormality of lens）可发生在

胚胎晶状体泡形成至出生的任何阶段,除发生最多的透明度异常和位置异常外,还可以发生形态和形成异常。

【病因】

1. 有些为常染色体隐性遗传,有家族性,如球形晶状体。

2. 有些可能与玻璃体动脉牵引有关,如圆锥形晶状体。

3. 晶状体发育受阻致先天性晶状体异常,其原因不明。

【诊断】

1. 球形晶状体(spherophakia):多为双侧,晶状体呈球形,因此多伴有高度近视。散瞳后很容易看到晶状体赤道部和悬韧带,因悬韧带松弛和无力,晶状体前移或不全脱位,可致青光眼。

2. 圆锥形晶状体(lenticonus):晶状体前面或后面呈圆锥形,可伴有不同类型的先天性白内障,且常有高度近视,故视力相当差。

3. 晶状体缺损(coloboma of lens):晶状体赤道部有切迹样缺损,缺损形态、大小不一,同时伴有悬韧带发育异常。晶状体各方向屈光力不等。多单眼发病,也可见双眼发病。

4. 晶状体脐状缺陷(umblication of lens):晶状体表面有小的凹陷,可发生在前表面或后表面,是一种罕见的先天异常。

5. 先天性无晶状体:罕见,胚胎早期未形成晶状体板或形成后发生退行性变性,分别称原发性无晶状体和继发性无晶状体。多见于发育不良的眼球。

6. 晶状体形成不全:晶状体纤维发育异常,可形成晶状体双核、无核或晶状体内异常裂隙。

7. 双晶状体:一个眼球内两个晶状体前后重叠。

【治疗】

1. 一般不必治疗。

2. 对症处理并发症。

(张　虹　周雄武)

第八章 玻璃体病

玻璃体是透明的凝胶体，主要由胶原结构、亲水的透明质酸和很少的玻璃体细胞组成。其本身无血管，原发疾病少，疾病主要继发于周围组织的病变。基本病理改变是玻璃体由凝胶状态变为溶胶状态（液化）及透明度发生改变（混浊）。

一、生理性飞蚊症

生理性飞蚊症（physiologic floatevs）是指不少中、老年人眼前有飘动的小点或细丝状物，有时闭眼也可见到，但检查不出任何病变。

【病因】

该症为玻璃体内残留的胚胎细胞在视网膜上的投影所致。

【诊断】

（一）临床表现

1. 自觉眼前有点、丝状物，特别是面对白色背景或晴朗的天空时明显，暗处则不明显，不影响视力，长期观察极少变化。

2. 用检眼镜、裂隙灯及三面镜检查均未能发现玻璃体内有混浊物，眼底检查也正常。

（二）鉴别诊断

1. 病理性飞蚊症：是因为玻璃体炎症、出血、变性等所致，眼前呈絮状、点丝状黑影飘动。黑影可进展，形态可变，视力受影响，用裂隙灯、检眼镜及三面镜检查可发现玻璃体、眼底有病理性改变。

2. 固定性飞蚊症：是晶状体、角膜混浊所致。眼前黑点、黑斑不移动，与眼球运动方向一致，为固定状黑影，视力轻度受累。

【治疗】

向患者解释，无需治疗。

二、玻璃体炎

玻璃体炎(vitreo capsulitis)是指因炎症产物进入玻璃体，使玻璃体由透明变为混浊，又称为眼内炎(endophthalmitis)。

【病因】

1. 外源性感染常发生于眼球穿孔伤、内眼手术后、角膜溃疡穿孔等，致病菌直接从伤口侵入眼内。

2. 内源性感染由身体他处的化脓病灶经血行进入眼内。

【病理】

为急性化脓性眼内炎，多形核白细胞大量积存于晶状体后空隙、玻璃体基底部、视神经乳头前及 Cloquet 管内。晚期则形成睫状膜及视网膜前膜，导致睫状体及视网膜脱离。

【诊断】

(一) 临床表现

1. 有内源性或外源性感染病史。

2. 早期症状轻微，眼前可有黑影飘动或闪光感。发展快者可迅速出现畏光、流泪、眼球剧烈疼痛，头痛及视力减退。

3. 眼睑肿胀，球结膜充血、水肿，角膜混浊、水肿等。

4. 裂隙灯检查可见角膜后沉着物，房水混浊，玻璃体内可见灰白色颗粒状或棉絮状混浊物，重者可见前房或玻璃体积脓。眼底红光反射减弱或消失，呈现黄白色反光。

(二) 实验室检查

包括：结膜囊或伤口处刮片及细菌培养；前房或玻璃体腔穿刺，抽取房水或玻璃体液进行检查及细菌培养、药物敏感试验等。

(三) 鉴别诊断

无菌性眼内炎：见于眼外伤或内眼手术后过重的虹膜、睫状体刺激性反应，也见于晶状体皮质释放引起的过敏反应。症状较轻，视力轻度减退，病情相对稳定，应用大剂量激素治疗，症状可迅速缓解。

【治疗】

（一）药物治疗

1. 对内源性感染者应针对原发病治疗。

2. 玻璃体内注药根据玻璃体细菌培养和药敏结果，谨慎应用抗生素，准确掌握注射剂量。常用药物有万古霉素 1mg/0.1ml，或阿米卡星 0.4mg/0.1ml，或头孢他啶 0.25mg/0.1ml，联合地塞米松 0.4mg/0.1ml 注入玻璃体腔内。对真菌感染者，首选两性霉素 B 5μg/0.1ml 注入玻璃体腔内。

3. 全身应用抗生素可根据药敏结果选用抗生素静脉滴注。

4. 结膜下注射常用万古霉素 25mg/0.5ml，或阿米卡星 25mg/0.5ml，或头孢他啶 100mg/0.5ml，联合地塞米松 1～2mg/0.2～0.4ml，1 次/日，共 3～5 次。

5. 局部点药可将不同抗生素滴眼剂联合使用，并增加一些皮质激素滴眼剂。

6. 局部热敷、散瞳及支持疗法。

（二）手术治疗

玻璃体切割术：是治疗眼内炎的有效手段，可消除病灶，有利于药物在眼内扩散，增强药效，挽救视力。切除时在 500 毫升灌注液内加万古霉素 5mg。术毕可在玻璃体腔内直接注药。

对病情持续恶化，炎症向全眼球炎发展，视力又完全丧失者，则考虑行眼内容摘除术。

三、玻璃体变性

玻璃体液化

玻璃体液化（synchysis）是指玻璃体由凝胶状态变为溶胶状态，玻璃体腔内出现含水的腔隙。

【发病机制】

随着年龄的逐渐增大，原来呈凝胶状态的玻璃体逐渐脱水、收缩，发生凝缩变性而成为溶胶状态。玻璃体液化除常见于老年人、高度近视眼外，也可发生于长期眼内炎、玻璃体积血、眼球外伤及眼球内异物等。

【诊断】

临床表现:

1. 患者一般无感觉,敏感者可有飞蚊症或闪光感。

2. 裂隙灯下可见液化区呈黑色空间,无反光面,只有少量纤细的透明纤维随眼球运动而飘动;非液化纤维可发生收缩或移位,重叠而成小片状或膜状混浊物,薄而松弛如绸带,活动度大。

【治疗】

无需任何治疗。

玻璃体后脱离

玻璃体后脱离(posterior vitreous detachment)是指玻璃体皮质与视网膜的分离,通常在老年玻璃体液化的基础上发生。

【病因】

常发于老年人、近视眼或眼外伤,因玻璃体退缩而形成。

【发病机制】

最初是玻璃体中央部液化,形成一些小的含水腔隙,以后,液化范围慢慢扩大,使小腔隙逐渐融合成一个较大的空隙。因囊腔外周的玻璃体皮质逐渐向中心塌陷,或因囊腔外周变薄的皮质穿破,液化的玻璃体进入玻璃体下腔,而使玻璃体与视网膜发生分离。

【诊断】

(一) 临床表现

1. 患者有闪光感,尤其在眼球运动时出现,或眼前有黑影飘动。

2. 裂隙灯下,脱离的玻璃体与视网膜的内界膜之间为液体充填,上部后脱离时,玻璃体因重力逐渐下沉,可见玻璃体上方有黑色空隙,称玻璃体塌陷。

(1) 部分性玻璃体后脱离:多为上部局限性的后脱离。

(2) 完全性玻璃体后脱离:玻璃体与视神经乳头的生理粘连拉开,玻璃体膜与视网膜分离而留有间隙。检眼镜可见视神经乳头前方有圆形或椭圆形、完整或不完整的环形混浊(Weiss

环），这就是视神经乳头上扯下的胶原纤维残迹，日久则形成团状混浊，敏感的患者主诉眼前有环形黑影。

（二）鉴别诊断

1. 早期视网膜脱离检眼镜检查可发现视网膜有裂孔及视网膜局限性脱离。

2. 生理性飞蚊症患者除眼前黑影飘动外，无病理性体征。

【治疗】

不需治疗。但因玻璃体后极部脱离的牵引可引起黄斑水肿，局限性的后脱离可引起视网膜破孔导致视网膜脱离，故应对有症状的患者做散瞳检查和随访观察。尽量避免弯腰低头劳动。

四、玻璃体积血

玻璃体积血（vitreous hemorrhage）是指由眼外伤及视网膜血管性疾病引起的血液直接流入玻璃体，积于玻璃体中。

【病因】

1. 眼外伤及内眼手术后。

2. 全身病引起，如血液病、糖尿病、高血压病及蛛网膜下腔出血。

3. 眼病引起，如视网膜静脉周围炎、视网膜中央静脉或分支静脉阻塞、视网膜裂孔、老年性黄斑变性合并脉络膜新生血管膜、渗出性视网膜病、眼内肿瘤、早产儿玻璃体视网膜病变。

【诊断】

（一）临床表现

1. 少量玻璃体积血时，患者常诉眼前有黑影飘动，或觉视物模糊。检眼镜下玻璃体内有尘状、块状、片状、絮状黄色或红色的血凝块。

2. 大量玻璃体积血时视力急剧下降，或仅有光感。检眼镜透照下眼底无红光反射，不能看到眼底。

（二）特殊检查

B型超声波检查可见均匀的点状回声或斑块状回声。陈旧性出血或伴有玻璃体增生时回声不均匀。

（三）鉴别诊断

1. 退行性玻璃体混浊多见于高度近视或视网膜色素变性。常双眼发病，病程逐渐加重，视力逐渐下降。检眼镜下玻璃体呈絮状、条状混浊。

2. 炎性玻璃体混浊常由葡萄膜炎、眼内炎及穿孔伤后的感染引起。检眼镜下玻璃体呈灰白色点状、线状或胶状混浊。如炎症同时有渗出物时，则呈球状或絮状体飘游于玻璃体内。当玻璃体充满脓液后，瞳孔区呈黄白色反光。

【治疗】

1. 病因治疗。

2. 安静卧床，给予止血药物，如酚磺乙胺（止血敏）100mg 肌内注射或卡巴克洛（安络血）10mg 肌内注射，每日 1 次。氨甲苯酸（止血芳酸）肌内注射或静脉注射，每日 1 次，每次 250mg。

3. 对视网膜静脉阻塞引起的玻璃体积血，可用抗凝血药或血管扩张药治疗，如肝素、血塞通（血栓通）、曲克芦丁（维脑路通）、低分子右旋糖酐等。

4. 出血停止稳定后，用酶制剂或促进吸收的药物，如透明质酸 1500U 肌内注射，每日 1 次，10 次为一疗程。尿激酶 2000U 溶于 0.5ml 生理盐水中，结膜下注射，每日 1 次，5 次为一疗程。也可用普罗碘胺（安妥碘）2ml 肌内注射，每日 1 次，2～4 周为一疗程。

5. 糖尿病性眼底病变、静脉周围炎、中央静脉阻塞的患者，在眼底血管荧光造影后，对新生血管区、缺血区进行激光治疗，以防再出血。

6. 手术治疗玻璃体切割术是治疗陈旧性玻璃体积血最有效的方法。应根据出血的原因、积血量，玻璃体混浊的程度、范围，有无视网膜脱离，视功能情况等选择手术时机。一般应在积血后 3～6 个月内考虑手术。穿孔伤引起的重度玻璃体积血应在积血后 2～4 周考虑手术。玻璃体积血合并有视网膜脱离应及早手术。

五、增生性玻璃体视网膜病变

增生性玻璃体视网膜病变(proliferative vitreoretinopathy, PVR)是指在孔源性视网膜脱离或视网膜复位手术后以及眼外伤等情况下,视网膜色素上皮细胞、神经胶质细胞及成纤维细胞在视网膜表面和玻璃体内游走、附着、增生,形成细胞性膜,合成胶原并收缩,造成牵拉性视网膜脱离的病变。

【病因】

1. 孔源性视网膜脱离,常见于巨大裂孔、多发性裂孔、马蹄形裂孔或新月形裂孔等。

2. 视网膜手术中过度冷凝及反复巩膜压陷。

3. 多次手术、注气、放液等操作造成的创伤性炎症。

4. 眼球穿孔伤,钝挫伤,玻璃体积血。

5. 无晶状体眼视网膜脱离。

6. 某些眼病及全身疾病引起的玻璃体积血,如糖尿病视网膜病变,视网膜静脉周围炎等。

【病理】

其典型的病理特征是在脱离的视网膜的内、外表面和玻璃体后表面形成具有收缩能力的细胞性膜(参与的细胞有视网膜色素上皮细胞、神经胶质细胞、成纤维细胞、巨噬细胞等),牵拉视网膜,致使视网膜全脱离,以至眼球萎缩。

【诊断】

(一) 病史

1. 有孔源性视网膜脱离。

2. 有导致 PVR 的诱发因素,如视网膜裂孔、多次手术、术中过度冷凝、玻璃体积血、眼球外伤等。

(二) 症状

视力减退,视物变形。

(三) 眼底表现及临床分级

1983 年,美国视网膜学会根据视网膜表面膜及视网膜脱离的程度和范围将 PVR 分为 A、B、$C_{1\sim3}$、$D_{1\sim3}$ 四级。

A 级：玻璃体轻度混浊，玻璃体有色素游离及色素团块堆积。

B 级：视网膜表面有皱褶，裂孔卷边，血管扭曲抬高，表明有增生膜存在。

C 级：

C_1：一个象限全层的视网膜固定皱褶。

C_2：两个象限全层的视网膜固定皱褶。

C_3：三个象限全层的视网膜固定皱褶。

D 级：指固定皱褶累及四个象限，视网膜全脱离呈漏斗状。

D_1：视网膜全脱离，呈宽漏斗。

D_2：视网膜全脱离，呈窄漏斗，漏斗前口在 45°范围内。

D_3：视网膜全脱离，呈看不到视神经乳头的窄漏斗，称闭合性漏斗。

（四）B 超检查

可见玻璃体暗区内有不规则点状、片状或条状回声，视网膜与球壁环分离成 V 形征。

【治疗】

1. 对 A、B 级病例，可根据情况选用巩膜外垫压、环扎、放液、巩膜外冷凝等。

2. 对 C 级和 D 级病例，一般需行玻璃体内手术。行膜剥离，增生条索剪切，眼内电凝、冷凝、光凝及眼内充填物等。必要时对阻止复位的视网膜后膜做切除处理。

3. 药物治疗，如皮质激素、氟尿嘧啶、柔红霉素、低分子肝素等，目前仍在研究观察中。

六、玻璃体寄生虫病

我国常见的眼部寄生虫病为猪囊尾蚴病（cysticercosis of eye），玻璃体内者占眼部猪囊尾蚴病的 1/2。

【病因】

因吞食了猪肉绦虫的虫卵后，在玻璃体内形成囊尾蚴所致。

【诊断】

1. 临床表现早期可感到有圆形或椭圆形或伸缩变形的黑影在眼前晃动，玻璃体混浊在早期仅呈尘埃状。晚期可导致色素膜炎（葡萄膜炎）、白内障、视网膜脱离而失明。

2. 眼底检查在玻璃体内或附着在视网膜上可见猪囊尾蚴呈黄白色半透明圆形，大小约1.5～6PD，有时可见头部吸盘。

3. 实验室检查可用ELISA检测绦虫抗体。皮下有结节，大便内查出虫卵或体节者更可确诊。

【治疗】

1. 大便有虫卵或体节者应用驱虫药治疗。

2. 周边部视网膜下的猪囊尾蚴可通过巩膜侧取出，进入玻璃体腔的猪囊尾蚴采用玻璃体切割术取出，因虫体死亡后可引起眼内炎。

七、先天性玻璃体异常

永存玻璃体动脉

永存玻璃体动脉（persistent hyaloid artery）：玻璃体动脉应在出生前消失，如有部分或全部残留，称为永存玻璃体动脉。

【病因】

原始玻璃体内的玻璃体动脉在胚胎发育后8个月时开始闭塞萎缩，出生时趋于消失。如血管组织或包围血管的胶质组织在出生后萎缩或消退不完全，留下遗迹，则形成永存玻璃体动脉。

【诊断】

临床表现：

1. 眼前可有或无条状暗影飘动，一般对视力无影响。

2. 裂隙灯检查，可在晶状体后方玻璃体内看到丝状、条索状或膜样灰白色混浊物，随眼球运动而飘动。

3. 三面镜检查，可表现为四种类型。①玻璃体动脉附着在视神经乳头，闭塞的条索位于玻璃体中央。②玻璃体动脉仅残留在玻璃体中央。③玻璃体动脉附着在晶状体后囊或玻璃体前界膜后面，消失于玻璃体中。④玻璃体动脉从晶状体后至视神经乳头全程残留，有的条索可见血管畅通。

【治疗】

无需治疗。

永存原始玻璃体增生症

永存原始玻璃体增生症（persistent hyperplasia of primary vitreous）为胚胎发育时期的原始玻璃体，在晶状体后方增生，形成一纤维斑块。

【病因】

胚胎3个月时，原始玻璃体挤到眼球中央和晶状体后面，在发育过程中，由于残留的原始玻璃体在某种因素影响下发生增生性改变，形成一膜状结缔组织所致。

【诊断】

（一）临床表现

1. 多见于婴幼儿或儿童，90%单眼发病。

2. 患眼瞳孔区发白，表现为白瞳症，可伴有晶状体发育异常或小眼球、白内障。

3. 裂隙灯下可见晶状体后方有白色膜状物，形状不规则，中央厚，周边薄，常伴有新生血管，散瞳后可见睫状体受纤维膜牵引被拉向晶状体，偶见残留的玻璃体动脉。

4. 有时合并玻璃体积血、继发性青光眼乃至眼球萎缩。

（二）鉴别诊断

1. 先天性白内障多为双眼发病，仅表现为晶状体混浊，玻璃体无变化。

2. 早产儿视网膜病变多见于早产儿，有吸高浓度氧气的历史，一般双侧瞳孔出现白色反光，不伴晶状体混浊。

【治疗】

可根据情况行玻璃体切割术，行结缔组织剪除术。伴有白内障者行晶状体摘除术。

（孙京华　李　涛）

第九章　青　光　眼

青光眼(glaucoma)是指当眼压超过眼内组织特别是视神经所能承受的限度,引起视神经乳头凹陷、视神经萎缩及视野缺损的眼病。人群中的发病率为0.21%~0.6%,40岁以上的患病率为1.4%。青光眼是我国目前主要致盲眼病之一。眼压是青光眼发病中一极其重要因素,但却不是唯一因素。在临床上我们也常常遇到另外两种情况:①眼压高于正常,但经多年观察没有出现青光眼性视神经乳头改变及视功能改变,被称为高眼压症。②眼压在正常范围,但却有明显的青光眼性视神经乳头改变及视功能改变,被称为正常眼压性青光眼。根据房角形态、发病原因以及发病年龄,可将青光眼分为原发性、继发性、混合性和先天性四大类(图2-9-1)。

- 原发性青光眼
  - 闭角型青光眼
    - 虹膜膨隆型
      - 急性闭角型青光眼
      - 慢性闭角型青光眼
    - 虹膜高褶型
  - 开角型青光眼
    - 慢性单纯性青光眼
    - 正常眼压性青光眼
- 继发性青光眼
- 混合性青光眼
- 先天性青光眼
  - 婴幼儿型青光眼
  - 青少年型青光眼
  - 先天性青光眼伴有其他先天异常

图2-9-1 青光眼分类

一、原发性闭角型青光眼

原发性闭角型青光眼(primary angle-closure glaucoma)是指

眼压高时房角是关闭的。房角的关闭如是突然出现的，使房水排出完全受阻，引起眼压突然升高，导致眼部疼痛、视力骤降、眼充血等症状急性发作，称急性闭角型青光眼，多见于45岁以上人群，女性多见，男女之比约为1∶4。急性发作多与气候变化有关。如房角是渐进性关闭，逐渐引起房水排出受阻，眼压缓慢升高，因而没有明显症状，常到晚期有视野缺损时才被发现，称慢性闭角型青光眼，该型男性较多见。

急性闭角型青光眼
(acute angle closure glaucoma)

【病因】

具有遗传倾向的眼解剖因素：眼轴较短，角膜较小，前房浅，房角狭窄，晶状体相对较大、位置靠前，这些易导致相对性瞳孔阻滞，后房压力高。在过度疲劳、情绪波动、精神刺激、气候骤变、暗室停留时间过长、局部或全身应用抗胆碱药物等诱因下，发生完全性瞳孔阻滞、房角关闭而引发此病。

【诊断】

（一）临床表现

可分6期。

1. 临床前期：无任何症状，常在有下列情况下诊断：①一侧青光眼急性发作的另侧眼。②有急性闭角型青光眼家族史，在作其他眼病检查时或体检时发现具有前房浅、周边房角狭窄之眼，特别是在暗室加俯卧试验、散瞳后眼压升高者。

2. 前驱期：在劳累、精神刺激等诱因下多在晚上出现眉弓、鼻根酸胀，视朦、虹视，甚至偏头痛、恶心等，此时检查有球结膜轻度充血，角膜雾状混浊，前房浅，房角部分关闭，瞳孔轻度散大，眼压升高在40mmHg(5.33kPa)以上，经休息及睡一晚后，症状消失或缓解，视力恢复如前，因而常不能引起患者足够重视。间隔一段时间后遇诱因又可再发，以后发作愈来愈密，间隔期愈来愈短，发作持续时间愈来愈长。

3. 急性发作期：起病急骤，上述症状明显加重，视力可减至数指或手动，头痛、恶心、呕吐等全身症状甚至比眼局部症状更为突出。检查可见球结膜混合性充血，角膜水肿，角膜后有色素性 KP，前房甚浅，房水可有混浊，重者有絮状渗出，瞳孔散大，呈竖椭圆形，对光反应消失。瞳孔区呈青灰色反光，虹膜肿胀，晶状体前囊可有乳白色斑点状混浊（青光眼斑）。眼底看不清，眼压常在 50mmHg（6.77kPa）以上，房角关闭。如病情缓解，眼压下降，视力可不同程度恢复，角膜后留有色素性 KP，虹膜常有节段状萎缩及色素脱失，瞳孔难以恢复正常形态和大小，晶状体可见青光眼斑，房角留有不同范围的粘连关闭。

角膜后色素性 KP、虹膜节段状萎缩、晶状体青光眼斑被称为三联症。凡有三联症，表示患者一定有过青光眼急性发作史。

4. 间歇期：发作后经药物治疗或自然缓解，房角大部分重新开放，不用药或用少量缩瞳药后眼压恢复正常，自觉症状消失。

5. 慢性期：因房角广泛关闭，眼压持续增高，引起视功能逐渐减退，眼底 C/D 扩大，出现与开角型青光眼相似的视野改变及眼底改变。

6. 绝对期慢性期或急性发作期：未经治疗或治疗无效，高眼压持续过久，导致视神经严重损害，最终失明。该期有的患者眼压虽高但无明显自觉症状，有的患者因眼压过高或出现角膜并发症而发生剧烈疼痛。

（二）诊断要点

根据发作的典型病史及有浅前房、窄房角表现即可诊断，必要时行暗室加俯卧试验。

1. 暗室加俯卧试验，是较为有意义的诊断急性闭角型青光眼的一种激发试验。对具有前房浅、房角狭窄、疑有闭角型青光眼可能者可行暗室加俯卧试验。暗室促进瞳孔散大，引起瞳孔阻滞，房角关闭，眼压升高。俯卧使晶状体位置前移，前房更浅，更易发生和加重瞳孔阻滞。

2. 方法先测量眼压，再将被检者带入绝对暗室中，头取俯卧位，睁眼，不能入睡，1 小时后问其有无眼胀痛感觉，如无明显症状可延长 1 小时，然后在暗室中弱光下再测量眼压，如眼压升高，超过试验前 8mmHg(1.07kPa)，观察前房角有关闭者，为试验阳性。

（三）鉴别诊断

1. 与急性虹膜睫状体炎鉴别(表 2-9-1)。

表 2-9-1

项目	急性闭角型青光眼	急性虹膜睫状体炎
角膜	混浊水肿、或有后弹力层皱褶，有色素性 KP	透明，KP 每为灰白色
前房	极浅	深度正常、闪辉(-)
瞳孔	散大、椭圆形，对光反应消失	缩小、后粘连，用散瞳药瞳孔呈花瓣状
晶状体	可能有青光眼斑	可能有渗出膜
眼压	明显升高	正常、轻度升高或偏低

2. 与胃肠道疾病及颅脑疾病鉴别：因急性闭角型青光眼发作时常有明显恶心、呕吐及头痛等全身症状，易被误诊为急性胃肠炎或颅内压增高。如具有对青光眼的认识，不妨看看患者眼部一般就不会误诊。

【治疗】

（一）临床前期、前驱期

用氩激光、Nd：YAG 激光或手术行虹膜周边切除术，从而保持前后房通道，解除瞳孔阻滞所致房角关闭的机制。

（二）急性发作期

1. 用药物及时缩小瞳孔，以期房角开放。1% 毛果芸香碱(匹罗卡品)眼药水滴眼，每 5 分钟 1 次，共 5 次，然后每 30 分钟 1 次，共 4 次，以后根据情况决定用药频度。

2. 高渗剂增高血浆渗透压，使玻璃体脱水，眼内容积减少，不但可降低眼压，而且使晶状体虹膜隔后退，前房加深，使缩瞳药奏效。常用 20% 甘露醇溶液，1～1.5g/kg，静脉快速滴注或注射，或 50% 甘油溶液，2～3ml/kg，口服(糖尿病患者禁用)。

3. 碳酸酐酶抑制药减少房水生成。常用乙酰唑胺，首次500mg，配以碳酸氢钠1.0g，以后酌情减量。

4. 如虹膜反应明显，应加用皮质类固醇类眼药点眼。

5. 其他2%利多卡因溶液或2%普鲁卡因溶液球后注射可降压止痛；服用镇静药、轻泻剂等。

通过上述治疗，如眼压降至正常，房角有1/2以上范围开放，可行虹膜周边切除术（激光或手术）；如患眼矫正视力低于0.4，亦可行白内障超声乳化术；如眼压降至正常，但房角有1/2以上关闭，在虹膜反应控制后行小梁切除术。如眼压不能下降，为减少视神经受损，也应在高眼压状态下及时手术，在行小梁切除术中，应配合缓慢放出房水或抽出玻璃体积水或玻璃体等措施。

（三）慢性期

行小梁切除术。

（四）绝对期

无症状者无需治疗，有剧痛者可行睫状体冷凝、睫状体透热或睫状前动脉结扎合并睫状后动脉透热术等。

慢性闭角型青光眼
（chronic angle-closure glaucoma）

由于房角粘连和眼压高是渐进性的，因而没有明显自觉症状，常到晚期有视野缺损后才发现。除房角狭窄及有虹膜周边前粘连外，其余表现同原发性开角型青光眼。早期可用虹膜周边切除或激光房角形成术加1%毛果芸香碱眼药水点眼。如房角1/2以上范围关闭、用药控制眼压不良、眼底及视野有改变，应行滤过性手术。

虹膜高褶型青光眼

与上不同的是前房轴深正常，但因虹膜在睫状体上的止端靠前而使前房周边房角入口处狭窄，当瞳孔扩大时，虹膜拥挤于周边部造成小梁网阻塞，眼压升高。临床表现及治疗同慢性闭角型青光眼。

二、原发性开角型青光眼

原发性开角型青光眼

原发性开角型青光眼(primary open-angle glaucoma,POAG)眼压高时,房角是开放的。房水外流受阻与小梁网或 Schlemm 管病变有关,发病的确切原因尚不完全清楚,具有遗传性。

【诊断】

1. 症状:早期多无自觉症状,视功能在不知不觉中受到损害,直到晚期有严重障碍时才被发现。少数患者在眼压高时可有眼胀、雾视及视疲劳。

2. 眼压:眼压升高,但早期主要表现为波动幅度大,多在清晨起床前眼压高,活动后眼压在正常范围内,因此须做 24 小时眼压监测。中华眼科学会青光眼学组暂定测量时间为:上午 5、7、10 点,下午 2、6、10 点,正常人高低眼压间差异(即日差)在 5mmHg(0.667kPa)以内,而青光眼常>8mmHg(1.07kPa)。

3. 眼底:①视神经乳头凹陷扩大和加深,杯与盘比值(即 C/D)>0.6(以垂直 C/D 为准),两侧 C/D 相差>0.2。②盘沿变窄(<0.2),出现切迹。③视神经乳头边缘片状出血。④视神经纤维层缺损,通过检眼镜(眼底镜)观察或无赤光眼底照相后立体镜下观察或电子计算机眼底图像分析仪可见局限性缺损或弥漫性缺损。

4. 视野:青光眼视功能损害主要表现为视野缺损。①最早期。局限性或弥漫性光阈值增高。②早期。旁中心暗点,在 Bjerrum 区,5°~25°范围,大小约 2°~10°;鼻侧阶梯,一条等视线在中心视野或周边视野鼻侧水平子午线处上下错位≥10°,或数条等视线在鼻侧水平子午线处上下错位≥5°;颞侧周边扇形压陷或缺损。③继续发展。弓形暗点,为多个旁中心暗点扩大融合;环形暗点,为上、下方弓形暗点与生理盲点相连。④进一步发展。周边视野向心收缩;鼻侧偏盲。⑤晚期。仅存 5°~10°中心管状视野,颞侧视岛。

5. 房角:宽角或窄角,但眼压高时均开放。

6. 其他:视觉对比敏感度下降,色觉障碍,视觉电生理某些异常。

【诊断标准】

如眼压升高(早期时应测日差或多次测量眼压)、视神经乳头损害和(或)视神经纤维层缺损、视野缺损三项阳性或其中两项强阳性而房角开放,即可诊断为开角型青光眼。

【鉴别诊断】

1. 高眼压症:仅有眼压高,视神经乳头及视神经纤维层正常,视野正常。

2. 正常眼压性青光眼:有青光眼性视神经乳头损害与视野缺损,但眼压正常。

3. 慢性闭角型青光眼:房角狭窄或可见到周边虹膜前粘连,眼压高时,有房角关闭。

4. 缺血性视神经病:眼压不高,房水流畅系数(C 值)正常。

【治疗】

主要是把眼压降到一个能持续保持视功能的水平,一般认为应小于 20mmHg(2.67kPa)。目前还不能决定什么样的眼压可维持视神经功能的最佳水平,因此,应将病眼能耐受的,没有视野继续丢失和青光眼杯扩大的眼压作为治疗所需要达到的水平,即目标眼压。2010 年美国青光眼指南指出目标眼压应在基线眼压的基础上至少降低 25% 以上。2008 年欧洲青光眼指南规定目标眼压至少要降低到 18mmHg 以下。2008 年亚太青光眼指南将目标眼压定在 15±3mmHg。同时三大指南都强调要结合患者的眼压水平、青光眼分期、进展、年龄、伴发疾病、预期寿命等因素因人而异进行设定,并在随访过程根据病情的进展及时调整。①最初治疗通常为局部用药,β 肾上腺素受体阻断药和前列腺素衍生物是一线药物,该药抑制房水生成,每日 2 次,疗效好,不良反应少。可供选用的有噻吗洛尔眼药水(timolol)、卡替洛尔眼药水(carteolol)、倍他洛尔眼药水(betaxolol),左布诺洛尔眼药水(levobunolol)。②前列腺素衍生物通过增加葡萄膜巩膜途径房水排出降低眼压,降压幅度较β-肾上腺素受体阻断药更大,不良反应更少,但价格昂贵。可供选用的有适利达(xalatan,0.005%)、苏为坦(travprost,0.004%)、卢美根(bimatoprost,0.03%)。③如果单一药物降压不充分,可选择作用机制不同的局部药物联合使用。④如果降压仍不充分或不能耐受,可加用碳酸酐酶抑制药,该药抑制房水生成。常用乙酰唑胺(acetazolamide),0.125～0.25g,每日2～3次。为减少不良反应,可同时配合服用碳酸氢钠。⑤在治疗过程中应继续监测眼压、视野和视神经乳头,如眼压不稳定、视功能损害在继续进展或可能发生进展,则应行激光小梁成形术或滤过手术(小梁切除术是最常用的术式)。

目前,国内已有前列腺素衍生物眼药水如适利达(xalatan,0.005%,每傍晚一次,每次1滴),通过增加房水从旁路排出而降低眼压。

【疗效标准及预后】

主要是指青光眼术后的疗效标准。

痊愈:眼压控制,视功能未减退或稍有减退(因术后散瞳关系)。

好转:眼压在加用药物后可控制。

无效:眼压即使在加用药物后也不能控制。

预后:如眼压控制到最佳水平,视功能不再继续丧失,青光眼杯无继续扩大,预后良好;但有些青光眼患者发病原因复杂,尽管眼压控制良好,但视功能仍继续恶化,则预后不良,应加强改善视神经功能方面的治疗。晚期小视野或近绝对期青光眼如保守用药无效,应积极采用手术降压,因有很少数术后视力会突然丧失,必须谨慎。青光眼术后常遇到白内障问题,有的是原已有白内障,因手术刺激使其加速发展;有的是因手术使局部环境变化,导致白内障形成和发展;或手术直接损伤晶状体所致。只要眼压控制良好,白内障可以择期手术,恢复视力。

【患者及家属易提问题及回答】

青光眼患者平日应注意些什么?

1. 不要过于劳累及过度用眼,注意劳逸结合。

2. 不要长时间在暗室逗留。

3. 不宜戴深色墨镜,宜选择绿色太阳镜。

4. 不喝浓茶、咖啡,不要一次大量饮水。

5. 不需忌口,有营养价值的均能食用。

6. 有房角关闭危险的患者应告诉其治疗医师,避免使用引起青光眼发作的药物,如解痉药、抗组胺药、抗抑郁药等。

【随诊】

青光眼患者应定期复诊,以监测眼压、视野和视神经乳头。①如用药后或手术后眼压稳定在安全水平,每年应进行 2 ~4 次追踪,视野每年复查一次,眼底除检眼镜观察外,每 1 ~2 年做一次眼底视神经乳头照相,以资比较。②如眼压不稳定,需要使用多种药物才能控制眼压者必须经常复查眼压、眼底,3 ~6 个月复查一次视野,以确定进一步的治疗。③手术后患者,一个月内应每周复查一次,密切观察滤枕、眼压、前房恢复及虹膜反应,以便及时处理。如眼压偏高,在术后一个月内做按摩是很有帮助的。

高眼压症(ocular hypertension)

1. 眼压升高[≥22mmHg(2. 93kPa)]开角,正常视神经乳头,正常视野,未患其他眼病。

2. 文献报道,长期的研究证明从高眼压转变为原发性开角型青光眼的每年不到 1% (根据视野缺损或杯扩大)。因而,如果对 100 位不进行青光眼治疗的高眼压患者追踪 10 年,仅有 7 ~9 个不能耐受高眼压而发生早期视野损害或杯扩大。

3. 高眼压者如伴有其他危险因素时,应进行药物治疗。危险因素包括:

(1) 眼压反复高于 30mmHg(4. 0kPa)。

(2) 有青光眼家族史。

(3) 独眼。

(4) 有糖尿病。

(5) 高度近视。

(6) 有视神经乳头出血。

(7) 曾有视网膜血管阻塞者。

(8) 有全身血管病。

4. 有些高眼压患者宁可接受治疗而不愿接受不治疗的追踪。而且也有些患者不愿意或不可能在不治疗的情况下定期复诊。

5. 治疗可用β受体阻断剂,开始可在一只眼上试验,以便观察两只眼间眼压的差异。

6. 定期检查眼压和眼底,如果眼压<25mmHg(3.33kPa),视野每年检查一次,>25mmHg(3.33kPa)的每年检查两次。

正常眼压性青光眼(normal tension glaucoma)

1. 眼压正常[<21mmHg(2.80kPa)],有青光眼性的视野缺损;青光眼杯,开角,未患其他眼病。

2. 可能有血流动力学危象、心脑血管病、偏头痛和十二指肠溃疡等,视神经乳头出血较常见。

3. 注意如下鉴别诊断:

(1) 末期(熄灭型)开角型青光眼,伴有低房水生成率。

(2) 青光眼损害是由于从前短暂的眼压升高或短暂的血管性休克造成。

(3) 视神经缺损(如疣或视神经乳头小凹),可有视神经纤维束性的视野缺损。

(4) 前部缺血性视神经病,有起病急、视力突然下降之病史,视神经乳头苍白大于视神经乳头陷凹。除非再次发作,一般视神经乳头苍白及视神经乳头陷凹不继续进展。

4. 无进行性视野损害和杯扩大的正常眼压性青光眼不需治疗;有进行性青光眼性损害的患者,其处理同原发性开角型青光眼。

三、继发性青光眼

继发性青光眼(secondary glaucoma)由其他眼病引起,病

因比较明确,多为单眼发病。由于原发眼病不同,故临床表现不一。常见的有以下几种类型

青光眼睫状体炎综合征 (glaucomatocyclitic syndrome)

1. 多发于青壮年男性,常为单眼反复发作,与房水中前列腺素的含量显著增加有关,但病因尚不明了。

2. 发作时有急性闭角型青光眼之症状,但前房不浅,房角开放。睫状充血轻微,角膜上皮水肿,角膜后有半透明较粗大的沉着物,数目可数,也有的沉着物细小如白色尘灰状,房水无明显混浊,瞳孔轻度散大,对光反应存在,眼压中等度升高。

3. 每次发作持续数天,时间不长,故对视功能、眼底及视野无明显影响。但有的可合并存在原发性青光眼,应于发作间隙期进行有关原发性青光眼诊断之检查。

4. 治疗局部滴用皮质类固醇眼药水以控制炎症,应用β-受体阻断剂和口服乙酰唑胺降低眼压,口服吲哚美辛(消炎痛)抑制前列腺素的生物合成,拮抗前列腺素的生物效应。

皮质类固醇性青光眼 (steroid induced glaucoma)

1. 长期滴用或全身应用皮质类固醇在易感的患者中可以导致继发性开角型青光眼。

2. 治疗的关键是停用皮质类固醇。如果皮质类固醇的使用是为了眼部炎症(如葡萄膜炎、眼部手术后等),皮质类固醇应逐渐减少或者改用效力弱的制剂如可的松。

3. 皮质类固醇在停用数周或数月后眼压可回复到原来的基础。在此期间可用抗青光眼药物控制眼压。如无效,需行滤过手术。

色素性青光眼(pigmentary glaucoma)

1. 见于青年男性,近视眼,为双眼病,我国少见。

2. 虹膜中周部色素脱失，呈放射状，是由周边部虹膜与晶状体前组小韧带经常摩擦所致，在瞳孔散大或体育锻炼之后色素可游离进入前房，沉积在眼前段——角膜的内皮表面（呈垂直的梭形，称 Krukenberg 梭，也可呈弥散型）、虹膜表面、小梁网、晶状体赤道部和小带，称色素播散综合征。

3. 色素播散综合征可伴有或不伴有眼压升高。眼压升高是由于色素积累在小梁网上减少了房水排出所致，但为什么色素播散综合征有些发生青光眼而另一些又不发生尚不清楚。

4. 色素性青光眼的处理同原发性开角型青光眼或高眼压症。

剥脱综合征（exfoliation syndrome）

1. 特征是在眼前段可见薄片状剥脱物，其化学性质与淀粉样物相近，是一种异常的上皮性基质膜，来源于晶状体、睫状体、虹膜色素上皮和小梁上皮。表皮剥脱物沉着在这些结构上，在小梁网的沉积导致房水排出减少、眼压升高而引起青光眼，亦称假表皮剥脱青光眼。

2. 单侧或双侧患病，随年龄而增加，特别是在 15 岁以后，多见于白人，中国人罕见。

3. 在眼前段也可有色素释放增加，房角镜下在 Schwalbe 线前面可见一色素线，称 Sampaolesis 线。而瞳孔缘色素皱褶缺失，虹膜下方有色素脱失斑块。

4. 处理同原发性开角型青光眼和高眼压症。

虹膜角膜内皮综合征（iridocorneal endothelial syndrome，ICE 综合征）

1. 表现为角膜内皮异常、进行性虹膜基质萎缩、广泛的周边虹膜前粘连、房角关闭及继发性青光眼的一组疾病。单眼发病，多见于中年女性。

2. 根据虹膜改变，临床上分为以下三型。

（1）进行性原发性虹膜萎缩：瞳孔移位和虹膜萎缩导致远

离瞳孔移位象限区孔洞形成。

(2) Chandler 综合征：虹膜萎缩较轻且不形成孔洞，主要表现是角膜异常，当眼压轻度升高甚至正常时，即可引起角膜实质和上皮的水肿，甚至发生大泡性角膜病变。

(3) Cogan-Reese(虹膜痣)综合征：临床表现与 Chandler 综合征相似，但虹膜表面有多发性色素性小结节。组织学检查虹膜改变具有痣的特征。

3. 治疗角膜水肿可局部用高渗药或绷带性软接触镜治疗。青光眼初期局部用β-受体阻断剂和全身碳酸酐酶抑制药等减少房水形成的药物，较增加房水排出的药物更有效。大多数此类型青光眼需手术治疗以控制眼压，但成功率比原发性开角型青光眼低。

晶状体源性青光眼(lens induced glaucoma)

1. 与晶状体有关的继发性开角型青光眼由下列情况引起：

(1) 晶状体溶解性(晶状体蛋白)青光眼。

(2) 白内障囊外摘除术后残留晶状体蛋白。

(3) 晶状体蛋白过敏。

治疗方法是用药物控制眼压后立即做白内障摘除术或残留皮质取出术。

2. 与晶状体有关的继发性闭角型青光眼是由于：

(1) 晶状体膨胀。

(2) 晶状体脱位于前房或玻璃体，见于外伤、马方综合征、高胱氨酸尿症等。

(3) 小球形晶状体(Weill-Marchesani 综合征)。

治疗方法是用药物控制眼压后摘除晶状体。如房角广泛关闭，则应行白内障和青光眼联合手术。

无晶状体性青光眼(aphakic glaucoma)

1. 白内障术后早期眼压升高与前房角扭曲变形、炎症、色素播散、玻璃体脱入前房、前房积血、瞳孔阻滞等有关，多于一周内恢复正常，一般不超过 4.0kPa(30mmHg)，可不处理。如有症状，可用β-受体阻断剂和碳酸酐酶抑制药降眼压，用皮质类固醇控制炎症，用吲哚美辛、阿司匹林抑制前列腺素的合成以减轻术后眼压升高反应。瞳孔阻滞者可点用散瞳剂，做虹膜切除术、虹膜与玻璃体粘连分离术和经睫状体平坦部行玻璃体切割术等。

2. 无晶状体性慢性青光眼与虹膜周边前粘连和(或)小梁损伤有关，除可用β-受体阻断剂、碳酸酐酶抑制药外，用缩瞳药有效。如眼压在用药后仍不能控制，应考虑手术治疗，如小梁切除术，灼漏术或房水引流物植入术等。

钝挫伤致青光眼(contusion induced glaucoma)

1. 眼钝挫伤后短期内发生急性眼压升高的原因

(1) 前房积血。处理见前房积血章节。如眼压过高用药不能控制，且有角膜血染趋势，应行前房穿刺排出积血。

(2) 小梁网损伤后炎性水肿，使房水排出受阻。可滴用皮质类固醇、β-受体阻断剂，口服乙酰唑胺等。

(3) 玻璃体积血可发生溶血性青光眼或血影细胞性青光眼。这是因为巨噬细胞吞噬了血液碎屑、变性的血红蛋白、退变的红细胞(血影细胞)等后体积变大阻塞了小梁网，使房水排出受阻，眼压升高。可用药物降压，必要时冲洗前房。

(4) 血铁性青光眼。玻璃体积血，红细胞溶解，血红蛋白从红细胞中逸出，被小梁内皮细胞吞噬，而血红蛋白中所含的铁质沉着于小梁，使小梁变性，最后形成小梁铁染；或眼内铁质异物存留过久也发生小梁硬化、铁质沉着症，引起房水排出受阻，眼压升高。处理同原发性开角型青光眼。

2. 眼钝挫伤数月或数年后可能发生房角后退性青光眼，临床表现同原发性开角型青光眼，既往有眼钝挫伤史，检查房角异常增宽(后退)。其产生原因是伤后小梁组织增生或退行性变致小梁间隙及 Schlemm 管闭塞，或睫状肌环形纤维与纵行纤维分离后萎缩消失，或有纤维组织增生膜覆盖小梁网，最终导致房水排出受阻。治疗同原发性开角型青光眼。

新生血管性青光眼(neovascular glaucoma)

1. 虹膜红变和纤维血管膜跨前房角生长引起。初起房角是开放的,但小梁处有异常的血管和纤维组织覆盖,继而像拉链似的引起周边前粘连,房角关闭。

2. 新生血管最初出现在瞳孔缘,然后发展到虹膜面并导致色素缘外翻,最后血管长入房角及小梁上。

3. 虹膜红变继发于某些全身性疾病和眼病,是由于视网膜缺氧、血管形成因子引起。较常见的有以下几种。

(1) 血管疾病:中央或分支动静脉阻塞,颈动脉阻塞,巨细胞动脉炎。

(2) 眼病:糖尿病视网膜病变,长期视网膜脱离(如 Coats 病),慢性葡萄膜炎和交感性眼炎。

(3) 眼内肿瘤:如视网膜母细胞瘤、脉络膜恶性肿瘤和转移癌肿。

(4) 手术后引起:如白内障囊外摘除术、玻璃体切割术、视网膜脱离术。

4. 眼压升高时伴有眼部充血和剧烈疼痛,是一难治性青光眼。

5. 治疗:直接治疗和预防虹膜红变。青光眼治疗根据视功能而定。

(1) 全视网膜光凝:能消除缺血性病灶和减轻虹膜改变,在房角粘连关闭之前行全视网膜光凝可预防严重的继发性闭角型青光眼的发生。因此,在处理引起虹膜红变的最常见的两种原因(即糖尿病性视网膜病和视网膜静脉阻塞)时应抓住时机行全视网膜光凝。

(2) 药物治疗:局部点用激素和阿托品以治疗因血-房水屏障被破坏引起渗漏造成的眼内炎症,同时阿托品能增加经脉络膜巩膜的流出,当房角整个封闭后,这是房水唯一的出路。应用 β-受体阻断剂和碳酸酐酶抑制药,甘露醇高渗剂降低眼压,避免使用缩瞳药,除非有足够的房角开放。

(3) 手术治疗:有视力眼应采用滤过手术,如小梁切除术或房水引流物植入术;无视力眼可用睫状体破坏手术,如睫状体冷冻、睫状体透热术。

葡萄膜炎性青光眼(uveitic glaucoma)

1. 除前述青光眼睫状体炎综合征外,各种葡萄膜炎可继发开角型或闭角型青光眼,其机制如下:

(1) 开角型是由于细胞碎片或蛋白质阻塞小梁网或者炎症直接影响排水道(小梁)所致。

(2) 闭角型是由于后粘连、瞳孔阻滞或者周边前粘连所致。

2. 处理。

(1) 开角型:治疗要在炎症和眼压高之间进行平衡。在局部和全身联合应用皮质类固醇、睫状肌麻痹药治疗葡萄膜炎。必要时加用全身免疫抑制药。局部点用β-受体阻断剂、肾上腺素药物和全身使用碳酸酐酶抑制药、甘露醇高渗剂来治疗青光眼。应避免使用缩瞳药。氩激光小梁成形术无效,滤过手术在治疗葡萄膜炎性青光眼时成功率也较低。

(2) 闭角型:瞳孔阻滞可行激光虹膜切开术或手术虹膜切除术,然后再按上述原则用药物治疗葡萄膜炎和青光眼。有广泛周边前粘连时,需行滤过手术。

睫状环阻塞性青光眼(ciliary block glaucoma)

睫状环阻塞性青光眼又称恶性青光眼,是一种继发性闭角型青光眼。

1. 多见于抗青光眼滤过性手术后,发病为晶状体与水肿的睫状环相贴,后房的房水不能进入前房而向后逆流并积聚在玻璃体内,使晶状体虹膜隔被推向前方,前房变浅,同虹膜与小梁相贴而房角关闭,眼压升高。晶状体前移也可产生瞳孔阻滞、虹膜膨隆,促使房角关闭。有些病例可在点用缩瞳药后发生,与其睫状环小或晶状体过大,两者间隙狭窄有关。无晶状体眼可发生玻璃体睫状环阻塞。

2. 诊断。

(1) 青光眼术后前房不形成,眼压高,用缩瞳药病情加重,用睫状肌麻痹药病情缓解。其机制是睫状肌麻痹药使睫状环变大,晶状体悬韧带拉紧,晶状体变薄,位置后移,解除了睫状环阻塞,恢复了房水正常通路,前房加深,房角开放,眼压下降。

(2) 如角膜小、前房浅,用缩瞳药后前房变得更浅,眼压升高,应该属此病。如行手术要更为谨慎。

3. 治疗。

(1) 先以药物治疗,尽快滴用 1% 阿托品眼药水,每日数次,待瞳孔散大、前房恢复后可减少至维持量,每日或隔日一次;局部应用皮质类固醇,以控制炎症减轻睫状体水肿;静脉快速滴注甘露醇溶液,使玻璃体脱水,晶状体虹膜隔后移,加深前房;口服碳酸酐酶抑制药,减少房水生成,降低眼压。部分患者药物治疗后病情缓解,可逐步终止。如用药无效,则行手术治疗。

(2) 手术治疗,采取的术式有:①睫状体扁平部切开,玻璃体内和玻璃体后液体抽吸术合并前房注入空气术。②如上述手术失败,可行晶状体摘除术和前段玻璃体切割术。③无晶状体眼者可用 YAG 激光行前玻璃体膜切开术。

(3) 对侧眼尽早行预防性虹膜周边切除术。

四、混合性青光眼

混合性青光眼(mixed glaucoma)是指在同一眼上同时存在两种或两种以上不同类型青光眼。这类青光眼种类繁多,常见的有以下几种。

1. 原发性窄角开角型青光眼随年龄增长,晶状体变厚,晶状体虹膜隔前移,房角进一步变窄。当有瞳孔阻滞时引起闭角型青光眼发作。此类患者应尽早行虹膜周边切除术。

2. 原发性闭角型青光眼由于反复发作,小梁网会受损害,引起房水流畅系数下降。此时眼压升高程度与房角关闭程度不相称,出现原发性开角型青光眼之变化。

3. 原发性开角型青光眼合并继发性房角闭塞,如在原发性开角型青光眼患者眼上易发生中央静脉阻塞,而中央静脉阻塞后又形成新生血管性青光眼。

4. 原发性开角型青光眼并发睫状体炎青光眼综合征。

5. 原发性青光眼在白内障或滤过手术后,前房延缓形成或术后炎症损伤小梁或形成周边前粘连,形成合并术后的继发性开角型或闭角型青光眼。

五、先天性青光眼

先天性青光眼(congenital glaucoma)是指胎儿发育过程中前房角发育异常引起的一类青光眼。6 岁以前发病的称婴幼儿型青光眼,6 岁以后、30 岁以前发病的称青少年型青光眼。约 65% 为男性,70% 为双眼性。

婴幼儿型青光眼(infantile glaucoma)

【病因】

房角结构发育不全:虹膜根部的附着点前移附着于小梁上以及周边虹膜遮盖部分小梁;Schlemm 管和小梁闭塞或缺如;中胚叶组织覆盖房角等。

【诊断】

1. 症状:畏光、流泪、眼睑痉挛,是由于角膜水肿、感觉神经末梢受刺激所致或因眼球扩大下睑睫毛刺激角膜引起。

2. 角膜改变:角膜增大,横径超过 12mm。上皮水肿呈毛玻璃样混浊;后弹力层膜破裂(Haab 纹),发生在水平方向或在周边角膜,与角膜巩膜缘呈同心圆形。狄氏膜破裂及角膜水肿(角膜积水)。

3. 角膜、眼球不断增大,因婴儿眼球壁软弱易受压力的作用而扩张,又名水眼。眼球扩大导致轴性近视。

4. 眼压升高,房水流畅系数低。眼压测量通常在全麻下进行,可用面罩吸入麻醉或口服 6% 水合氯醛麻醉后尽快测量眼压。因房水流畅系数不受全麻影响,因此如进行眼压描记对诊断有帮助。

5. 房角为开角,可见到前述之房角发育异常之变化。

6. 视神经乳头可见青光眼凹陷。

【鉴别诊断】

1. 先天性大角膜:角膜直径可以达 14 ~ 16mm,为性连锁隐性遗传病,常有虹膜震颤,但没有后弹力膜破裂、眼压升高及视神经乳头青光眼凹陷等症状。

2. 非青光眼性角膜混浊:如产伤、眼内炎症、先天性角膜营养不良和先天性代谢异常。

3. 过度流泪:常见于泪道阻塞。

【治疗】

一经确诊应及早手术。早期可行房角切开术或小梁切开术,晚期行小梁切除术。

【随诊】

定期在全麻下复查眼压、眼底并测量角膜直径及眼球轴长(A 超检查)。只有在眼压正常,眼底视神经乳头凹陷未再扩大,角膜直径稳定不变及轴长稳定或减少,才表示治疗达到要求。否则,可以重复小梁切开术,局部加用 β-受体阻断药或改行滤过术。

青少年型青光眼(juvenile glaucoma)

青少年型青光眼也称发育型青光眼,指 6 岁以后、30 岁以前发病的先天性青光眼。幼儿 3 岁以后眼球壁组织弹性减弱,眼压增高一般不引起畏光、流泪、角膜增大等症状和体征。除眼压的波动较大外,其临床表现、诊断和处理同原发性开角型青光眼。

合并其他眼部或全身发育异常的先天性青光眼(glaucoma associated with developmental disorder)

有些眼病和全身病可伴有先天性青光眼,多以综合征的形式表现出来。常见的有以下几种类型:

1. 无虹膜性青光眼。

2. Sturge-Weber 综合征为伴有颜面部血管痣、脉络膜血管瘤的青光眼。

3. 多发性神经瘤病，又称 von Recklinghausen 病，上睑有神经纤维瘤的常伴有青光眼。

4. 视网膜血管瘤病，又称 von Hippel 病。

5. 眼皮肤黑色素细胞增多（太田痣）。

6. Marfan 综合征和 Marchesani 综合征伴有骨骼、心脏以及晶状体形态或位置异常的青光眼。

7. Rubinstein-Taybi 综合征为先天性青光眼，表现为大而宽的拇指脚趾，眼距过宽和智力发育迟缓。

治疗：先用药物治疗，无效再做滤过手术。

（张　虹　刘海霞）

第十章　葡萄膜病

一、虹膜睫状体炎

虹膜和睫状体的血液供给同为虹膜大环，两者常同时发炎，称为虹膜睫状体炎(iridocyclitis)，又称前葡萄膜炎。多发生于青壮年，常反复发作。

【病因】

1. 外源性细菌、病毒、真菌、立克次体、寄生虫及化学毒素随外伤、异物或经伤口或手术直接进入眼内，侵犯葡萄膜组织。直接的外伤刺激亦可致病。

2. 内源性主要由于免疫反应和病原微生物由血流或淋巴转至眼内感染所致。

3. 邻近组织感染严重的角膜、巩膜炎症等可累及葡萄膜组织。

【病理】

血管充血扩张，血管壁通透性增加，渗出液及炎性细胞等进入前房、后房、晶状体后甚或玻璃体中，引起眼部的睫状充血、房水混浊、角膜后沉着物等。

【诊断】

(一) 临床表现

1. 疼痛、畏光、流泪，常有睫状区压痛，畏光剧烈时可有眼睑痉挛及视功能障碍。

2. 睫状充血或混合充血。

3. 房水闪光：用裂隙灯检查房水时，见光束增强、成灰白色混浊，称 Tyndall 现象，严重者前房内形成絮状渗出物或前房积脓。

4. 角膜后沉着物(KP)：房水内大量炎性细胞或纤维素随

房水的对流及温差的影响沉积至角膜内皮面上,多在角膜下方排成基底向下的三角形角膜后沉着物。早期呈灰白色小点状或白色羊脂状小团,后期呈棕灰色。

5. 虹膜改变:虹膜因水肿充血而色泽晦暗、纹理不清,出现虹膜结节、房角粘连。

6. 瞳孔改变:受炎症刺激瞳孔括约肌痉挛,故瞳孔缩小、对光反应迟钝或消失,如未及时散瞳可发生虹膜后粘连,部分后粘连散瞳后形成梅花状瞳孔。全后粘连形成瞳孔闭锁。瞳孔区为纤维素性渗出膜覆盖则为瞳孔膜闭。瞳孔闭锁和瞳孔膜闭导致前后房交通受阻,房水滞留后房。后房压力升高,推虹膜向前,引起虹膜膨隆,并发生继发性青光眼。

7. 其他:晶状体前囊可见色素及炎性渗出物附着,玻璃体可有微尘状混浊,偶见黄斑囊样水肿。

（二）诊断标准

1. 有睫状充血、角膜后沉着物、房水闪光、瞳孔缩小、虹膜后粘连、睫状区压痛者即可诊断为虹膜睫状体炎。

2. 病程在3个月以内者为急性,超过3个月为慢性。

3. 如无房水闪光和角膜后沉着物,仅有虹膜后粘连,诊断为陈旧性虹膜睫状体炎。

（三）鉴别诊断

1. 急性结膜炎以结膜充血和分泌物增多为特征,眼前段正常,无视力障碍。

2. 急性闭角型青光眼常为混合性充血,前房浅,瞳孔扩大,眼压增高。

【治疗】

1. 散瞳:这是关键的首选措施,常用复方托吡卡胺、1%阿托品眼药水或眼膏,急性期每日2~4次。如瞳孔仍放不大可选用1%阿托品溶液、4%可卡因溶液、0.1%肾上腺素溶液等量混合液0.3ml球结膜下注射(有严重心血管疾病者忌用)。

2. 皮质类固醇:轻症者可1.0%泼尼松龙或0.1%地塞米松眼药水每2小时1次;泼尼松龙12.5mg球周注射。重症者可加用全身治疗,口服泼尼松(强的松)30~50mg,每早顿服,病情缓解后减量,7天停药。如伴有后部葡萄膜炎,常用地塞米松10~15mg加入5%葡萄糖溶液250ml中,每日1次,静脉滴注。1周后减量,10天后改泼尼松口服。

3. 抗生素应用:由感染引起的应选用敏感的抗生素或抗病毒药物,局部或全身应用。化脓性葡萄膜炎可用头孢霉素类50~100mg球结膜下注射。

4. 抗前列腺素药常用的有阿司匹林0.3~0.5g,每日1~3次;吲哚美辛25mg,每日3次。

5. 病因治疗:对找到病因者,应积极进行病因治疗;找不到病因者,应注意慢性病灶感染、结缔组织病及免疫病、结核病的存在。

6. 并发症的治疗:继发性青光眼用降眼压药不能控制者可行虹膜周边切除术,但要在炎症控制后;如房角已粘连可行滤过性手术;并发性白内障在炎症控制后,如光定位准确可行白内障摘除加人工晶状体植入术。

二、中间葡萄膜炎

中间葡萄膜炎(intermediate uveitis)是累及睫状体扁平部、玻璃体基底部及周边葡萄膜和视网膜的一种炎症性和增生性疾病,又称周边部葡萄膜炎(peri uveitis)。多见于儿童和30岁以下的年轻人,发病隐匿,呈慢性病程。

【病因】

原因不明,目前多认为是感染、过敏反应及自身免疫性疾病。

【诊断】

1. 眼前黑影飘动,视力轻度下降。

2. 三面镜检查可发现玻璃体内混浊,周边部视网膜有渗出物,多在血管附近,个别患者有黄斑水肿。

3. 常有并发性白内障发生,表现为后囊下混浊,进展缓慢。

【治疗】

目前尚无特效治疗,局部治疗同一般葡萄膜炎,宜短期散瞳。前节炎症活动不重者可 7 ~ 14 天眼周注射一次泼尼松龙 12.5mg，或甲泼尼龙 40mg，严重者可每日口服一次泼尼松 60mg，2 周后减量。对激素治疗无效者可采用免疫抑制药，也可冷凝炎性部位。

三、脉络膜炎

脉络膜炎（choroiditis）是指由各种原因引起的脉络膜、玻璃体后部以及视网膜组织炎性病变的总称，又称后葡萄膜炎（posterior uveitis）。脉络膜炎依其病灶的分布情况可分为局灶性脉络膜炎、播散性脉络膜炎和弥漫性脉络膜炎。

【病因】

1. 感染病原体有结核、梅毒、钩端螺旋体、弓形虫、囊虫、肺炎球菌、念珠菌、疱疹病毒、风疹病毒、麻疹病毒等。

2. 非感染性主要为免疫性或过敏性及对坏死肿瘤组织的炎性反应等。

【诊断】

1. 症状：眼前黑影飘动。如累及黄斑区，可有视力减退、闪光感、视物变形。

2. 眼底改变：玻璃体后部尘状或絮状混浊，视网膜可见弥漫性水肿或病灶区视网膜水肿及视网膜下黄白色渗出，有时有小出血点。晚期可出现色素或脱色素区，呈黄白色或灰白色，境界清楚，病灶内可见色素斑点。其周围有色素围绕，呈陈旧病灶。炎症后期因视网膜色素上皮萎缩程度、脉络膜萎缩程度的不同，有的眼底呈晚霞样红，有的大病灶见粗大的脉络膜血管及白色虹膜。

【治疗】

能明确病因者，应针对病因治疗。

局部可用泼尼松龙 12.5mg，或甲泼尼龙 40mg 球旁注射，每周一次，全身应静脉滴注地塞米松，以后改口服泼尼松维持。病情严重，皮质类固醇治疗无效者，可用免疫抑制药：环磷酰胺口服 1 ~ 2mg/(kg · d)（宜饭前），硫唑嘌呤口服 1 ~ 2.5mg/(kg · d)，环胞素

A 口服 5～7mg/(kg·d)，一次或分次服用。注意需每周检查白细胞和血小板，如白细胞<4×10^9/L、血小板<100×10^9/L 应停药。其他治疗同前葡萄膜炎。

四、全葡萄膜炎

虹膜、睫状体、脉络膜同时发生炎症称全葡萄膜炎(total uveitis)。

病因、诊断、治疗参照"虹膜睫状体炎"和"脉络膜炎"。

五、特殊类型的葡萄膜炎

交感性眼炎

交感性眼炎(sympathetic ophthalmia)是指发生于一眼球穿通伤或内眼术后的双侧肉芽肿性葡萄膜炎，受伤眼被称为诱发眼，另一眼则称为交感眼。从一眼受伤或手术到另一眼发生交感性眼炎时间间隔从 2 周至 2 年不等，最危险期为 4～8 周。

【病因】

尚不明，一般认为与自身免疫因素有关。

【病理】

眼球穿通伤或内眼手术提供了眼内自身抗原暴露并到达局部(结膜)及全身淋巴结的机会，使眼内组织抗原如葡萄膜黑色素相关抗原、细胞视网膜可溶性抗原即 S 抗原、晶状体抗原等接触淋巴系统而引起自体免疫反应。免疫遗传学研究显示交感性眼炎与 HLA-A11 抗原有关。

【诊断】

(一) 临床表现

1. 一眼有外伤，尤以睫状体部受伤或内眼手术后，有葡萄膜炎症，经治疗难以恢复且健眼也出现刺激症状。

2. 交感眼。

(1) 眼前段表现通常为急性肉芽肿性前葡萄膜炎，羊脂状 KP。

(2) 眼后段改变:眼底周边多发 Dalen-Fuchs 结节为典型病变,后极部可有视神经乳头充血,其周围视网膜水肿,视网膜可见黄白色点状渗出,或伴浆液性视网膜脱离。后期可因色素脱失眼底呈晚霞状改变。

(二) 鉴别诊断

1. 对一眼有外伤史,另眼有刺激症状者,应尽可能排除原发病灶。

2. 双眼晶状体性色素膜炎者,健眼有白内障。

3. VKH 临床症状相似,但无眼外伤史。

4. 贝赫切特综合征(Behçet 病,白塞综合征)有多系统的慢性损害。

【治疗】

1. 预防为主,正确处理眼球穿通伤,及时修复创口,避免葡萄膜嵌顿及预防感染。关于眼球摘除伤眼是否具有预防作用,尚有争议。对有望保存视力和眼球者,应尽可能修复伤口。对修复无望的眼球破裂,可慎行眼球摘除术。

2. 交感性眼炎的治疗,主要原则同葡萄膜炎,尽早用足量的激素和广谱抗生素。常用地塞米松 10 ~ 20mg 静脉滴注,每日 1 次,以后渐减量,疗程应长于其他葡萄膜炎,炎症控制后应继续给维持量数月。以上用药效果不佳者可选用免疫抑制药如环磷酰胺、苯丁酸氮芥(瘤可宁)、环孢素等。如葡萄膜炎症持久不愈,视力已丧失,可考虑摘除眼球。

Vogt-小柳原田综合征

Vogt-小柳原田综合征(Vogt-Koyanagi-Harada syndrome, VKH)是指主要表现为双眼弥漫性渗出性色素膜炎(葡萄膜炎),同时伴有头痛、耳鸣、颈项强直以及白发、脱发、白癜风等累及多器官系统的临床综合病征,又称色素膜脑膜炎。最初是 Vogt 和 Koyanagi(小柳)先后报告的以眼前段炎症为主(Vogt 小柳综合征),以后 Harada(原田)报告类似眼病以眼后段炎症为主(原田综合征)。多发生于青壮年,易复发。

【病因】

尚无定论,普遍认为由自身免疫反应所致,与 HLA-DR4、HLA-DRw53 表型相关。也有人认为与病毒感染有关或者是两者综合因素引起。

【诊断】

(一) 临床表现

1. 双眼视力急剧下降,常伴有头痛、头昏、耳鸣、头皮过敏、发热及脑膜刺激征等眼外前驱病变。恢复期可出现脱发、毛发皮肤变白、白癜风改变。

2. Vogt-小柳综合征的眼部表现与急性虹膜睫状体炎相似,双眼睫状充血,角膜后沉着物,房水混浊,瞳孔缩小并易发生虹膜后粘连。

3. 原田综合征则以弥漫性渗出性脉络膜炎为主。眼底改变:玻璃体混浊,视神经乳头及后极部视网膜水肿,严重者可引起视网膜脱离。

4. 炎症消退后视网膜复位,脉络膜及视网膜色素上皮色素脱失,眼底呈晚霞状改变。

(二) 实验室检查

部分患者脑脊液淋巴细胞及蛋白含量增高。

(三) 鉴别诊断

交感性眼炎:有外伤史,无脑膜刺激征及脑积液改变。

【治疗】

1. 充分散瞳。

2. 早期要足量应用激素,开始可用泼尼松 100mg/d,每晨顿服,3 ~4 周内减至泼尼松 40 ~60mg/d,最后至维持量。疗程要长,不少于 3 ~6 个月。

Behçet 病

Behçet 病为慢性多系统损害的疾病。复发性口腔溃疡、阴部溃疡、皮肤损害和色素膜炎(葡萄膜炎)为本病的主要特点。

多为双眼发病,男性多于女性,易复发。

【病因】

病因不明。多认为是免疫复合物引起多系统、多器官的疾病。

【病理】

闭塞性的小动脉炎、小静脉炎是该病的基本病理改变,已证明是免疫复合物 Arthus 反应所致。

【诊断】

(一) 临床表现

1. 眼前段受累,以双眼复发性急性虹膜炎或慢性虹膜睫状体炎并前房积脓为本病的重要特征。

2. 眼后段主要表现为血管炎、视网膜水肿、渗出、出血和视网膜梗死,形成大片状灰白色混浊,视神经乳头充血、水肿,到最后因血管闭塞而萎缩。

3. 除眼部以外的主要表现为复发性口腔溃疡、生殖器溃疡、关节炎、神经系统损害及皮肤改变(结节性红斑、皮肤针刺反应阳性)。

(二) 诊断标准

1. 1 年复发 3 次以上的口腔溃疡。

2. 下面四项中有两项即可诊断:①复发性生殖器溃疡或生殖器瘢痕。②眼部损害(前葡萄膜炎、后葡萄膜炎、玻璃体内细胞或视网膜血管炎)。③皮肤损害(结节性红斑、假毛囊炎或丘疹或发育期后的痤疮样结节)。④皮肤过敏反应阳性。

(三) 鉴别诊断

1. 伴有视网膜血管炎的色素膜炎(葡萄膜炎),一般无皮肤黏膜改变。

2. 伴有前房积脓性前色素膜炎(葡萄膜炎),虽也有关节炎但眼后段正常。

【治疗】

1. 局部用药:散瞳,滴用激素类眼药水。眼前段受累,特别是出现前房积脓者可给予滴眼剂。

2. 糖皮质激素:急性炎症或有全身症状者,口服或静脉滴注皮质类固醇类药物。当出现严重的视网膜炎或视网膜血管炎,可大剂量短期使用,以缓解对视功能造成严重破坏。可与其他免疫抑制剂联合应用,使用剂量一般为20~30mg,但慎重长期用药。

3. 免疫抑制剂:眼后段受累者可首选苯丁酸氮芥0.1mg/(kg·d),一般治疗5~6月后或待病情稳定3~4月后可逐渐减量,经过3~4月后减至2mg/d,一般治疗时间在1年以上。在治疗过程中,应每两周行肝肾功能和血常规检查,如发现异常应减药或停药。也可首选环孢素5mg/(kg·d),或选用秋水仙碱、环磷酰胺、硫唑嘌呤等。

4. 其他:血浆交换法以去除过多免疫复合物,或注射丙种球蛋白等可能改善症状,减少复发。

Fuchs虹膜异色性虹膜睫状体炎

Fuchs虹膜异色性虹膜睫状体炎(Fuchs heterochromic iridocyclitis)是一种不明原因的以虹膜脱色素为特征的慢性非肉芽肿性葡萄膜炎,主要表现为虹膜异色、慢性睫状体炎及并发性白内障等。多见于青年及中年人,90%为单眼受累,无性别差异。

【病因】

不明。可能为免疫性眼病。

【病理】

表现为单核细胞浸润,其中浆细胞较多。患者血清和房水内有免疫复合物,表现在虹膜血管壁上有免疫复合物沉着,从而使虹膜小血管阻塞而产生新生血管。

【诊断】

(一)临床表现

1. 角膜后可见细小灰白色、微粒状沉着物,房水闪光阴性。

2. 虹膜色泽暗灰、纹理不清,基质萎缩,透出红光反射无后粘连,显示双眼虹膜颜色差别。易出现Koeppe结节。

3. 晶状体后皮质出现细小灰白色混浊，并迅速发展至全部皮质混浊。

4. 玻璃体可见尘埃样混浊，少数患眼眼底周边部可见脉络膜渗出病灶。

（二）鉴别诊断

1. 慢性虹膜睫状体炎有弥漫性虹膜萎缩、色素性沉着物及虹膜后粘连。

2. 单纯性虹膜异色症为遗传性改变，无炎症表现。

3. 继发性虹膜异色虹膜炎引起的虹膜萎缩。

【治疗】

本病无需特殊治疗，一般对症处理。一般不需要糖皮质激素点眼，更无须全身治疗。前房炎症明显时，可给予短期点眼治疗。白内障危害视力者可手术摘除。有青光眼者可药物或手术治疗。

晶状体诱发性葡萄膜炎

晶状体诱发性葡萄膜炎（lens induced uveitis）是由于白内障囊外摘除或晶状体损伤、过熟期白内障，使晶状体蛋白作为自身抗原进入房水而引起的葡萄膜的超敏反应。

【病因】

本病是一种由晶状体蛋白引起的自身免疫性疾病。炎症的反应强度与晶状体皮质存留的多少有关。

【病理】

正常情况下房水内少量晶状体蛋白是可以耐受的，当大量晶状体蛋白进入房水内，耐受性被破坏，T 细胞对 B 细胞抑制作用减少，使 B 细胞产生的抗晶状体蛋白抗体量增加。大量抗体与晶状体蛋白抗原结合，在补体参与下形成免疫复合物沉着于葡萄膜血管引起 Arthus 型炎症反应。

【诊断】

（一）诊断依据

有致病原因的病史存在，潜伏期 1 ~ 10 天。表现为虹膜睫状体炎的体征：KP 细小，闪光弱阳性，前房穿刺可见房水内嗜酸粒细胞增多。玻璃体轻度混浊，眼底多无改变。

严重者可表现为晶状体过敏性眼内炎，表现为眼痛、视力减退、角膜及结膜水肿、房水混浊或前房积脓，严重者虹膜后粘连。

（二）鉴别诊断

1. 交感性眼炎为全葡萄膜炎症，当健眼发炎时，外伤眼也同时有炎症。如果对侧眼是晶状体性炎症，外伤眼没有炎症表现。

2. 术后、伤后感染发病急，刺激症状突然加重，前房炎症反应明显。

3. 晶状体溶解性青光眼眼压升高。

【治疗】

1. 局部和全身应用皮质激素，散瞳。

2. 及时摘除白内障或清除眼内残留的晶状体皮质。

急性视网膜坏死综合征

急性视网膜坏死综合征（acute retinal necrosis syndrome，ARN）为某些病毒[单纯疱疹病毒（HSV），带状水痘病毒（VZV）]感染眼后段所致。典型的 ARN 包括下述三联征：

1. 视网膜、脉络膜动脉阻塞性血管炎。

2. 好发于周边部视网膜的融合性、坏死性视网膜炎。

3. 中度到重度的玻璃体炎。

眼前段炎症、视神经炎和晚期出现的孔源性视网膜脱离也常见于本病。

自 1971 年日本 Urayama 首次报道至 1985 年，国外共报道 78 例共 108 眼。我国自 1988 年后，已报道 20 余例。本病无种族易患性。男：女=1.5：1。年龄范围 9～89 岁。单眼发病约占 63%，双眼占 37%，双眼可先后发病。眼别无明显差异。

【病因】

以往认为 ARN 综合征的发病机制是原发性血管阻塞，或为一种内源性的葡萄膜炎。在 20 世纪 80 年代早期,经研究,本病患者血清中 VZV 效价升高,1984 年在患者眼内液中检测 VZV 抗原阳性,并在 ARN 患者玻璃体液中培养出 HSV。因此肯定疱疹病毒族为 ARN 综合征的致病源。①HSV 感染常见于年轻患者(即 20 岁的发病高峰)。②VZV 多见于年长者(亦即 60 岁的发病高峰)。③CMV(巨细胞病毒)为可能致病源。大多数 ARN 综合征被认为是由于潜伏的疱疹病毒感染再度重新活化的缘故。由于它是视神经病毒,是沿视神经向下播散,也可能通过眼部某条脑神经运转病毒。因此,原发性病毒感染再加上再度重新活化病毒的作用,就能引起 ARN 综合征的发生。眼部感染也可通过受感染的淋巴细胞,使病毒穿过血-视网膜屏障,经血源性播散引起。

【诊断】

(一) 临床表现

1. 自觉症状:视物模糊、眼红痛、畏光、眼前黑点飘动或伴有轻度眶周痛及头痛。

2. 眼部检查。

(1) 视力下降:视力损害的程度与眼部病变轻重和病损范围有关。患者中约 1/3 的眼完全失明,2/3 的眼视力约在 0.05 以下,仅有 16% 的眼尚可保持在 0.6～1.0。

(2) 眼前段葡萄膜炎:轻或中度睫状充血,角膜后细小沉着物或羊脂状沉着物前房闪辉(+),偶有纤维蛋白渗出,前房积脓极少见。

(3) 玻璃体混浊:病初玻璃体内有细胞浸润轻度混浊,继之混浊浓密如胶状或呈膜状,随眼球运动而移动。混浊物为大量玻璃体炎性细胞和视网膜坏死组织碎片释放于玻璃体胶中所致。

(4) 眼底检查:①视神经乳头充血和水肿。黄斑部长期正常或有水肿及出血。②视网膜动脉均较细,色略淡黄,粗细不均,血柱间断,有如串珠状改变。小静脉亦有浸润阻塞或鞘化。③可见与受累血管相应的少量或中等量视网膜出血。④视网膜坏死表现为视网膜变白,融合区呈小斑块状到宽带状不等,活动性坏死区的视网膜较正常略厚,可呈浊黄色。坏死的视网膜和正常的视网膜分界明显，光滑，呈地图状。坏死起于周边，后期向黄斑区进展。多沿视网膜大血管分布，也见到数个不相连的坏死斑，各自发展侵犯，而后相互融合成片。⑤病程至炎症静止时，视网膜周边白色病灶渐吸收并遗留色素紊乱及萎缩灶，视网膜动脉闭塞如白线，视神经乳头萎缩变白。同时可见玻璃体机化膜形成，类似增生性玻璃体视网膜病变，牵拉视网膜，导致正常视网膜与白色坏死区边缘处出现多发性裂孔，终致视网膜脱离。

(5) 眼电生理检查：b 波及 a 波下降，显示周边视网膜感光细胞的功能下降。

(6) 眼 B 超检查：对于玻璃体严重混浊而妨碍眼底检查时，B 超检查对诊断有无视网膜脱离极有帮助。

(7) 视网膜血管荧光造影：检查显示视网膜小动脉及脉络膜毛细血管床阻塞。动、静脉充盈迟缓，动脉呈节段状充盈，静脉稍扩张，视网膜周边可见多个无毛细血管灌注区；晚期为斑状荧光着色光区，融合成大片强荧光，视神经乳头见荧光渗漏。

（二）并发症

1. 视网膜坏死区在炎症消退后视网膜变薄、萎缩，伴色素上皮改变。

2. 增生性玻璃体视网膜病变。

3. 多发性视网膜裂孔及孔源性视网膜脱离（约占 75%）。

4. 视网膜及视神经乳头新生血管形成，伴有玻璃体积血。

（三）鉴别诊断

根据 ARN 综合征的发病急、不复发、早期严重的葡萄膜玻璃体炎，眼底周边部视网膜白色坏死病灶和血管闭塞，以及晚期并发多孔性视网膜脱离等特点，较易诊断。

1. Behçet 综合征病程缓慢，反复发作，有口腔溃疡及生殖器溃疡，并有皮肤血管炎病史。

2. 弓形虫脉络膜炎可根据血清阳性反应和弓形虫原虫素皮肤试验来鉴别。

3. 结节病眼部表现与 ARN 综合征相似，但通过肺部 X 线检查、血管紧张素转化酶测定和镓扫描等，可对其鉴别诊断。

4. 其他中间葡萄膜炎、原田病及其他肉芽肿性葡萄膜炎，其眼底均有相关典型改变，且病程长，视力预后好。

【治疗】

（一）药物治疗

1. 抗病毒治疗：阿昔洛韦（无环鸟苷），成人剂量为每日 1500mg/m^2，分 2～3 次静脉滴注。用药 14～21 日后改口服，400～600mg，每日 5 次，用至起病后 6 周。对于 50 年长患者多为 VZV 感染，宜选用更昔洛韦 5mg/kg 静脉滴注，每 12 小时 1 次，持续 3 周后改为每天 1 次，持续 4～6 周。如疗效不佳，可联合玻璃体腔注射更昔洛韦 200～400μg，每日 1 次。

2. 抗血栓治疗：小剂量阿司匹林 125～650mg/d，或肝素。

3. 糖皮质激素：泼尼松 60～80mg/d，用 1 周，2～6 周间，剂量递减（与抗病毒药联合使用）。如有眼前段炎症，可加用激素药局部点用。

（二）激光光凝及手术治疗

1. 在视网膜炎症坏死区后行激光光凝，对预防视网膜脱离有一定作用（75% 并发视网膜脱离）。

2. 发生视网膜脱离时，多需要做玻璃体手术，以挽救患眼。

六、原发性回旋性脉络膜、视网膜萎缩

原发性回旋性脉络膜、视网膜萎缩（gyrate atrophy）为常染色体隐性遗传，多为双眼发病，无性别差异。发病年龄多在 20～30 岁。

【病因】

本病与高鸟氨酸血症有关，由于鸟氨酸酮转氨酶活性不足或缺乏，导致视网膜脉络膜内脯氨酸缺乏而引起眼底改变。

【诊断】

（一）临床表现

1. 20～30 岁开始出现夜盲、视力下降并逐渐加重，随后出现色觉障碍。

2. 眼底改变：早期赤道部出现边界清楚、呈锯齿状的脉络

膜萎缩斑。萎缩斑逐渐扩张,最后融合成花环状。黄斑不受累,视神经乳头呈蜡黄色。

3. 视野早期出现环形暗点,后向心性缩小,与眼底改变相一致。

4. 眼底荧光血管造影早期可见境界清楚的回旋形萎缩区,荧光渗漏。晚期出现巩膜强荧光。

5. ERG 及 EOG 均异常。

(二) 实验室检查

血浆、房水及尿鸟氨酸值增高,鸟氨酸酮酸氨基转化酶活力低于正常。

【治疗】

1. 低精氨酸饮食以降低血浆鸟氨酸含量。

2. 维生素 B_6 300 ~ 700mg/d。

3. 补充肌酸及赖氨酸,也可试给脯氨酸。

七、色素膜的先天异常

无 虹 膜

无虹膜(aniridia)是少见的眼部先天畸形。由于视杯前部的生长和分化受到阻碍,虹膜不能充分发育所致。外观看不到虹膜组织,裂隙灯下可见晶状体悬韧带及晶状体赤道部暴露及睫状突结构,房角镜下见发育不全的虹膜根部。有继发性青光眼和白内障趋势。患者常有严重畏光及睑裂变小,也伴有其他眼部发育异常,如眼球震颤、斜视等。

本病无特殊疗法。可配戴一般的有色眼镜或戴中央有孔的有色角膜接触镜。有白内障、青光眼者可考虑手术治疗。

虹 膜 缺 损

虹膜缺损(coloboma of iris)是由于胚胎发育过程中视杯下方的胚裂闭合不全所致,患者瞳孔多呈梨形,尖端向下,瞳孔上缘略向下移位。

有虹膜缺损者往往也有睫状体缺损和脉络膜缺损同时存在。

先天性永存瞳孔膜(瞳孔残膜)

先天性永存瞳孔膜(congenital persistent pupillary membrane)为胚胎时晶状体表面血管萎缩吸收不全的残迹。颜色与虹膜相同,呈丝状和膜状或网状。从一侧的虹膜卷缩轮跨越瞳孔附着在对侧的虹膜卷缩轮处。

一般无需治疗,如膜状物遮盖瞳孔而影响视力者,可考虑手术或激光治疗。

脉络膜缺损

脉络膜缺损(coloboma of choroid)是由脉络膜发育不全、眼泡胚裂闭锁不全所致。

眼底所见自视神经乳头下方开始有大片巩膜暴露,多大于数个视神经乳头直径,见缺损区浅面有视网膜血管,缺损区边缘常有不规则的色素围绕。视野检查可发现与脉络膜相应的缺损区。多为双眼,常伴有其他先天异常,如小眼球,虹膜、视神经、晶状体缺损等。

本病无特殊治疗。

八、葡萄膜肿瘤

良性肿瘤为以下几种类型。

虹　膜　痣

虹膜痣(iris nevus)是由异常的色素细胞堆积在虹膜浅层基质形成。多为先天性。

检查所见,在虹膜下方及颞下方为好发部位,常见于近瞳孔缘、虹膜的睫状区域,也见于前房角处。表面平整,大小不等,边界清晰,呈深褐色斑,多为良性。如痣颜色加深且增大,是恶变的先兆,应严格观察,必要时手术治疗。

虹膜囊肿

虹膜囊肿(iris cyst)按病因可分为先天性、特发性、炎症渗出性、寄生虫性和外伤性。尤以外伤植入性虹膜囊肿最为常见。

【病因】

多由眼球穿孔伤或内眼手术引起。结膜或角膜上皮组织或睫毛由手术器械通过眼球伤口带入眼内,不断增生形成囊肿。

【诊断】

(一) 临床表现

1. 珍珠样囊肿:多为单个的灰白色或淡黄色圆形或椭圆形囊肿,有光泽,形似珍珠而得名。

2. 浆液性囊肿:多见于角膜伤口的患者。多发生于虹膜基质,呈透明或半透明泡状隆起,有的与角膜内皮相贴。

(二) 诊断标准

根据外伤史、眼部手术史、囊肿形态不难诊断。在虹膜后面的囊肿可做 B 超、OCT 扫描、放射性核素检查。

【治疗】

小而静止的囊肿无需治疗,如长大,侵犯角膜内皮或继发青光眼者,需进行治疗。方法有剥离切除术、Nd:YAG 激光术、三氯醋酸或硬化剂注射法、透热术等。

脉络膜血管瘤

脉络膜血管瘤(choroidal hemangioma)为先天性血管畸形,一半患者伴有眼睑或颜面血管瘤,以青年人多见。

【诊断】

(一) 临床表现

1. 视力逐渐减退,视物变形。

2. 眼底改变:在视神经乳头及黄斑附近可见红色球形隆起,表面有色素沉着。视网膜水肿、浆液性脱离。

3. 视野缺损可呈扇形半侧缺损;晚期患者呈岛状视野。

4. 如同时伴有眼睑或颜面部血管瘤或脑膜血管瘤以及青

光眼,称 Sturge-Weber 综合征。

5. 眼底荧光血管造影早期呈不规则的脉络膜血管形态的强荧光,动静脉期,荧光素迅速渗漏,杂以强荧光点,视网膜毛细胞血管扩张。

(二) 特殊检查

B 超可见实质性占位病变。

(三) 鉴别诊断

1. 脉络膜黑色素瘤眼底荧光血管造影有助于鉴别。

2. 脉络膜转移癌见下节。

【治疗】

激光封闭来自脉络膜的瘤体滋养血管的眼底光凝治疗为首选方法,TTT 和 PDT 治疗孤立性脉络膜血管瘤也有较好效果。

脉络膜骨瘤

脉络膜骨瘤(choroidal osteoma)是原始中胚叶残留的迷离瘤。为先天性疾患,多见于青年女性。

本病应与脉络膜无色素性黑色素瘤、脉络膜转移癌、脉络膜血管瘤等鉴别诊断。

【诊断】

(一) 临床表现

1. 视力下降,视物变形。

2. 眼底改变:视神经乳头附近出现黄白色或黄色边界不清的隆起,表面有色素斑块。

3. 眼底荧光血管造影早期病变处出现强荧光,并逐渐增强,晚期出现斑驳状荧光。

(二) 特殊检查

1. B 超:肿瘤在图像上显示为亮光带,在其后有声影,与肿瘤等宽。

2. CT:眼球后部出现高密度影像。

【治疗】

如肿瘤位于黄斑区以外,可考虑行激光治疗。位于黄斑区的肿瘤可随访观察,合并脉络膜新生血管膜可考虑 PDT 或 TTT 治疗。

恶性肿瘤为以下几种类型。

脉络膜恶性黑色素瘤

脉络膜恶性黑色素瘤(malignant melanoma of choroid)是成年人最多见的眼内恶性肿瘤。多发生于 50~70 岁的中、老年人,单侧性。肿瘤常位于眼球后极部,早期眼底呈椭圆形或半球形状隆起,色素分布不均,呈棕灰色或棕黑色,一旦玻璃膜破裂,肿瘤在视网膜下腔向各方面自由发展,而形成一个典型蕈状肿物,即肿瘤顶部呈球形膨大,在玻璃膜处呈细颈,在脉络膜上有较宽的基底,肿瘤周围有渗出性视网膜脱离。因为渗出物、色素及肿瘤细胞可阻塞房角,当肿瘤压迫涡状静脉,影响血液回流或肿瘤坏死引起大出血时也可发生青光眼。肿瘤还穿破眼球壁向眶内蔓延或随血流转移至肝、肺、肾、脑、骨髓等组织。

【诊断】

(一)临床表现

1. 视力下降,视物变形,有小视症或大视症并逐渐加重,严重者可有眼红、胀痛,头痛伴有恶心、呕吐。

2. 角膜知觉减退,巩膜及虹膜血管扩张,前房积血、积脓等。

3. 眼底改变早期,后极部可出现色素性半球形或椭圆形隆起,色素分布不均,可见黄白色玻璃膜疣。若肿瘤向视网膜生长则呈蘑菇形。

4. 视野缺损随病程而加重。

5. 眼底荧光血管造影,早期呈斑驳状荧光,晚期呈弥漫荧光并有荧光环。

(二)超声检查

肿瘤自眼球壁呈蘑菇状隆起,前缘回声光点密而亮,后缘为暗区。

(三)鉴别诊断

局限性脉络膜血管瘤,肿瘤多位于视神经乳头周围和近赤道部,无色素,色浅红,轻度隆起,边缘不整齐且无刺激反应。

【治疗】

小范围的肿瘤可行激光光凝、放射治疗、瘤体局部切除和TTT治疗。范围较大且在后极部者行眼球摘除术,但不能挤压眼球,以防肿瘤扩散转移。如已发现有扩散者应行眼眶内容物摘除术。

脉络膜转移癌

脉络膜转移癌(metastatic carcinoma of choroid)是全身性癌肿经血运转移至脉络膜。好发于眼底后极部。乳腺癌、肺癌、肾癌、胃癌为常见原发灶器官。

【诊断】

(一)临床表现

1. 视力减退逐渐加重,伴有头痛、眼痛,因压迫睫状神经,常恶心、呕吐。

2. 视野出现中心暗点。

3. 眼底改变:单眼或双眼后极部出现黄白色或灰黄色隆起,边缘不光滑,视网膜脱离。

4. 眼底荧光血管造影早期呈无脉络膜背影的暗区,动静脉期可见视网膜血管爬行其上,晚期则呈斑驳状荧光。

(二)特殊检查

1. B超:肿瘤呈扁平隆起,基底广泛,厚薄不一。

2. X线、CT检查找出原发灶。

本病应和脉络膜黑色素瘤、脉络膜血管瘤等鉴别。

【治疗】

可行局部照射放射治疗,以及TTT或PDT治疗。但已有脑等部位转移者,已属晚期。如为解除患眼的疼痛或已有顽固的青光眼可考虑做癌眼的眼球摘除。

(刘恒明　陈建斌)

第十一章　视网膜病

一、视网膜血管病

视网膜中央动脉阻塞

视网膜中央动脉阻塞(central retinal artery occlusion)多为老年人常见的急性致盲眼病之一。视网膜中央动脉供应视网膜内层,睫状后动脉分支形成脉络膜毛细血管供应视网膜外层并有分支形成睫状视网膜动脉。视网膜中央动脉为终末动脉,其阻塞则引起视网膜急性缺血,视力下降,是致盲的急症之一。

本病单眼多见,发病率约为1/5000。

【病因】

1. 血管栓塞:有胆固醇栓子、血小板纤维蛋白栓子、钙化栓子等。

2. 血管痉挛:见于早期高血压、血管无器质性改变但血管舒张功能不稳定的青年人。

3. 血管壁的改变及血管外部受压包括动脉硬化、血管炎症及眼压、眶压增高的疾病。可为单因素致病,亦可为上述多因素综合致病。

【诊断】

1. 部分患者有"一过性黑朦"先兆症状,数分钟后视力恢复正常,反复数次,视力突然消失。

2. 视力突然下降或无光感,瞳孔散大,直接对光反应消失,间接对光反应存在。如有分支阻塞,则在相应区域产生视野缺损。

3. 眼底检查。

(1) 视神经乳头色略淡或苍白,边缘欠清。

(2) 视网膜动脉管径狭细。

(3) 视网膜弥漫性水肿,呈乳白色。

(4) 黄斑区樱桃红斑(以上可简称为细、白、红视网膜三联征)。

(5) 如分支阻塞,则在其供血区出现视网膜灰白色水肿。

4. 荧光素眼底血管造影示视网膜动脉无灌注或迟缓充盈。

5. 视觉电生理检查 OPs 波及 b 波降低或消失。

【治疗】

因视网膜对缺血、缺氧极为敏感,治疗愈早,疗效愈好。治疗原则:扩血管,降眼压,改善微循环,增加营养。

1. 视网膜中央动脉痉挛或阻塞发生时,应立即用血管扩张药,如亚硝酸异戊酯(每安瓿 0.2ml)吸入。硝酸甘油片 0.3 ~ 0.6mg 舌下含服,每日 2 ~ 3 次。妥拉唑林 12.5 ~ 25mg 球后注射,每日 1 次。烟酸片 0.1mg,每日 2 ~ 3 次。

2. 降低眼压以提高眼内的灌注压,如按摩眼球或前房穿刺,也可口服乙酰唑胺。

3. 高压氧疗法 90% O_2 +10% CO_2 扩张血管并增加血氧含量。

4. 溶解血栓可用尿激酶 1 万 ~ 2 万 U 静脉滴注或用纤溶酶之激活剂溶解血栓。

5. 有炎症者,可使用抗炎药类固醇和吲哚美辛等,并加用营养视神经药物,如维生素 B_1、B_{12} 及 ATP 等药物。其他药物可用口服阿司匹林及双嘧达莫等血小板抑制剂和活血化淤中药。如有全身疾病应按内科治疗,以除去病因。

6. 复方樟柳碱患侧颞浅动脉旁皮下注射或球后(球旁)注射:2ml,每日 1 次,14 天为一疗程,可用 2 ~ 4 个疗程。复方樟柳碱注射液的主要成分为樟柳碱和普鲁卡因,樟柳碱是从茄科植物唐左特山莨菪分离出的一种生物碱,有缓解平滑肌痉挛、散瞳、抑制唾液分泌等抗胆碱作用,其中枢作用强。这两种成分通过注射部位颞浅动脉旁皮下的自主神经末梢,调整脉络膜血管的自主神经活动,使脉络膜血管活性物质稳定在正常范围,从而改善脉络膜血管运动功能,解除脉络膜因缺血而致的血管痉挛,恢复正常血管舒缩功能,促进侧支循环的建立,增加眼血流量,改善眼部供血状况,使缺血病变局限,水肿消除,视力提高。

【疗效及预后】

视网膜中央动脉阻塞,如在发病后一个半小时内经积极抢救,视力恢复尚佳。耽误治疗时机,则视力恢复无望。如患眼有睫状视网膜动脉者,可保留部分视力。

视网膜中央静脉阻塞

视网膜中央静脉阻塞(central retinal vein occlusion)是一种常见的眼底疾病。阻塞部分多位于视神经乳头筛板区或筛板后区的视网膜中央静脉的主干。视网膜中央静脉阻塞较中央动脉阻塞多见,其比率约为 7∶1,男性多于女性,常单眼发病,是老年人视力减退的常见病因。

【病因】

视网膜静脉阻塞的病因较复杂,系多因素致病,与以下因素有关。

1. 血管壁的改变:由于动脉硬化使筛板处中央静脉受压,血流阻滞;或因静脉血管炎症致管壁增厚,管腔狭窄,血流变缓,血栓形成。

2. 血液流变学的改变:因某些疾病导致血液成分的改变,血液黏滞度增高,血小板聚集性增强,血液凝固性增加,致血栓易于形成。

3. 血流动力学的改变:因眼压增高或灌注不良,致静脉回流受阻,血流淤滞,促进血栓形成。

【诊断】

1. 视力突然减退。眼前出现暗点或部分视野缺损。病变累及黄斑时,则中心视力明显下降。

2. 眼底检查:①视神经乳头水肿,边缘欠清,表面有浅层或深层出血斑。②视网膜水肿,以视神经乳头为中心沿阻塞静脉分布区呈放射状或火焰状广泛出血斑。③视网膜静脉迂曲怒张,时隐时现走行于视网膜内,呈腊肠状。动脉狭细。④视网膜偶见棉絮状斑。⑤黄斑正常或有囊样水肿。⑥出血者则可形成视网膜前舟状出血斑,更重者则穿破内界膜成为玻璃体积血。⑦晚期纤维增生可致牵拉性视网膜脱离。⑧可发生新生血管性青光眼。

以上检查,前五项病变程度较轻者多为轻型(即非缺血型),视力可部分恢复。若前五项病变程度重,则多为重型(即缺血型),视力严重障碍,且常伴有后三项改变。少数轻型可恶化转变为重型。荧光眼底血管造影是区分非缺血型和缺血型(视网膜无灌注区大于5~7PD)的重要依据。

3. 视网膜电流图检查:b波降低,重者明显下降,如熄灭,则示预后不良。

4. 眼底荧光血管造影:视网膜血管迟缓充盈,视神经乳头及静脉有荧光渗漏,血管迂曲扩张,静脉管壁着染,微血管瘤呈点状弱荧光,出血区大片荧光遮蔽,黄斑为花瓣状或蜂窝状渗漏。晚期,周边视网膜有大片无灌注区,视神经乳头面有侧支血管或扩张的毛细血管,后者可见荧光渗漏。

以上为中央静脉阻塞的各项检查。如为分支静脉阻塞,则在血管受累支相应范围内有以上改变,虽病变较轻,预后亦较好,但部分患者仍可发生视网膜新生血管,故对此类患者仍应随诊观察两年,并在半年至一年行眼底荧光血管造影检查。

【治疗】

治疗原则:病因治疗,防治血栓形成。如降低血压和眼压,降低血液黏稠度,减轻血栓形成和组织水肿,促进出血吸收。

1. 纤溶剂治疗前查纤维蛋白原及凝血酶原时间,低于正常值,则不宜用。

(1) 尿激酶:1万~2万U溶于5%~10%葡萄糖液或生理盐水250ml静脉滴注,每日1次,5~10次为一疗程。可用球旁或结膜下注射:100~500U,溶于0.5~1ml生理盐水,每日或隔日1次,5~10日为一疗程。

(2) 去纤酶(即腹蛇抗栓酶):主要为抗凝药,先行皮试,阴性后,用40U(即2安瓿,4ml)溶于250~500ml生理盐水或5%

葡萄糖溶液中，静脉滴注，4～5 小时滴完，3 次为一疗程。

2. 抗血小板聚集剂：阿司匹林 0.3g，口服，每日 1 次，双嘧达莫：25～50mg，口服，每日 1 次。

3. 血液稀释疗法：主要为降低血细胞比容，降低血液黏稠度，改善微循环。抽静脉血 500ml 加 75ml 枸橼酸钠抗凝，高速离心后，去除血细胞后将血浆输回患者。

4. 皮质类固醇：对炎症所致的老年患者有黄斑囊样水肿者用此药以减轻水肿，改善循环。

5. 改善微循环：大剂量曲克芦丁（维脑路通）应用，可静脉应用或口服，每日可用至 1.2g。

6. 激光治疗：主要减少毛细血管渗漏，封闭无灌注区，预防新生血管形成，封闭新生血管，以减少和防止玻璃体积血。

7. 其他：使用活血化淤中药，扩血管并改善微循环。另外，用降眼压药及内科用降血压药，或用碘剂，促进出血吸收。

视网膜静脉周围炎

视网膜静脉周围炎（retinal periphlebitis）于 1882 年首次被 Eales 描述，又称“Eales 病”。多发生于男性青壮年，病程中有反复的玻璃体积血的特征，故称为“青年性复发性玻璃体积血”。双眼发病，可同时或先后不一。

【病因】

目前病因仍不十分清楚。据报告病因多种多样，其中免疫复合物引起的血管病变可能是主要原因。结核性变态反应所引起的血管炎比较多见，因此视为是一种特发性自身免疫性疾病。

【诊断】

（一）临床表现

1. 青壮年男性多见。双眼反复发生视网膜及玻璃体积血。

2. 视网膜出血时，眼前有黑影或红色影飘动，视力随之下降或仅有光感。随眼内出血渐行吸收视力也有好转。

3. 眼底检查：视网膜周边静脉受累，颞侧多见。静脉扩张迂曲，管径两侧有白色渗出物，形成血管旁白鞘；血管可闭塞如白线，其附近视网膜有出血斑及渗出斑。如伴玻璃体积血，瞳孔区仅见红光反射，眼底模糊，细节辨不清。

4. 长期反复炎症发作，导致广泛血管闭塞，视网膜缺氧诱导新生血管形成，致使玻璃体反复出血、机化，血管结缔组织增生产生血管性增生性玻璃体视网膜病变，牵拉性视网膜脱离，最终失明。

5. 眼底荧光血管造影可显示病变区血管荧光渗漏、毛细血管扩张以及无灌注区或新生血管。

（二）诊断标准

青年男性，一眼因出血而失明，另眼散瞳查眼底，见周边视网膜有散片状出血及静脉血管旁有白鞘，即可诊断本病。

【治疗】

1. 病因治疗：抗结核治疗及去除耳、牙及鼻窦炎等感染性疾患。出血期间，应用止血药并加强休息。

2. 皮质激素治疗：控制和减轻血管炎症反应。仅近期有效。如长期使用则致病情迁延而疗效更差。

3. 激光治疗：封闭病变区和毛细血管无灌注区以及新生血管，预防再出血。

4. 手术治疗：玻璃体积血 3 ~ 6 个月仍不吸收，或发生牵拉性视网膜脱离，应行玻璃体切割术。

5. 其他辅助治疗：加强营养，补充维生素类。口服止血及活血中药。

【预后】

1. 病变早期，积极治疗，延长复发间歇时间，以保持一定程度的有用视力。

2. 病变晚期，经多种治疗也难以奏效，视网膜发生严重的增生性玻璃体视网膜病变且并发视网膜全脱离者，则视力丧失而失明。

Coats 病

外层渗出性视网膜病变（external exudative retinopathy）又

称 Coats 病,多发生于儿童和青少年,男性多见,绝大多数为单眼发病。

【病因】

不明。可能为先天性视网膜血管异常的表现之一。

【病理】

主要为视网膜外层毛细血管内皮细胞变性,致毛细血管扩张、畸形,血管壁变性及小血管破裂致视网膜出血及渗出并可继发视网膜脱离。因此,目前认为血管改变是 Coats 病的发病基础。

【诊断】

(一)临床表现

1. 早期无自觉症状,待病程进展导致视力下降或瞳孔区呈白色并伴眼球失用性外斜时,方引起注意而就诊。

2. 眼部改变主要为视网膜深层渗出和血管异常。早期视神经乳头及黄斑可正常,颞侧视网膜有程度不等的黄白色渗出斑,可融合成地图样;视网膜毛细血管异常,呈梭形、球形扩张,或呈粟粒状瘤样及扭结状;血管周围有深、浅层出血及成簇的胆固醇结晶。病变区多在颞侧,后极及鼻侧则少见。晚期因增生性病变导致牵引性视网膜脱离、并发性白内障或继发性青光眼而失明。

3. 眼底荧光血管造影的典型表现为血管异常,病变区小动、静脉扩张迂曲,部分呈囊样扩张及串珠样粟粒样动脉瘤状,为圆点状弱荧光。毛细血管闭塞区为岛状荧光无灌注区,片状出血区为荧光遮蔽影像,黄斑部可见蜂房样荧光渗漏。

(二)鉴别诊断

1. 视网膜母细胞瘤多在 3 岁以前发病,超声波检查为实质性肿瘤波形。

2. 早产儿视网膜病变晚期出现白瞳症时需与 Coats 病鉴别。但本病多为早产儿且曾接受氧气治疗,并为双眼发病。

3. 转移性眼内炎多继发于小儿全身急性感染病。眼前段有不同炎症表现,如角膜后沉着物,前房闪辉阳性,瞳孔缩小等葡萄膜炎体征。

【治疗】

1. 光凝疗法治疗视网膜血管病变区，可使异常血管闭塞，渗出减少，终致视网膜脉络膜瘢痕形成，尚可保持部分视力。

2. 冷冻疗法：可单独使用或与光凝并用，以治疗病变区。

3. 透热凝固术：用巩膜表面透热凝固术治疗病变区，部分病例有效。

4. 对继发性青光眼及白内障，可按相应疾病手术治疗。

糖尿病性视网膜病变

糖尿病性视网膜病变（diabetic retinopathy，DR）为中老年致盲的最常见原因之一。本病的发生与代谢障碍程度、病程时间长短、遗传因素和糖尿病控制情况密切相关。

【发病机制】

1. 毛细血管周细胞损害和消失，基膜增厚。内皮细胞退行变性、坏死，形成无细胞结构的影子毛细血管。血—视网膜屏障破裂，导致视网膜水肿、出血和渗出病变。

2. 视网膜缺氧并释放新生血管因子，促进微动脉瘤及新生血管形成。后者向玻璃体腔突出并破裂出血。

3. 新生血管旁伴随纤维细胞增生形成纤维条带，致视网膜牵引收缩而发生视网膜脱离。

4. 血液生化状态的改变（高黏滞性、高聚集性、高凝集性）致血流变缓而致微血栓形成。

5. 生长激素分泌增高，可抑制糖代谢，增加糖尿病血管中糖蛋白和黏多糖沉积，加速动脉硬化及视网膜微血栓的形成。

【诊断】

临床表现：

1. 多饮、多尿、多食和疲乏消瘦症状。

2. 病初视力正常。视网膜病变累及黄斑区则视力下降及变形视。

3. 视网膜血管病变：包括毛细血管微动脉瘤及毛细血管

扩张、动静脉交通、视网膜动脉节段性扩张和狭窄。静脉迂曲扩张，管径不均，如串珠状或腊肠状改变。

4. 血管外损害：视网膜面可见出血斑及渗出斑（硬性渗出及软性渗出）。

5. 黄斑损害：黄斑水肿及囊样水肿。

6. 增生性病变：在新生血管旁有纤维增生导致增生性视网膜病变。由于牵引收缩，视网膜新生血管破裂致玻璃体内积血，视力明显下降。

7. 视网膜脱离：因纤维增生膜及出血后机化瘢痕的牵引，导致视网膜脱离而致盲。

【并发症】

糖尿病性视网膜病变由于血管的损害，血液成分和血流动力学等因素的变化，可导致视网膜静脉阻塞和缺血性视神经病变，且较为常见。

【分期标准】

按 DR 发展阶段和严重程度，临床分为非增生性（nonproliferative diabetic retinopathy，NPDR）（单纯性）和增生性（proliferative diabetic retinopathy，PDR）。为了明确诊断、了解病情演变及衡量疗效和估计预后，我国 1984 年制定了糖尿病视网膜病变临床分期标准（表 2-11-1）。

表 2-11-1　我国糖尿病视网膜病变的临床分期标准

型别	分期	视网膜病变
单纯性	Ⅰ	微动脉瘤或并有小出血点
	Ⅱ	黄白色硬性渗出并有Ⅰ期病变
	Ⅲ	白色棉絮斑并有Ⅰ期或Ⅱ期病变
增生性	Ⅳ	眼底有新生血管或并有玻璃体积血
	Ⅴ	眼底有纤维血管增殖膜
	Ⅵ	牵拉性视网膜脱离

为便于推广、利于普查和交流，2002 年国际眼科学术会议

制定了新的临床分级标准(表2-11-2,表2-11-3)。

表2-11-2 糖尿病性视网膜病变新的国际临床分级标准(2002)

病变严重程度	散瞳眼底检查所见
无明显视网膜病变	无异常
轻度NPDR	仅有微动脉瘤
中度NPDR	微动脉瘤,存在轻于重度NPDR的表现
重度NPDR	出现下列任何一个改变,但无PDR表现
	1. 任一象限中有多于20处视网膜内出血
	2. 在两个以上象限有静脉串珠样改变
	3. 在一个以上象限有显著地视网膜内微血管异常
PDR	出现以下任一改变:
	新生血管形成、玻璃体积血或视网膜前出血

表2-11-3 糖尿病性黄斑水肿分级

无明显糖尿病性黄斑水肿	后极部无明显视网膜增厚或硬性渗出
轻度糖尿病性黄斑水肿	远离黄斑中心的后极部视网膜增厚和硬性渗出
中度糖尿病性黄斑水肿	视网膜增厚和硬性渗出接近黄斑但未涉及黄斑中心
重度糖尿病性黄斑水肿	视网膜增厚和硬性渗出累及黄斑中心

【治疗】

1. 内科治疗:治疗"三高",即高血糖、高血压、高血脂。同时可用导升明,250mg,每日2次,口服,改善微循环。阿司匹林片,0.3g,每日1次,口服,有抗血小板凝集作用。

2. 光凝治疗:减少视力丧失及发生新生血管的危险。

(1) 非增生性糖尿病视网膜病变:光凝主要治疗黄斑水肿及环形渗出病变。黄斑水肿光凝指征,①黄斑中心或距中心凹500μm内视网膜增厚。②黄斑中心或距中心凹500μm内有硬性渗出，或合并视网膜增厚。③视网膜增厚区为1DD或更大，其中任何部分距中心凹已在1DD以内。

(2) 增生性糖尿病视网膜病变：需行全视网膜光凝（panretinal photocoagulation，PRP）。

3. 冷凝疗法：治疗已有新生血管性青光眼而眼底又不能看见的增生性糖尿病视网膜病变，或病情顽固、光凝无效、虹膜上有新生血管者。在每一象限巩膜外表面冷凝周边视网膜。

4. 手术治疗：①玻璃体积血。对2～3个月无明显吸收趋势的玻璃体积血可进行玻璃体切割术。②增生性视网膜病变，或合并孔源性视网膜脱离者，可行玻璃体视网膜联合手术，剪除增生膜，眼内电凝新生血管，光凝缺血区及封闭裂孔，可合并巩膜扣带术。③应用40mg/ml的曲安奈德0.1ml玻璃体内注射可治疗黄斑水肿，使视力进步。但水肿可复发，如果需要可在2～3个月后再注射。应注意曲安奈德的副作用如眼压升高和产生白内障等。

高血压视网膜病变

高血压视网膜病变（hypertensive retinopathy）是指高血压对视网膜的损害。人眼的视网膜、脉络膜和视神经组织由不同的血管系统供应，因而对高血压的反应各不相同，故对高血压视网膜病变应分为高血压脉络膜病变，高血压视网膜病变及高血压视神经病变。

【诊断】

（一）高血压脉络膜病变

眼底改变为视网膜深层有呈小叶性分布的浅白色或淡红色斑。视网膜后极部有局灶性浆液性视网膜脱离，黄斑区有星芒状斑。经相应内科治疗后，上述病变渐复原。

（二）高血压性视网膜病变

1. 视网膜动脉血管狭窄。

2. 动静脉交叉处有压迹。

3. 动脉硬化轻者有管壁反光增强，中度为铜丝样改变，重者为银丝样改变。

4. 动脉大分支处,由锐角变成钝角。

5. 视网膜出血斑及渗出斑。视网膜可有浅层线状、火焰状出血斑及深层圆点状出血斑。并有黄白色硬性渗出如环状或星芒状。浅层有棉絮状灰白斑(为视网膜缺血改变)。

6. 视网膜动脉硬化可并发中央动脉、分支动脉(或静脉)阻塞,视网膜血管瘤,黄斑囊样水肿,视网膜前膜,致视力不同程度损害。

(三) 高血压视神经病变

1. 视神经乳头水肿,边缘模糊,视杯充盈和视网膜充血,可伴有(或不伴)高血压脑病及颅内压升高。

2. 视神经乳头苍白萎缩及视野缺损。

【治疗】

内科(综合)治疗原发性高血压。

早产儿视网膜病变

早产儿视网膜病变(retinopathy of prematurity,ROP)是未成熟或低体重出生婴儿的增生性视网膜病变。以往曾称为“晶状体后纤维增生症”。此名仅为本病晚期改变,尚不能概括疾病的实质,故现在称之为早产儿视网膜病变。

【发病机制】

本病发生于孕期短(小于36周),而出生时体重较轻(低于2000g)的早产儿,尤以与出生时合并呼吸障碍综合征而有大量吸氧有关。当吸氧时,氧张力高,致视网膜血管收缩和闭塞。停氧时,氧张力降低,视网膜血管缺血致新生血管形成。视网膜周边血管尚未抵达锯齿缘即已终止发育,形成了平行于锯齿缘的一分界线。在此界线与锯齿缘间则形成无血管的透明条带区。继之因视网膜血管增生变宽加厚形成视网膜内嵴,为灰白色环形条带区。嵴前后的新生血管生成并伸入玻璃体内。

【诊断】

(一) 临床表现

依据本病的发展而将临床表现分以下三期。

1. 急性活动期。新生血管形成伴纤维组织增生。可导致渗出性或牵拉性黄斑视网膜脱离。按国际分期和分类法，对急性活动性早产儿视网膜病发病部位、范围和严重程度分类如下。

(1) 部位：①Ⅰ区，以视神经乳头为中心60°圆周范围内的后部视网膜。②Ⅱ区，自Ⅰ区圆周外缘向前至鼻侧锯齿缘内的范围。③Ⅲ区，在Ⅱ区以外的颞侧周边视网膜区域。

(2) 范围：受累范围的钟点数。

(3) 严重程度：①1期，境界线期，在血管化与非血管化视网膜之间，有一条清楚的分界线。②2期，嵴期，分界线增宽、增高，形成嵴样隆起。③3期，增殖期，嵴伴有视网膜外纤维血管增生(依增生组织的量，可分为轻、中、重三型)。④4期，次全视网膜脱离。A. 中心凹不累及。B. 包括中心凹的视网膜脱离。⑤5期，完全视网膜脱离。

2. 退行期。大多数婴儿随年龄增大，病变自然停止而进入退行期。此期可见分界线的颜色由灰白变成粉红色，视网膜由混浊渐变为透明。但仍有少数(20%～25%)患儿因病情继续而进入瘢痕期。

3. 瘢痕期。轻者可致近视，周边视网膜有机化膜及格子样变性及裂孔；重者广泛结缔组织增生和机化膜形成，视网膜向颞侧移位，使视网膜全脱离致仅存光感或完全失明。

(二) 诊断标准

1. 早产儿，体重轻和有吸氧史及缺氧史。

2. 眼部的特殊性改变：视网膜缺氧，新生血管形成锯齿缘后带状视网膜内嵴及增生性视网膜病变。

(三) 鉴别诊断

1. 视网膜母细胞瘤：超声波见有强度高的肿瘤回声波，而早产儿多为双侧性视网膜脱离回声波。

2. 外层渗出性视网膜病变(Coats病)：单眼发病，青少年、男性多见，超声波检查为无数点状回声波。

此外，应与陈旧性玻璃体积血、转移性眼内炎和先天性视网膜皱襞相鉴别。

【治疗与预防】

主要为预防本病发生。在低体重早产儿,应尽量短期给氧,控制用氧时间,出生后给维生素 E 服用,以减少本病发生。一旦发生本病则应对症治疗。在视网膜病变区行冷凝及光凝。有视网膜脱离者,则行环扎术或玻璃体切割术,使视网膜复位。如有斜视,可择期行矫正术(若因瘢痕牵引视网膜,黄斑向颞侧移位而使眼位呈偏斜外观的斜视,则不宜手术)。

二、黄斑部疾病

中心性浆液性脉络膜视网膜病变

中心性浆液性脉络膜视网膜病变(central serous chorioretinopathy)简称中浆病,是由于视网膜色素上皮层功能障碍,引起黄斑部视网膜神经上皮局限性浆液性脱离的一种黄斑疾病。发病率较高,是一种自限性疾病,预后较为良好。多见于 25 ~ 50 岁的男性青壮年。多单眼发病。

【病因】

确切病因不清。精神紧张和过度劳累可诱发。眼底血管荧光造影证实,基本病理改变在视网膜色素上皮,色素上皮的屏障功能受损是导致本病的原因。脉络膜毛细血管通透性增加,使富含蛋白质的液体漏出,通过受损的色素上皮层进入神经上皮层下,形成后极部的神经上皮层盘状扁平脱离。

【诊断】

(一) 临床表现

1. 中心视力障碍:一般视力下降至 0.4 ~ 0.8,很少低于 0.2。常可出现+0.50 ~ +2.50D 的暂时性远视。

2. 中心暗点:用小视标或色(蓝色)视标可以较容易地查出与后极部病灶大小、形态大致相当的圆形或椭圆形中心暗点。

3. 小视症和视物变形:由于浆液性脱离引起视细胞排列不规则或间隔加宽所致。应用 Amsler 方格表可较容易地查出。

4. 色觉障碍:以蓝色最为显著。有些患者可有视物发暗变黄的表现。

5. 眼底所见。

(1) 检眼镜检查:典型病例可见黄斑部有约1~3PD大小、边界清楚的盘状视网膜隆起。隆起区色较暗,周围有反光晕,中心凹反光消失。数周后,盘状隆起区可见多个黄白色渗出点。恢复期中心凹反光可恢复,但残留有光泽的陈旧性黄白色小点和轻度色素紊乱。

轻症病例仅见后极部视网膜呈闪烁不定的反光,中心凹光反射略为弥散。

大多数复发病例或隐匿进行的患者,仅表现为黄斑部色素紊乱,或中心凹反射异常,需通过眼底荧光血管造影检查了解病情是复发活跃还是萎缩稳定。

(2) 裂隙灯显微镜加前置镜或接触镜检查:以窄光带观察后极部显示神经上皮层与色素上皮层分离,两层之间因浆液性积蓄呈现一个光学空间。在神经上皮层后表面还可见到较多的黄白色小点状沉着物附着。如脱离区内液体较为明亮,边缘呈暗红色环状光晕,形似灯笼现象。

(二) 特殊检查

1. 荧光素眼底血管造影:荧光素血管造影检查是诊断中浆病最准确的方法,有其独特的表现。

(1) 初发病例:从造影早期到后期,因色素上皮层损害所致的渗漏点逐渐扩大增强,形成两种表现,①墨渍样渗漏(扩散型渗漏)是最常见的表现形式。②烟囱样渗漏(喷出型渗漏)较少见,约7%~20%病例见到这种渗漏,主要发生在病程短的新鲜病例。渗漏点的部位大多在黄斑周围。

(2) 慢性迁延期:主要表现为在造影后期有着色点(荧光点无扩大)及微漏点(荧光点边缘变模糊且境界稍有增大)存在,称之为色素上皮代偿失调(RPED)。

(3) 复发病例:可发生色素上皮失代偿,表现为原活动处的渗漏液极少,因慢性渗出使细小局限性色素上皮荧光染色,形成亮度增加、大小不变的荧光着色点。

(4) 陈旧性病变:当有色素上皮色素脱失时,可透见荧光,并随脉络膜背景荧光的强弱而变化。其大小、形态在造影过程中始终不变。

2. 吲哚菁绿脉络膜血管造影(indocyanine green choroidal angiography, ICGCA)是20世纪70年代开始应用于临床的一种能直接观察脉络膜血循环的动态方法。吲哚菁绿也称靛青绿或福氏绿(Fox green),在血中98%与血浆白蛋白结合,故其几乎不从脉络膜毛细血管渗出。能快速从肝中清除。最大吸收光谱795nm,最大激发波长835nm,均在近红外光谱范围内。在一些发达国家应用较普遍。其不良反应较荧光素轻。

所有中浆病的患者均见吲哚菁绿从脉络膜毛细血管通过缺损的色素上皮漏入视网膜下间隙。早期在黄斑区可见弱荧光,晚期则有明显的强荧光并包绕渗漏点或在渗漏点附近。

(三) 诊断

根据临床表现和荧光血管造影所见即可确诊。

(四) 鉴别诊断

1. 中心性渗出性脉络膜视网膜:病变视力损害严重,一般低于0.2,黄斑部有渗出、出血等炎性病灶。荧光血管造影可见视网膜下新生血管。

2. 视网膜脱离:视网膜脱离在小瞳孔下检查时,易误诊为中浆病。因此,对有中浆病眼底表现者,应散瞳检查眼底以鉴别之。

3. 黄斑囊样水肿:此病荧光素眼底血管造影显示典型的花瓣状荧光积存,并有内眼术后低眼压、眼内炎症及脉络膜肿瘤等原发病的体征。

4. 老年黄斑变性:发病年龄较大,早期视网膜下新生血管不典型时,荧光血管造影表现与中浆病类似,但常不伴有色素上皮脱离。后期神经上皮脱离、出血和渗出时,则易于鉴别。

【治疗】

(一) 保守治疗

1. 本病有很大的自限性,80%~90%患者在其自然病程

(数月)中都能恢复较好,不需任何药物。

2. 降低毛细血管通透性的药物,如维生素C和E、维生素P(路丁)等对疾病恢复有益。

3. 中医中药治疗可选择。

4. 镇静药对精神紧张和休息不好者,可给予口服。

5. 禁用皮质类固醇药物和烟酸。

(二)光凝治疗

光凝是目前治疗中浆病唯一有效的方法。

1. 目的缩短病程。但不能阻止复发。

2. 适应证渗漏点距黄斑中心凹250μm以外。

(1) 病程大于6个月仍未自愈者。

(2) 病情反复发作或病期迁延不愈者。

(3) 患者急需缩短病程以应付工作需要。

3. 选用氩绿激光或氪红激光,光斑大小100~200μm,曝光时间0.1秒,起始能量75mW,逐渐增加能量直到在色素上皮层产生Ⅰ级光斑反应(极淡灰色斑)。

4. 并发症光凝治疗有诱发视网膜下新生血管膜的可能,导致严重的永久性视力下降。因此,应严格掌握适应证及光斑反应强度。

【预后】

本病具有自限性和复发性。初发病例一般预后较好,但反复发作者,色素上皮可发生继发性改变,导致永久性视力减退。

中心性渗出性脉络膜视网膜病变

中心性渗出性脉络膜视网膜病变(central exudative chorioretinopathy)简称中渗病,是发生于黄斑部孤立的渗出性脉络膜视网膜病变,伴有视网膜下新生血管和出血。多见于20~50岁健康人,无明显性别差异。多单眼发病。自然病程数月至数年不等。

【病因】

病因不明。多数学者认为与结核或病毒等感染所致的肉芽肿性炎症有关。

【发病机制】

本病发生、发展的根源是视网膜下来自脉络膜的新生血管。在某些原因如炎症等的作用下,正常的脉络膜和视网膜之间的屏障(脉络膜毛细血管层-Bruch 膜-视网膜色素上皮)受到损害,导致视网膜浆液性脱离和水肿、缺氧等代谢性障碍,从而诱发脉络膜发生新生血管,通过损害的 Bruch 膜进入视网膜色素上皮下,或进一步通过损害的色素上皮进入到神经上皮下;新生血管发生出血、渗出病变,晚期则形成瘢痕机化,造成永久性视力障碍。

【诊断】

(一) 临床表现

1. 中心视力障碍:一般视力下降明显,常低于 0.2。有中心或旁中心暗点,伴视物变形。

2. 眼底所见及病程分期:病变局限于黄斑区。根据症状和眼底表现将病程分为以下三期。

(1) 活动期(进行期):此期可数月至 2 年不等,视力变动较大。

检眼镜检查:典型病例初期为黄斑区孤立的圆形或椭圆形深层浸润或渗出灶,大小为 1/4 ~ 1 个视神经乳头直径(PD),黄白色或黄灰色,边界清楚,微隆起。不久出现视网膜下渗出形成的神经上皮盘状脱离区(2PD)。以后可表现为病灶边缘视网膜下新月形或轮状出血,其周围可伴有少量黄白色点状硬性脂类渗出或色素沉着。病灶表面浅层视网膜也可发生小出血点。出血可反复发生。玻璃体可因细胞浸润出现微尘状混浊。

荧光素眼底血管造影检查:动脉早期,在相当于黄斑病变区可见来自脉络膜的视网膜下新生血管的斑点状强荧光渗漏,呈网眼状、车轮状、扇形或颗粒状等,并随时间延长而扩大、增强;在造影晚期形成浓密强荧光。病灶周围的出血可部分荧光遮盖。

(2) 恢复期(退行期):此期患者视力较稳定。

检眼镜检查：黄斑出血吸收，盘状脱离减轻或消失，边界欠清，渗出灶有所变小。脉络膜新生血管部分萎缩。

荧光血管造影检查：病灶内及周围脱色素区出现透见荧光，荧光渗漏减少，不扩散。

(3) 瘢痕期(静止期)：患眼病情呈间歇性发作，持续数年后进入此期，此时患眼视力已有不可逆损害。

检眼镜检查：黄斑区渗出灶吸收，形成不规则机化瘢痕，周围有脉络膜萎缩带和色素堆积。

荧光血管造影检查：动脉早期病变区有渐增强的荧光，但无渗漏，不扩大；瘢痕和色素可部分遮挡荧光。晚期可见荧光着染。

（二）诊断标准

1. 典型的临床表现。

2. 荧光素眼底血管造影检查：对本病的诊断具有重要意义，也是筛选适合激光光凝治疗患者的唯一方法，以便早期处理，延缓中心视力的丧失。

（三）鉴别诊断

1. 中浆病：无黄白色渗出斑，无视网膜下新生血管及出血；有其典型的荧光素眼底血管造影表现。

2. 老年黄斑变性：渗出型老年黄斑变性(黄斑盘状变性)发病年龄较大(50岁以上)；黄斑区病灶多大于1个视神经乳头直径；病灶周围及另眼有玻璃膜疣及色素改变；常累及双眼(可一先一后)。

【治疗】

（一）激光光凝治疗

这是目前治疗本病唯一有效的方法。

1. 目的：直接凝固新生血管组织，促其发生萎缩，从而减少出血、渗出，早日形成瘢痕，缩短病程。

2. 适应证：位于中心凹外的新生血管。

3. 术前准备：在清晰度良好，放大倍数较高的荧光血管造影片上分清新生血管的范围、大小、位置及其与中心凹、毛细血管拱环的关系。

4. 激光种类的选择。

(1) 氩绿激光:适于中心凹无血管区 200～2500μm 范围内、非乳头黄斑束间的新生血管光凝。光斑大小 50～200μm,时间 0.2～0.5 秒。

(2) 氪红激光或染料红激光:可用于中心凹无血管区 1～199μm 范围内的新生血管。

(二) 药物治疗

效果不确切。

1. 一般支持疗法:口服多种维生素、吸氧等可改善视网膜代谢障碍。

2. 前列腺素抑制剂:吲哚美辛可能抑制视网膜下新生血管。

3. 皮质类固醇药物:炎症反应明显时,可全身应用激素,同时应用抗生素。球后注射对减轻水肿和渗出可能有所帮助,但对病程无影响。

4. 怀疑结核可进行试验性抗结核治疗链霉素肌内注射,每日 1g,每日口服异烟肼 300mg,3 周为 1 疗程。见效者(视力改善,病灶缩小)继续用药 3 个月至半年,不见效者则停用药物。怀疑弓形虫感染者,可试用乙胺嘧啶和磺胺嘧啶治疗,3 周为 1 疗程。

5. 中药治疗:可选用活血化瘀、清热解毒或利尿渗湿等方剂。

【预后】

本病自然病程最终视力均较差。光凝治疗后 75% 的患者视力提高或不变。

老年黄斑变性

老年黄斑变性(senile macular degeneration, SMD)又称年龄相关性黄斑变性(age-related macular degeneration, AMD),是一种随年龄增加而发病率增高并导致中心视力下降的黄斑区视网膜组织退行性病变，其病变包括黄斑区脉络膜玻璃膜疣（drusen）、视网膜色素上皮区域性萎缩、黄斑区脉络膜新生血管（choroidal neovascular membranes，CNVM）、视网膜色素上皮细胞脱离、黄斑区盘状退行性变或盘状瘢痕等。发病年龄一般在45岁以后，随年龄增高其发病率可从1.7%上升到44%。多双眼发病。男女性别无明显差异。白种人发病高于黑种人。目前本病是西方国家60岁以上老年人低视力和盲目的首要原因，在我国发病也有逐渐增高的趋势。

【病因】

病因不明，可能与年龄的增加、遗传、先天性缺损、光的慢性损害（可见光中尤其是蓝光）、营养不良、中毒、药物作用、免疫异常、呼吸系统疾病、慢性高血压性血管病及饮食因素（高维生素A、低维生素C、维生素E和胡萝卜素）等有关。总之，本病可能是以上多种因素复合作用的结果。

【发病机制】

确切机制不清。多数认为与视网膜色素上皮的代谢功能衰退密切相关。随着年龄增长，色素上皮细胞吞噬感光细胞外节盘膜后消化不全，不断形成残余物（脂褐质颗粒）排泄至Bruch膜（玻璃膜）处，形成弥漫性的基底膜线状沉积，使Bruch膜增厚，或局限性堆积在Bruch膜形成玻璃膜疣等征候。在可能的多种原因作用下，视网膜色素上皮的以上变化更为明显，其基底膜及Bruch膜增生和增厚，液体和代谢物交换障碍，Bruch膜和色素上皮变性，发生一系列病理变化，进而累及相应的感光细胞并刺激脉络膜新生血管侵入视网膜下，继发邻近组织的损害和萎缩，出现老年黄斑变性。

【诊断】

（一）临床表现

临床上根据眼底的表现将本病分为萎缩型（又称干性或非渗出性）和渗出型（又称湿性或盘状）两种。

1. 萎缩性老年黄斑变性（atrophic senile macular degeneration）其特点是进行性视网膜色素上皮萎缩，导致感光细胞的变性，引起中心视力减退。双眼先后发病。视力下降缓慢，可达数月。一般无视物变形,除非发生色素上皮脱离或色素上皮下新生血管。早期常无自觉症状。萎缩型可转变为渗出型。此型分为两期。

(1) 萎缩前期:即第一期。此期中心视力正常或下降。眼底以黄斑部视网膜色素上皮退变为主,以出现多量硬性玻璃膜疣为特征。

1) 检眼镜检查:黄斑色素紊乱,呈现色素脱失的浅色斑点和色素沉着小点,似椒盐状外观,并有散在的、不断增多的、大小不等而彼此融合的黄白色视网膜色素上皮玻璃膜疣,以硬性玻璃膜疣为主,伴部分软性玻璃膜疣。中心凹反光可以消失。损害区以中心凹为中心,渐向外延伸并消失,使该期的眼底病变范围界限不太清楚。

硬性玻璃膜疣为分散的、小的圆点状、淡黄色的磷脂沉积物,位于视网膜深层,界限较清楚,可伴有覆盖于其表面的视网膜色素上皮的缺乏和(或)周围视网膜色素上皮的肥大。

软性玻璃膜疣也称弥漫性或融合性或浆液性玻璃膜疣,为形状不规则的、色暗的黄色中性脂肪沉积物,较大,大小不均,边界模糊,位于视网膜深层,常趋于融合。

有时病变发展还会出现色素上皮浆液性脱离,常超过一个视神经乳头直径,圆形或椭圆形,常为单一性。表面有色素颗粒,但色素上皮下无新生血管。脱离区内的液体逐渐吸收,留下界限清楚的视网膜色素上皮萎缩区。

2) 裂隙灯后部照明法和检影镜检查:玻璃膜疣位于视网膜色素上皮下,微微隆起,其周围有暗红色光晕(灯笼现象),表明色素上皮有浅脱离。局部视网膜色素上皮常萎缩变薄,可有色素脱失。视网膜厚度正常。

3) 荧光血管造影检查:造影早期可见视网膜色素上皮"窗样"缺损,显示为在玻璃膜疣和色素上皮脱色素斑相应处多发的强荧光点,其形态、大小在整个造影过程中保持不变,其强度在静脉期以后随背景荧光而消长。在色素沉着处可出现荧光遮蔽。少数病例,在背景荧光消退后仍可见到荧光斑点,为玻璃膜疣的染色。

有色素上皮脱离的病例造影早期即可出现类圆形荧光斑，在造影过程中不扩大，说明色素上皮层下无新生血管，或虽有但较纤细而不足以显影（隐蔽的新生血管）。

(2) 萎缩期：即第二期。此期中心视力下降明显，有很浓的中心暗点。眼底以视网膜色素上皮萎缩为主。

1) 检眼镜检查：黄斑部及其周围可见边界清楚的灰绿色区，其中有散在椒盐小点，或有金箔样反光，系密集融合的玻璃膜疣（呈分散的或不规则的地图形）或大片的视网膜色素上皮脱离区（呈整齐的圆形或椭圆形）内的液体吸收后留下的萎缩区，称为地图状色素上皮萎缩。病程持久后，色素上皮萎缩区内出现继发性脉络膜毛细血管的萎缩、闭塞。

2) 荧光血管造影检查：造影早期即可见萎缩区强的透见荧光，边界清楚。此荧光斑在整个造影过程中不扩大，并随背景荧光消长。在有脉络膜毛细血管萎缩和闭塞的病例，萎缩区内同时出现强荧光和弱荧光斑，在弱荧光区内可见残余的粗大脉络膜血管。

2. 渗出性老年黄斑变性（exudative senile macular degeneration）又称黄斑盘状变性或 Junius-Kuhnt 病。

此型的最大特点是除了色素上皮细胞退变以外，还加上脉络膜新生血管进入视网膜色素上皮下，从而引起一系列的渗出、出血改变。双眼先后发病，视力急剧下降（数日）。此型分为三期。

(1) 渗出前期：即第一期。视网膜色素上皮下有隐蔽的脉络膜新生血管存在。眼底以多量软性玻璃膜疣为特征。若患者除视力障碍以外还有轻度的视物变形，提示深部有渗液，可能来自隐蔽的新生血管。凡是具有前期征候的可疑患者，应严密随诊，经常用 Amsler 方格表自行检查，一旦出现视物变形即应做进一步检查。

1) 检眼镜检查：玻璃膜疣状物堆积，以软性为主。色素上皮改变显现色素脱失和沉着，中心凹反光可消失。玻璃膜疣将视网膜色素上皮与玻璃膜的紧密连接分开，脉络膜的新生血管可通过玻璃膜进入视网膜色素上皮下。此时的新生血管多微小而静止,临床上查不到,荧光也不显影,只在病理上可见。因此,Gass(1984)称之为隐蔽的新生血管。

2) 荧光素眼底血管造影检查:造影早期在玻璃膜疣和色素上皮脱色素区可见透见荧光,其大小和形态在造影过程中保持不变,并随背景荧光消长。较大的渗出性玻璃膜疣可显示出更浓的荧光。少数病例因新生血管有荧光素外渗,在背景荧光消退时仍可呈现出增强的荧光区。荧光血管造影对隐蔽的脉络膜新生血管检出率为30%。

3) 吲哚青绿血管造影:与荧光血管造影同时使用可使隐蔽的新生血管检出率从30%上升到37%。

(2) 渗出期:即第二期。若渗出前期的视网膜色素上皮下的新生血管不断增大发展,并有液体渗出或出血,即进入渗出期。此期典型征候是黄斑部由于脉络膜新生血管的大量渗出液造成视网膜色素上皮脱离或出血,视力严重下降。

1) 检眼镜检查:病变区色素上皮脱离的隆起形态不规则或呈肾形或哑铃形,灰黄色,周围可有散在或大片的出血,后极部有较多的软性玻璃膜疣。液体若进入视网膜神经上皮下则引起神经上皮下盘状脱离。新生血管破裂出血可引起出血性脱离。严重病例出血可进入玻璃体内。

2) 荧光素眼底血管造影检查:造影早期新生血管呈颗粒状、花边状或车轮状的强荧光并不断渗漏扩大。脱离腔中荧光强弱不均,近新生血管处强烈。脱离区呈边缘有切迹的各种形态,新生血管常位于切迹内,此处呈强荧光。在新生血管部分机化、部分活跃的病例,活跃的部分隐没在脱离腔中,机化的部分则在一侧的切迹处呈强烈的透见荧光而无染料渗漏。在出血性脱离的造影上,脱离腔呈境界清楚的一片暗区,此时脂质渗出、视网膜内的出血点及出血遮蔽区中个别的荧光点(热点)等均可提示新生血管的存在。

3) 吲哚青绿血管造影检查:与荧光血管造影同时使用可使边界清楚的和边界模糊的新生血管检出率分别从50%或20%上升到60%或23%。

(3) 结瘢期:即第三期。此期以色素上皮下和(或)神经上皮下的渗液和出血逐渐被吞噬细胞(视网膜色素上皮细胞化生而来)搬运吸收并由成纤维细胞所修复,形成机化瘢痕为特征。此时多数患者病情停止发展。部分病眼(16%)可在原来的瘢痕边缘又出现新的新生血管,重新经历渗出、出血、吸收结瘢的过程。因此,对此期患者必须追踪观察。

1)检眼镜检查:黄斑病变区的灰白色瘢痕形态不规则,瘢痕中散布着不规则的色素团块。

2)荧光素眼底血管造影检查:在瘢痕形成前,早期即可见染色不规则的荧光并逐渐扩大加深,到晚期仍有荧光。瘢痕形成后,早期呈不规则的荧光,色素增生处呈弱荧光。在有新生血管处呈花边状等不规则荧光。

(二)视功能检查

1. 视力检查:视力的损害主要与脉络膜新生血管的部位有关。多数脉络膜新生血管位于中心凹以外,并向中心凹生长。因此,早期患者视力虽然正常,也应进行追踪观察和视功能检查。

萎缩性老年黄斑变性:早期视力可正常或轻度下降,晚期中心视力明显损害。

渗出性老年黄斑变性:早期视力明显下降,中期视力急剧下降,甚至仅见手动,晚期视力进一步损害。

2. 视野检查

(1)Amsler方格表:可辅助早期发现绝对性中心暗点和视物变形,从而早期发现脉络膜新生血管。在视力正常和检眼镜检查正常时,Amsler表也可显示异常。

(2)中心视野:早期可检出相应的暗点。

(3)黄斑阈值:为敏感的早期诊断指标。黄斑部轻度的视网膜色素上皮损害即有光敏度降低,并随病情的严重性而增加。

3. 对比敏感度:早期即有降低。视力正常者对比敏感度也有异常。

4. 色觉检查:本病的色觉损害为蓝色觉异常。色调分辨力和颜色明度敏感性在早期就有降低。

5. 视觉电生理检查：有助于早期诊断、病情观察和对临床分型的研究。本病早期，PERG 表现为振幅降低和峰时延迟，LERG 表现为振幅降低，而与峰时关系不大；晚期则均表现为异常。EOG 检查多正常，部分表现为光峰电位降低。PVEP 早期多正常，当视力明显下降时，其振幅显著降低，峰时延迟。

6. 光觉检查：本病早期视功能损害并不限制在黄斑区，视网膜周边也可能发生改变。视杆、视锥细胞的敏感度都有降低。中心 20°暗适应绝对阈值均增高。采用 FP100-色调试验常可查出异常的色调分辨力。

（三）光学相干断层扫描术（optic coherence tomography，OCT）

OCT 是近年来检查本病的一种新技术，能定量测出视网膜及神经纤维的厚度，显示本病的黄斑裂孔、黄斑囊样水肿、色素上皮脱离、视神经乳头水肿及视网膜内脂质沉着等光分辨的光学切面，图像非常清晰。

（四）诊断标准

根据 1986 年我国眼科学会眼底病学组制定的《老年黄斑变性临床诊断标准》。

1. 萎缩性老年黄斑变性。

(1) 45 岁以上，双眼发生，视力下降缓慢。

(2) 眼底检查：早期黄斑区色素脱失，中心凹反光不清或消失，多为散在玻璃膜疣。晚期病变加重，可有金箔样外观，地图状色素上皮萎缩，囊样变性或板层裂孔。

(3) 荧光血管造影：黄斑区有透见荧光或弱荧光，无荧光素渗漏。

2. 渗出型老年黄斑变性。

(1) 45 岁以上，双眼先后发病，视力下降较急。

(2) 眼底检查：早期黄斑区色素脱失，中心凹反射不清或消失，多为融合玻璃膜疣。中期黄斑区出现浆液性或出血性盘状脱离，重者视网膜下血肿，视网膜内出血，玻璃体积血。晚期瘢痕形成。

(3) 荧光素眼底血管造影：黄斑区有脉络膜新生血管，荧光素渗漏。出血病例有荧光遮蔽。

3. 附注。

(1) 有早期眼底改变但视力正常为可疑患者,应定期观察。

(2) 注意病史,排除其他黄斑病变。

(3) 视力下降者应排除屈光不正和屈光间质混浊。

(五) 鉴别诊断

1. 老年性黄斑改变及老年性玻璃膜疣:正常的老年性玻璃膜疣不影响视力,数量较少,经年不变,边缘常有深色镶边,境界清楚,反光较强,其间没有脱色素斑和色素斑,也不融合。而当玻璃膜疣数目不断增加、融合增大、色素增加时,则发生老年黄斑变性的危险性增加,应进行全面检查。

2. 中心性渗出性脉络膜视网膜病变:此病患眼和另眼无玻璃膜疣,病变范围较小,约 1/4 ~ 1/2 PD,后部玻璃体中可见炎症细胞性混浊以资鉴别。

3. 中心性浆液性脉络膜视网膜病变(参照本章"中浆病"):青壮年,多单眼发病,眼底仅渗出性改变,没有出血,也没有玻璃膜疣。多数患者另眼正常。

4. 脉络膜黑色素瘤:当老年黄斑变性的脉络膜新生血管破裂出血,进入视网膜色素上皮下,形成视网膜下血肿时,呈青灰色,常误诊为脉络膜黑色素瘤。可用荧光血管造影进行鉴别,出血在造影片上呈一片暗区,暗区内可见新生血管渗漏点,且起病急。而肿瘤因瘤体血管不断渗漏荧光素而呈强荧光区。出血进入神经上皮下时多呈暗红色,必要时可做彩色多普勒检查。

【治疗】

(一) 药物治疗

1. 萎缩型老年黄斑变性目前无特殊的治疗方法。

(1) 微量元素:葡萄糖酸锌 50mg,每日两次。

(2) 抗氧化剂:维生素 C 和维生素 E。

(3) 肝素:静脉注射用药。

(4) 中医中药:早期,滋补肝肾,补肾明目,气血双补。晚期,有浆液性脱离者,健脾兼以祛湿化痰。大量瘢痕者,健脾兼以滋补肝肾,软坚散结。

2. 渗出型老年黄斑变性及新生血管。

(1) 糖皮质激素:包括曲安奈德和醋酸阿奈可他,通过玻璃体腔注射可抑制血管内皮细胞移行发挥作用。

(2) 抗 VEGF 药物:主要用于眼科的有贝伐单抗(bevacizumab)和兰尼单抗(ranibizumab)。VEGF 是血管生成的关键成分,玻璃体腔内注入抗 VEGF 药物抑制了新生血管继续形成和渗漏。对于患有高危心血管病患者慎用,避免心血管不良反应。

(二) 激光治疗

荧光血管造影证实有脉络膜新生血管者早期采用激光治疗,封闭新生血管,可阻止其进一步发展。

氩绿激光:治疗黄斑中心凹 200μm 以外的新生血管。

氪红激光:治疗黄斑中心凹无血管区的新生血管。

任何光凝都会对组织起破坏作用,因此侵犯中心凹的新生血管的光凝效果较中心凹以外的要差得多。光凝过分本身也可诱发脉络膜新生血管的形成。光凝过分靠近视神经可能损伤神经纤维,且光凝不能防止结瘢区外新生血管的再次发生。

(三) 光动力疗法(photodynamic therapy,PDT)

其原理是静脉注入与脉络膜新生血管特异结合的光敏剂(photosensitizer)后,光敏剂主要积存在靶组织新生血管内,应用特殊波长(690nm)的半导体激光照射病变部位 83 秒,激活光敏剂,释放出生态氧,破坏新生血管内皮,改变内皮细胞电荷,形成血栓,闭塞血管,使渗漏停止。主要用于治疗典型性 CNV。此疗法效果明显,但不能阻止新生血管的复发,且治疗费用昂贵。

(四) 经瞳孔温热疗法(transpupillary thermotherapy,TTT)

经瞳孔温热疗法(transpupillary thermotherapy, TTT)是根据红外光穿透力强、选择性损伤等特点,将 810nm 红外激光通过瞳孔投照到眼底深层病变区,在病变区产生比基础体温高 4～9℃的阈下视网膜光凝技术。它在视网膜色素上皮细胞、视网膜、脉络膜及在不正常的脉络膜新生组织中产生一个长时间的(60 秒)、温和的温度升高。低升温可导致细胞凋亡而破坏靶细胞,而长脉冲激光照射可引起血管栓塞。该疗法首先(1995 年)应用于脉络膜黑色素瘤外敷贴放疗的补充治疗。目前有些学者将此方法用于治疗黄斑区视网膜下新生血管,尤其是隐匿性新生血管,多数患者视力稳定。近期疗效与光凝相当,远期疗效需进一步观察。该疗法操作简单,无明显不良反应,不影响眼的正常结构,可重复治疗,且费用低,但不能阻止新生血管的复发,且激光能量的选择较困难,需个体化,不能过强,以不可见或刚隐见光斑反应为宜。

(五) 玻璃体视网膜手术

1. 玻璃体积血的治疗当视网膜下出血进入玻璃体形成大量玻璃体积血时,可采用玻璃体切割治疗。

2. 视网膜下出血及新生血管膜的治疗应用玻璃体切割技术,行视网膜切开,取出新生血管膜。

3. 黄斑转位行视网膜 180°或 360°切开,将黄斑向上或向下旋转一定的角度,使黄斑移位至正常的视网膜色素上皮区,并需行相应的眼外肌手术以避免黄斑转位后带来的复像。此方法有一定的效果,但要求高超的手术技术,且可能出现较多的并发症(增殖性玻璃体视网膜病变、低眼压、视网膜脱离等)。

4. 瘢痕期的视网膜移植是近年来的研究工作,已开始用于临床。其方法是将黄斑视网膜下的瘢痕和视网膜色素上皮组织切除后,将自体或同种异体黄斑外及周围的视网膜色素上皮连同 Bruch 膜移植在黄斑下。此方法为本病的治疗带来希望。

(六) 低视力助视器

可帮助患者最大限度地使用残余视力,但并不能恢复中心视力。

【预后】

本病的治疗至今还是一个相当棘手的问题。激光治疗仅对黄斑中心凹 200μm 以外的新生血管有一定的效果。光动力疗法和抗 VEGF 药物虽对中心凹下的新生血管效果较好,但复发和昂贵的治疗费用使许多患者无法接受,多数患者仍面临着低视力甚至盲目的威胁。

特发性息肉样脉络膜血管病变

特发性息肉样脉络膜血管病变(idiopathic polypoid choroidal vasculopathy,IPCV)又称复发性出血性色素上皮脱离。临床上以患者眼底出现出血性色素上皮脱离,ICG 检查病灶区脉络膜血管网末端呈息肉样膨大为特征。

【病因及流行病学】

有研究者发现,患者脉络膜内层具有较多呈囊样扩张的小动脉和小静脉,以静脉扩张更为明显,因此认为息肉样病灶是脉络膜自身的小静脉扩张所致。也有人推测息肉样扩张的脉络膜血管为另一种类型的脉络膜新生血管,但其发生、发展和转归与其他类型 CNV 存在明显差异,有着较好的预后。男女均可发病,亚裔人群以男性多见。发病年龄 20～85 岁,平均发病年龄>50 岁。双眼或单眼均可患病。

【诊断】

(一) 临床表现

1. 症状:如病变不位于黄斑部,可无明显症状。如黄斑区发生血浆渗出,可有明显视力下降或视物变形。如发生玻璃体积血,视力可突然严重下降。

2. 眼底检查:黄斑区及视神经乳头周围有一处或数处出血性或浆液性色素上皮脱离,并可见多灶黄白色渗出,血管性病变表现为单个或多个橘红色球性病灶。伴或不伴玻璃体积血。

3. 眼底荧光素血管造影(FFA):结果缺乏特异性。

4. 吲哚青绿血管造影(ICGA):对确诊本病具有重要价值。典型表现为眼底病灶区发现脉络膜异常分支血管网,可呈扇形或放射状,并常查见滋养血管;异常血管网的末端有单个或多个呈血管瘤样扩张的息肉样结构;息肉样病灶边缘常伴有浆液性或出血性视网膜色素上皮脱离。

（二）诊断

1. 眼底检查发现橘红色息肉样病灶及多灶浆液性或出血性色素上皮脱离。

2. ICGA 检查显示异常脉络膜分支血管网和血管瘤样扩张的息肉状病变。

（三）鉴别诊断

1. 老年黄斑变性：眼底大多可查见硬性或软性玻璃疣，不见橘红色息肉样病灶，可资鉴别。

2. 中心性浆液性脉络膜视网膜病变：年轻人多见，眼底无出血，造影检查无脉络膜息肉状的强荧光病灶。

【治疗】

1. 激光光凝：若息肉样病灶位于黄斑中心凹 500μm 以外，可选择氪红激光光凝，以Ⅲ～Ⅳ级光斑为宜。

2. 光动力治疗（PDT）：若息肉样病灶位于黄斑中心凹下或距黄斑中心凹 500μm 以内，可采用 PDT 治疗。

3. 手术治疗：对于合并有大量玻璃体积血和黄斑下出血的患者，可行玻璃体切割术和视网膜切开术以清除玻璃体腔积血和视网膜下积血。

黄斑囊样水肿

黄斑囊样水肿（cystoid macular edema，CME 或 CMO）是指黄斑部视网膜神经层内细胞间隙的液体积聚在外丛状层中，尤其在厚而疏松的中心凹周围的 Henle 纤维，当液体量多时，将纤维束推开，形成一个个囊腔，故称为囊样水肿。

【病因】

1. 视网膜血管疾病：糖尿病性视网膜病变，视网膜静脉阻塞等。

2. 毛细血管扩张症：中心凹旁毛细血管扩张症、Coats 病、Leber 多发性粟粒状动脉瘤病以及反应性毛细血管扩张（继发于视网膜大动脉瘤、视网膜血管瘤等）。

3. 内眼手术后：尤多见于白内障术后（又称为 lrvine-Gass

综合征)。其他内眼手术也可发生,但较少见。

4. 各种类型的色素膜炎(葡萄膜炎)及眼内炎症、Behcet病、视网膜血管炎(Eales 病)。

5. 其他包括视网膜色素上皮变性、脉络膜肿瘤、视网膜下新生血管、黄斑部视网膜前膜。某些药物(烟酸、肾上腺素等)偶尔也可诱发。

6. 特发性临床上查不出任何局部和全身有关因素。极少见。

【发病机制】

视网膜内屏障(视网膜毛细血管内皮细胞)和外屏障(视网膜色素上皮)在上述原因下受到破坏,加上黄斑部特殊的解剖生理特点,渗出的液体容易在黄斑部视网膜积聚,形成囊样水肿。

【诊断】

(一) 临床表现

1. 症状:不同程度的视力下降,视物变形,中心暗点,发病时可出现虹视。

2. 眼底所见除原发病变的体征外,尚有以下特征。

(1) 检眼镜检查黄斑区反光增强,中心凹反射消失,黄斑区呈暗红色,伴有黄色深层渗出点。

(2) 裂隙灯接触镜检查:黄斑部视网膜增厚,并可见到黄斑囊样结构,呈蜂窝状(后部反光照射)。

(3) 荧光素眼底血管造影检查:是确诊黄斑囊样水肿最可靠的方法。造影早期水肿区的脉络膜背景荧光有不同程度的荧光遮蔽。晚期(10～30 分钟后)形成典型的花瓣状外观。根据渗漏的严重程度分为三型。

1) Ⅰ型(轻型):渗漏较轻,多为细点状单层半环或环状。

2) Ⅱ型(中型):渗漏液体较Ⅰ型为多,囊样结构逐渐形成多层环花瓣样外观。

3) Ⅲ型(重型):渗漏液体量多,密集的渗漏点融合,形成以中心凹为中心、由多数囊样结构组成、越向中央囊越大、有黑色星状条纹的花瓣状外观。

3. 并发症

(1) 黄斑囊样变性：当水肿迁延时，可导致神经纤维、视细胞的破坏，色素上皮细胞进行性萎缩，形成黄斑囊样变性，视功能永久性损害。

(2) 黄斑板层裂孔和裂孔：若囊样水肿的囊内壁破裂，外壁完整，则形成板层裂孔，视力损害不可逆。有的囊外壁也发生破裂，则形成真正的黄斑裂孔。

(二) 诊断标准

1. 在上述眼病的病程中视力恢复不佳，有以上临床表现者。

2. 荧光素眼底血管造影可确诊。

(三) 鉴别诊断

1. 中浆病：参见本章“中浆病”。

2. 视网膜中央动脉阻塞。

【治疗】

(一) 药物治疗

1. 碳酸酐酶抑制药全身应用。用于白内障术后、中间型葡萄膜炎、某些色素性视网膜炎、慢性葡萄膜炎等引起的黄斑囊样水肿。

2. 激素全身或球周注射。白内障术后，中间型葡萄膜炎引发的黄斑囊样水肿。

3. 前列腺素抑制剂：无晶状体性黄斑囊样水肿。常用者有吲哚美辛、阿司匹林、保泰松等，且吲哚美辛局部应用较全身应用效果好，不良反应少，还能预防黄斑囊样水肿，术前、术后应用对某些病例有益。滴眼液常用 0.5%～1%，每日 3 次；口服 25mg，每日 3 次。

4. 导升明(doxium)：可改善毛细血管通透性。

(二) 激光

1. 糖尿病性黄斑囊样水肿宜早治疗，用黄斑格栅样光凝。

2. 视网膜静脉阻塞性黄斑囊样水肿采用降低黄斑区供养小动脉的灌注区的光凝方法。

3. 无晶状体性黄斑囊样水肿 YAG 激光切断玻璃体牵引条索。

（三）玻璃体切割手术

适用于玻璃体牵拉综合征伴严重黄斑囊样水肿。

（四）高压氧治疗

有报道此疗法对黄斑囊样水肿有效,但治疗后有可能复发或加重。

黄斑裂孔

黄斑裂孔(macular hole)是黄斑部视网膜组织的全层缺损,它既可作为一种独立的眼病,也可并发于其他眼病,如高度近视、外伤、日灼或激光意外以及引起黄斑囊样水肿的疾病。

特发性黄斑裂孔(idiopathic macular hole)

好发于老年女性,95%以上患者发病在50岁以上,占黄斑裂孔的大多数。双眼发病为3%~20%,屈光度一般不超过4.00D。

【病因】

1. 玻璃体牵拉。

2. 黄斑囊肿和变薄:在黄斑区视网膜组织进行性变薄和囊样变性的基础上,玻璃体内存在的牵拉因素可导致黄斑裂孔的发生。

【诊断】

（一）临床表现

1. 症状主要为视力逐渐下降,多在0.05~0.3。其次是视物变形和中心暗点。

2. 玻璃体检查:在黄斑裂孔发生中,玻璃体对黄斑部的牵引起着重要的作用,此牵拉与玻璃体后脱离和玻璃体液化有关。

3. 眼底所见。

(1) 检眼镜检查:黄斑区视网膜缺损呈圆形或椭圆形,约

1/3 PD大小,呈红色,有凿孔样边缘;裂隙光束在此完全中断;孔周有一圈视网膜下积液围绕,称液套;裂孔底部色素上皮层可有大小不一的黄色点状沉着物(由吞噬嗜红质堆积而成)。50%~80%患者可检查出盖膜存在。

(2)荧光血管造影检查:典型表现为裂孔区呈透见荧光,显示边界清楚的荧光斑,类圆形。少数患者伴有渗漏。裂孔底部粗大的黄白色点状物可在透见荧光区呈点状荧光遮蔽。

(二)其他检查

可用OCT和视网膜厚度分析仪对黄斑裂孔进行逐层检查分析;用氦氖激光光源裂隙灯检查,可以鉴别黄斑裂孔和黄斑囊肿。

(三)鉴别诊断

1. 板层黄斑裂孔:指视网膜组织的内层缺损而外层仍保持完好。裂孔呈圆形或椭圆形,周围没有视网膜下积液;边缘不如全层裂孔锐利,底部无黄色点状沉着。荧光血管造影一般无异常影像。

2. 黄斑囊样变性:黄斑区呈蜂窝状,裂隙灯窄光带切面下囊肿的前壁轻度向前凸出,光带连续不中断并随光束移动而光带变形。当构成前壁的成分进行性萎缩消失或破裂后,则形成板层裂孔或全层裂孔。

3. 黄斑部视网膜前膜和假性黄斑裂孔:视网膜表面不规则的粗糙反光区,放射状的视网膜内界膜皱褶,小血管迂曲。明显的增生膜可见条索状牵引,黄斑区可见类似裂孔样,但边缘不规则,形状不一,无明显凹陷感,无黄色点状渗出物,周围无晕轮,裂隙光带无中断。荧光血管造影无透见荧光。

4. 黄斑出血:形态不甚规则,无凹陷感,裂隙光带无中断。荧光血管造影显示荧光遮蔽。

【治疗】

1. 由于特发性裂孔很少发生视网膜脱离,且多数患者视力稳定,故一般不需治疗,仅随诊观察。

2. 预防性光凝可加重视功能障碍而不主张采用。

3. 玻璃体切割手术:应用玻璃体切割手术联合视网膜内

界膜剥除、生物辅助剂(β2-转移生长因子,自体血小板等)注入或气体填充治疗Ⅱ~Ⅳ期特发黄斑裂孔,提高视力或改善视物变形,取得一定疗效。但确切效果尚需临床长期验证。

【预后】

黄斑裂孔患者的视力相对稳定,特发性裂孔极少发生视网膜脱离。最常见的并发症为视网膜前膜形成。少数患者特发性裂孔可自行消失。

高度近视眼黄斑裂孔

高度近视眼黄斑裂孔(high myopic macular hole)是由于黄斑区视网膜组织变性、萎缩或发生囊样变性所致。女性明显多于男性(7∶1)。近视>-8.00D时,裂孔发生率显著增高。

【发病机制】

高度近视常有后巩膜葡萄肿,导致黄斑区视网膜、脉络膜变薄,脉络膜毛细血管减少或消失,组织供氧差,从而加重了黄斑区视网膜退行性变或囊样变性。而近视眼易发生玻璃体液化、变性和后脱离,形成对视网膜的牵引,产生黄斑裂孔。裂孔一旦形成,液化的玻璃体可通过裂孔进入视网膜下,导致视网膜脱离。

【诊断】

(一)临床表现

1. 视力障碍是主要症状。但由于高度近视本身视力就差,故患者不易察觉视力的变化,常在进行其他检查时,发现黄斑裂孔已存在。

2. 眼底所见。

(1)检眼镜检查:近视性黄斑裂孔呈圆形或椭圆形,萎缩而形成的裂孔边缘光滑,一般无盖膜;囊样变性牵引所致的裂孔,边缘呈锯齿状,常有盖膜。当有明显的视网膜、脉络膜组织萎缩时,裂孔失去正常红色而呈灰白色或黄色,此称为“白孔”。

(2)玻璃体检查:玻璃体液化、变性,后脱离。

(3)荧光素眼底血管造影检查:裂孔区呈典型的透见荧

光,伴有不同程度脉络膜萎缩等高度近视表现。

（二）鉴别诊断

1. 其他部位视网膜裂孔引起的视网膜脱离累及黄斑部时,因中心凹区域组织透明,非常薄,或有囊样变性而使该处看上去似黄斑裂孔,可通过 Watzke 征进行鉴别。具体操作方法如下:在裂隙灯间接镜或三面镜下检查,将裂隙窄光带通过可疑黄斑裂孔处,让患者描述所见光带,若所见光带中断,可考虑裂孔发生(板层裂孔或全层裂孔),如光带仅变形、变窄或增粗但无中断,则为黄斑囊样变性。此方法不能区分裂孔是板层裂孔抑或全层裂孔。

2. 周边裂孔视网膜脱离累及黄斑区继发引起黄斑裂孔:周边部裂孔引起的脱离首先发生在裂孔周围,后累及黄斑后极部,脱离的视网膜可从周边赤道部延续至后极部,患者有相应部位的视野缺损。而黄斑裂孔引起的视网膜脱离多局限于赤道后部,很少延伸至锯齿缘。因两者处理原则不同,故应仔细检查鉴别。

【治疗】

可行预防性激光封孔,以预防视网膜脱离的发生,但视力损害较大。目前较多学者认为,高度近视黄斑裂孔不宜激光,以观察为主,若发生视网膜脱离,再行单纯玻璃体腔注气或玻璃体切割联合气体或硅油填充。

外伤性黄斑裂孔

外伤性黄斑裂孔(traumatic macular hole)多见于男性青壮年,占整个黄斑裂孔的10% 。眼球钝挫伤、穿通伤、眶骨挫伤、面部及头部创伤均可引起黄斑裂孔,而以眼球钝挫伤最易发生,发生率为5%~22% 。

【发病机制】

眼球钝挫伤后,脉络膜血管舒缩紊乱,产生浆液性渗出,积存于外丛状层及内颗粒层的组织间隙内,形成水肿,加之黄斑有众多的 Henle 纤维,极易吸收大量液体,而产生黄斑囊样水肿。当囊壁内层或内、外层萎缩变性消失时，则会出现黄斑板层裂孔或全层裂孔。另外，黄斑受到冲击而产生玻璃体对黄斑部视网膜的牵拉形成黄斑穿孔。穿孔可在眼外伤开始就产生，亦可在伤后一定时间内发生。

【诊断】

临床表现与特发性黄斑裂孔基本相同。

【治疗】

1. 黄斑穿孔后继发视网膜脱离的可能性小，故不需手术治疗。

2. 黄斑穿孔合并视网膜脱离，少量视网膜下液，但无玻璃体视网膜变性改变，可行玻璃体内注气或玻璃体内注气联合黄斑部巩膜外垫压或兜带术。

3. 黄斑穿孔合并无晶状体眼、高度近视、玻璃体后脱离、玻璃体液化及浓缩等视网膜脱离的危险因素时，应密切观察，必要时手术治疗。

4. 黄斑穿孔合并视网膜脱离及玻璃体内机化条索牵引时，应行玻璃体切割联合气体或硅油填充。

5. 黄斑穿孔合并视网膜出血和视网膜水肿时，应进行相应治疗。

【预后】

黄斑裂孔的恢复程度与裂孔大小、视网膜脱离的严重程度及玻璃体视网膜的机化条索密切相关。

日食光引起的黄斑裂孔

日食光引起的黄斑裂孔(solar macular hole)是强烈的太阳光线对视网膜组织造成的严重损伤，多见于无防护下观察日食或直接凝视太阳或水面以及雪地等日光反射。视网膜水肿时可给予激素、血管扩张药、能量合剂等。黄斑裂孔本身无特殊治疗。

激光意外引起的黄斑裂孔

眼组织对多种波长的激光能有效地吸收，且对激光损伤的阈值较其他器官低,黄斑部更为敏感。严重的激光意外损伤可导致黄斑裂孔的发生,称为激光意外引起的黄斑裂孔(laser accident macular hole)。Q开关Nd:YAG激光是最常见引起视力损害的激光源。

早期可用激素治疗。裂孔本身无需治疗。

黄斑部视网膜前膜

黄斑部视网膜前膜(macular epiretinal membrane)也称为黄斑前膜,是黄斑区及其附近的视网膜内表面上细胞增生所形成的无血管性纤维组织膜,被认为是增生性玻璃体视网膜病变在黄斑的局部表现。仅引起视网膜内层变形的较薄的视网膜前膜,称为表面皱缩性视网膜病变或玻璃纸样黄斑病变。对引起视网膜全层明显变形的厚膜称为黄斑皱褶,分为原发性黄斑前膜或继发性黄斑前膜两种类型。

(一) 原发性黄斑前膜

原发性黄斑前膜(primary epiretinal membrane)又称黄斑前纤维增生或Jaffe综合征等,是指发生在一般正常的、没有任何已知的其他眼病或玻璃体视网膜病变眼中的黄斑前膜。在普通人群中发病率为2%~6%,其中90%以上为50岁以上的老年人。无性别差异。双眼发病率为10%~20%,常先后发病。病因不详,一般认为是黄斑变性的特殊表现。

【发病机制】

原发性黄斑前膜的形成主要与玻璃体后脱离和来自视网膜的细胞向黄斑区迁移积聚有关。近年来对手术剥除的膜标本的病理检查表明,视网膜前膜中含有五种细胞:①神经胶质细胞。②视网膜色素上皮细胞。③巨噬细胞。④肌纤维母细胞。⑤纤维细胞。以上细胞通过细胞外基质(来于血浆或由色素上皮合成)相互连接并形成纤维性膜组织。

【诊断】

1. 症状:起病缓慢,常在体检时发现。视力多>0.5,若<0.1则多有视网膜皱褶或水肿,甚至裂孔。多有视物变

形,可有复视。视力障碍常导致阅读困难。红绿色觉异常及 VEP 异常。

2. 眼底所见

(1) 检眼镜检查及分级:病变位于以黄斑区为主的后极部眼底。可分为三级(Gass,1977 年)。

0 级:黄斑区视网膜表面呈箔状反光,组织结构正常。

1 级:表面可见薄膜,视网膜浅表面细小皱纹,血管略扩张迂曲。由于膜沿切线方向收缩,可出现游离缘或膜部分与其下的视网膜分开。

2 级:表面出现半透明膜(灰白色),视网膜出现全层皱褶,血管明显弯曲变形。

当黄斑前膜收缩时,可有小血管扩张,出现点状出血、微血管瘤及硬性渗出。当增厚的前膜向心性收缩时,中心部位可形成环形隆起(缩窄环),中央内陷而形成假性视网膜裂孔。还可有视网膜下新生血管形成。

(2) 荧光素眼底血管造影检查:该检查是诊断黄斑前膜的主要依据。表现为,①颞侧上下血管弓靠拢,黄斑无血管区垂直直径缩小、移位。②黄斑附近的血管扭曲扩张,并向前膜收缩中心移位。严重者可有荧光渗漏,形态不规则,不对称,与前膜的遮盖区一致。膜收缩中心可有无灌注区。③严重者造影后期可出现黄斑囊样水肿。

前膜的形态和边界易在蓝光单色眼底照片上显影。

(3) 玻璃体改变:80%~95% 的患者早期即可出现玻璃体后脱离。可完全性后脱离(可见视神经乳头前环)或部分后脱离(可看到玻璃体与黄斑、玻璃体与视神经乳头之间的粘连)。

【治疗】

1. 多数原发性黄斑前膜的患者不需治疗,随诊观察。

2. 手术治疗原发性黄斑前膜几乎 100% 可剥除。

(二) 继发性黄斑前膜(secondary macular former film)

【病因】

该病继发于许多眼部病变。

1. 发生于有视网膜裂孔或视网膜脱离术后,发生率可高达50%。膜的组成以视网膜色素上皮细胞为主。此种膜多致密而厚,黄斑皱褶主要指这种类型。凡术前视网膜条件差、玻璃体有出血、术中手术范围过大、患者年龄较大等均可使发病的危险增加。

2. 发生于眼外伤或手术及激光、冷凝术后。

3. 伴有其他各种眼病,包括视网膜血管病变、各种类型的眼内炎症、各类血管瘤或其他肿瘤以及其他病变(如视网膜色素变性、玻璃体积血、毛细血管扩张症等)。

【诊断】

1. 症状:患者对黄斑前膜所引起的视力障碍由于原发眼病的存在而不敏感。在原发性视网膜脱离者,成功的复位手术后视力改善复又减退,常提示黄斑前膜形成。

2. 眼底所见:继发性黄斑前膜的检眼镜检查和荧光血管造影表现较原发者更明显。可清楚见到黄斑部灰白色膜状物及视网膜皱褶和血管扭曲移位。

【治疗】

1. 手术治疗:需待原发眼病已治愈或稳定,黄斑前膜是引起视力差和视物变形的主要原因时,才考虑手术。

2. 药物治疗:药物对黄斑前膜的防治还有许多问题需进一步研究,且只能辅以在术中减轻手术难度和术后减少黄斑前膜复发。

(1) 皮质激素可减轻组织坏死水肿,控制炎症反应,抑制巨噬细胞迁移附着。对眼外伤、眼内炎、玻璃体积血、眼球内异物等引起血—视网膜屏障破坏的眼病,应常规酌情应用皮质激素。

(2) 非类固醇类抗炎药物作用机制可能与抑制蛋白质和核酸合成有关。如吲哚美辛、阿司匹林。

(3) 其他青霉胺、米诺地尔(长压定)等可抑制胶原纤维交叉连接,氟尿嘧啶、柔红霉素、高三尖杉酯碱等可抑制细胞的增生。

黄斑部视网膜下新生血管

黄斑部视网膜下新生血管(subretinal neovascularization in macula)也称黄斑下脉络膜新生血管膜(submacular choroidal neovascularization,SCNV),是由多种病因所致的脉络膜新生血管穿越Bruch膜并在视网膜色素上皮下或上增生形成的纤维血管组织。常伴有视网膜下浆液性渗出和(或)出血,为多种眼底疾病导致视力丧失的最主要原因。

【病因】

1. 变性疾病如老年黄斑变性、结节状和弥漫性玻璃疣、病理性高度近视眼、血管样条纹、成骨不全、视网膜脉络膜缺损、Best病、伴有明显渗出的视网膜色素变性、Sorsby眼底营养不良、成年中心凹黄斑营养不良等。

2. 炎症或感染性疾病如眼拟组织胞浆菌病综合征、弓形虫视网膜脉络膜炎、类肉瘤病、风疹、Vogt-Koyanagi-Harada病、鸟枪弹样视网膜脉络膜病变、Behcet病、慢性葡萄膜炎、中心性渗出性脉络膜视网膜炎等。

3. 肿瘤如脉络膜痣、脉络膜恶性黑色素瘤、脉络膜血管瘤、脉络膜骨瘤等。

4. 外伤如脉络膜破裂、激光治疗后、引流视网膜下液的复杂操作、视网膜冷凝损伤等。

5. 其他如匐行性或地图状脉络膜炎、特发于黄斑中心性浆液性视网膜病变样病变、眼底黄色斑点症、内层点状脉络膜病变、长期视网膜脱离、特发性黄斑部裂孔等。

【发病机制】

视网膜下新生血管发生的确切机制不清。一般认为,Bruch膜破裂是产生新生血管膜的先决条件,局部组织新生血管刺激因子(血管内皮生长因子,酸性、碱性成纤维细胞生长因子,白细胞介素-8,类胰岛素样生长因子,肝细胞生长因子)和抑制因子[转化生长因子和凝血敏感蛋白(thrombospondin)]动态平衡的失调是产生新生血管膜的关键。

【诊断】

（一）临床表现

1. 症状：可有视力下降、视物变形、中心暗点、闪光幻觉(60% 为白光)和幻视。

2. 眼底改变：早期新生血管膜呈灰蓝或淡黄斑块，晚期因纤维组织增生呈灰白色。周围常有出血。晚期可有视网膜水肿或渗出、继发性视网膜色素上皮或视网膜神经上皮浆液性或出血性脱离。

3. 眼底血管造影：这是发现视网膜下新生血管存在和定位的可靠方法。

(1) 荧光素眼底血管造影：早期出现海团扇状或车轮状荧光；晚期荧光素渗漏到视网膜下间隙，海团扇状或车轮状荧光消失。对新生血管膜上的出血、渗出或视网膜色素上皮脱离难以显现。

(2) 吲哚青绿血管造影：能显示新生血管膜上的出血、渗出或视网膜色素上皮脱离，对诊断隐匿性新生血管膜或复发性新生血管膜更有优势。早期出现扇形、梳状或点状强荧光；晚期渗漏荧光。

（二）鉴别诊断

1. 视网膜表层的新生血管通过眼底造影区别。

2. 脉络膜恶性黑色素瘤：当有视网膜下血肿时，应与脉络膜黑色素瘤鉴别。荧光血管造影视网膜下血肿显示荧光遮蔽，遮蔽区内可见新生血管的渗漏点；而脉络膜黑色素瘤则由于瘤体不断渗漏显示强荧光。

【治疗】

（一）病因治疗

（二）非病因治疗

1. 药物：玻璃体腔注入抗 VEGF 药物，如贝伐单抗(bevacizumab)和兰尼单抗(ranibizumab)。

2. 激光：激光是治疗新生血管膜，预防严重视力丧失的有效方法。可采用氩、氪或二极管激光，对黄斑中心凹外，近中心凹、中心凹下或复发性新生血管膜均有效，但并不是最佳治疗方法，因为除了可引起视力下降以外，还不能避免新生血管膜复发或残留。

3. 光动力学疗法(PDT)对治疗黄斑中心凹下新生血管效果显著，有组织损伤小、可重复治疗等优点，但不能避免新生血管膜的复发且治疗费用昂贵。

4. 经瞳孔温热疗法(TTT)见老年黄斑变性章节。

5. 手术可有三种方法

(1) 单纯新生血管膜切除。

(2) 新生血管膜与脉络膜离断但不取出。

(3) 新生血管膜切除同时行视网膜色素上皮瓣转移或同种异体视网膜色素上皮细胞移植。

【预后】

1. 黄斑新生血管膜自然预后差。

2. 激光治疗复发率较高。

3. 手术治疗对绝大多数患者并不能提高视力，部分患者只是对比敏感度提高、视物变形改善、中心暗点缩小、阅读速度提高。

Stargardt 病

Stargardt 病是一遗传性眼底病，临床上常见为单独的黄斑部萎缩性变性，亦有合并眼底黄色斑点者。

【病因】

多为常染色体隐性遗传，常见近亲联姻的后代，同胞中数人可发病。少数为显性遗传或散发病例。一般 6～20 岁发病，男女均有，且为双眼对称性病变。

【病理】

视网膜深层的黄色斑点是视网膜色素上皮细胞内黏多糖及大量暗褐质的沉积物。

【诊断】

(一) 临床表现

1. 进行性视力下降(0.1 以下)。

2. 有相对性及绝对性中心暗点。

3. 轻度色觉障碍。

4. 眼底检查疾病初期,视力虽下降而眼底尚无改变。病情进展,中心凹消失,色素紊乱。继之黄斑变性呈椭圆或圆形脱色素区,边清,有金箔样反光,病灶周围有黄色斑点并多加扩展。晚期,后极部神经上皮、色素上皮及脉络膜毛细血管萎缩,仅见脉络膜大血管及白色巩膜。

5. 电生理检查:EOG 异常。

6. 暗适应:部分人减退。

7. 荧光素眼底血管造影:早期为荧光遮蔽点与透见荧光点先后出现。有时可见到脉络膜背景荧光减弱,而视网膜毛细血管相对性荧光清晰,则为所见的“脉络膜淹没”荧光图像。

（二）诊断标准

依据病史、视功能检查、眼底表现及荧光素眼底血管造影特征,对本病可做出诊断。

（三）鉴别诊断

1. 中心性晕轮状视网膜脉络膜萎缩。

2. 视锥细胞营养不良。

【治疗及预后】

本病无特殊治疗。晚期患者中心视力永久性丧失。视力低下者,可戴助视器。

卵黄状黄斑变性

卵黄状黄斑变性(vitelliform macular degeneration),1905 年由 Best 首次报告,故本病又称 Best 病,因其形态变化大,又称多形黄斑变性,亦称卵黄样黄斑营养不良。通常为儿童期发病,黄斑出现卵黄样病变伴 EOG 异常,但视力改变与病变极不相称。

【病因】

常染色体显性遗传。

【发病机制】

将病变中卵黄物质通过光镜及电镜检查,发现是色素上皮中异常暗褐质颗粒的积聚。有人认为是一种不能由溶解酶分解和不完全分解的非特异性代谢产物。

【诊断】

1. 青少年期发病,双眼多为对称性病变,大多为体检时发现。

2. 早期视力正常,以后可有中心暗点,重者则中心视力显著下降。

3. 黄斑部有典型的卵黄样改变,进而破碎终至色素沉着及萎缩病变。

4. ERG 正常,EOG 异常,暗适应正常,色觉轻度异常。

5. 荧光素眼底血管造影卵黄完整时,黄斑荧光遮蔽;卵黄破碎期,可见透见及荧光遮蔽混杂现象;萎缩期,透见荧光及斑状荧光遮蔽;晚期病例合并脉络膜毛细血管闭塞,则弱荧光中可见粗大的脉络膜血管。

【治疗】

无特殊疗法。如有视网膜下新生血管形成,可试用激光封闭,但对中心视力的恢复尚无帮助。

三、视网膜脱离

视网膜脱离(retinal detachment)是指视网膜神经上皮层与色素上皮层的分离。临床上可分为孔源性、渗出性以及牵拉性三大类型。以孔源性视网膜脱离最为常见。老年人、高度近视、无晶体眼、人工晶体眼、眼外伤等易发生孔源性视网膜脱离。

【病因】

1. 孔源性视网膜脱离:视网膜变性、外伤或玻璃体的牵拉使视网膜神经上皮层发生裂孔,液化玻璃体经此裂孔进入视网膜神经上皮层与色素上皮层之间,发生视网膜脱离。

2. 渗出性视网膜脱离:该病是由于其他眼病产生渗出液

并积聚于视网膜下引起,常见原发病为葡萄膜炎、Coats 病等。

3. 牵拉性视网膜脱离:该病是因增生性玻璃体视网膜病变的增生条带牵引而引起的没有裂孔的视网膜脱离。

【诊断】

(一) 孔源性视网膜脱离

1. 多数病例突然发病,视力下降,也有一些病例有飞蚊症和闪光感等前驱症状。

2. 视网膜脱离的相应处有视野缺损。

3. 眼底改变:视网膜灰白色或暗灰色呈球状或波浪状隆起,可随眼球转动而略有飘动,爬行其上的血管迂回曲折。在脱离的视网膜上有裂孔。

4. 眼压一般较低。若眼压过低,则引起虹膜血管性反应,出现 KP 及 Tyndall 现象,有时伴有脉络膜脱离。

(二) 渗出性视网膜脱离

存在原发眼病的眼部表现,眼底无视网膜裂孔,经药物(如激素)治疗,视网膜下积液可减少甚至消失。

(三) 牵拉性视网膜脱离

可有玻璃体视网膜出血、炎症、外伤或手术史。玻璃体混浊机化,视网膜脱离处存在明显的玻璃体牵拉,脱离后的视网膜活动度差,伴有或不伴有裂孔。

【治疗】

治疗以手术为主。术前应反复寻找裂孔,手术的关键是封闭裂孔。可采用激光光凝、透热电凝或冷凝,使裂孔周围产生无菌性的脉络膜视网膜炎症以封闭裂孔。再根据视网膜脱离的具体情况选择放出视网膜下积液、巩膜外硅胶块垫压、巩膜环扎、玻璃体切除或玻璃体内气体或硅油注入等,使视网膜与脉络膜相贴,网膜复位。渗出性视网膜脱离一般不宜手术,以治疗原发病为主。

【预后】

视网膜脱离病例大约 90% 的患者可以一次手术成功,再次手术的成功率为 6% 。术后视力的恢复程度取决于黄斑区脱离情况。巨大裂孔及玻璃体视网膜增生病变严重者手术成功率低,预后差。

四、视网膜变性

视网膜色素变性

视网膜色素变性(retinitis pigmentosa)为进行性遗传性营养不良性视网膜退行性疾病,以夜盲、进行性视野缺损和眼底色素性视网膜病变为其特征,为常染色体显性遗传、隐性遗传并伴性遗传。

【病因病理】

本病为视网膜色素上皮细胞和光感受器细胞的变性。可能与视网膜色素上皮酶系统发育缺陷,铜、锌及牛磺酸缺乏等有关。还有认为本病可能为自身的免疫性疾病。

早期在视网膜中,有视杆细胞进行性的退行病变,周边有色素细胞增生并聚集在视网膜面及血管旁,视网膜动静脉血管内膜增生变厚致管腔狭小;晚期视网膜层由外向内各层组织不同程度萎缩。视神经乳头上胶质增生形成膜状致视神经乳头为蜡黄外观。

【诊断】

(一) 临床表现

1. 双眼发病,男性多于女性,儿童期起病。

2. 早期有夜盲,暗适应功能下降。

3. 视野进行性变小。可有环状暗点,进展呈管状视野,而中心视力尚好(中心视野尚存5°~10°)。

4. 眼部检查:视网膜血管狭细,赤道部网膜色素上皮细胞变性萎缩及不均匀增生,如骨细胞样的色素沉着。继之色素向后极部发展,脉络膜亦萎缩。动脉更细,静脉旁有白鞘,视网膜呈青灰色。黄斑粗糙或有囊样水肿。视神经乳头呈蜡黄色。临床上还见无色素型视网膜色素变性者,除视网膜看不到色素沉着外,其他表现均如前述。

5. 眼电生理检查:早期 EOG 波形消失;ERG 波形降低至熄灭。

6. 荧光素眼底血管造影:视网膜血管迟缓充盈;视网膜透见荧光及荧光渗漏;视网膜表层血管扩张及渗漏,脉络膜血管无灌注或延迟灌注。

7. 暗适应:早期视网膜视锥细胞功能正常,视杆细胞曲线终末阈值升高。晚期视杆细胞功能丧失而视锥细胞阈值亦升高,形成高位单向曲线(仅代表视锥细胞功能的曲线)。

8. 色觉:早期色觉正常,晚期色觉障碍(蓝色盲)。

(二)鉴别诊断

1. 梅毒性脉络膜视网膜炎:其视网膜色素沉着斑小,以后极部为多,胡椒盐状改变。夜盲不明显。视野无环形暗点。乳头色略淡,而不是蜡黄色。ERG 可有振幅降低。梅毒血清反应阳性。

2. 妊娠期麻疹致胎儿视网膜病变:由孕妇在妊娠第 3 个月时患麻疹所致。患儿生后眼底病变渐进发展,可见视网膜面散在斑点状色素沉着,以后渐有骨细胞样改变。此病少见。

3. 病毒性热疹后视网膜色素变性:多在病初一周后双眼视力下降,视野向心性缩小,以后眼底周边出现色素,类似典型视网膜色素变性改变。

【治疗】

1. 已诊断视网膜色素变性者,应每年定期复诊,查眼底、视野及眼电生理检查。

2. 视力下降至 0.2 时,或有管状视野者,可试用助视镜。

3. 有并发白内障者,需行手术治疗,摘除白内障并植入人工晶状体。

4. 目前尚无特殊药物治疗。可试用扩血管药及小剂量维生素 B、C、E 以及锌剂。

5. 如合并屈光不正,可用镜片矫正。

结晶样视网膜变性

结晶样视网膜变性(crystalline retinal degeneration)为少见

的视网膜退行性变性眼病。

本病双眼受累，为常染色体隐性遗传性疾病。

【病因】

尚不明确，视网膜面出现黄白色结晶样闪光亮点，其具体成分不明，推测与色素上皮-感光细胞复合体代谢紊乱有关。

【诊断】

（一）临床表现

1. 视力下降或伴夜盲。

2. 早期眼底视神经乳头血管大致正常。晚期视神经乳头色淡，视网膜动脉细窄，眼底背景略呈青灰色。视网膜面前后有多个黄白色闪光亮点，以后在极部密集而周边部稀疏。黄斑中心凹不易分辨。病变区有暗褐色大小不一形态不规则的斑块，少有类似骨细胞样改变。

3. 视野改变：有中心或旁中心暗点、部分或全部环形暗点，周边视野向心性缩小。

4. 暗适应检查：暗适应中度异常，病程长者重度夜盲。

5. 视觉电生理检查：ERG 早期正常，晚期 B 波下降，EOG 异常，表示色素上皮受损广泛且严重。

（二）鉴别诊断

原发性视网膜色素变性与本病的鉴别为：较早出现视网膜周边有骨细胞样色素沉着，散在无光泽的结晶样黄白色亮点，视神经乳头蜡黄及视网膜血管细窄。

【治疗】

本病尚无特殊疗法。

白点状视网膜变性

白点状视网膜变性（retinitis punctata albescens）为罕见的家族遗传性视网膜退行变性。其视网膜广泛散布白色斑点。为静止性夜盲症，因白色斑点及视网膜色素再生缓慢，一般无进行性恶化倾向。

【诊断】

1. 幼年发病,可有暗点及视野缩小,中心视力尚好。

2. 视网膜遍布小圆形或卵圆形、大小均匀的白点,后极部较密,周边稀疏,偶见有融合成小哑铃形,一般不连接成片状。

3. 荧光素眼底血管造影术多见透见荧光,晚期为荧光渗漏。

4. 暗适应时间延缓。

5. 视觉电生理检查 ERG 正常或降低。EOG 异常。

【治疗】

因其发病机制不明,无特殊疗法。

玻璃膜疣

玻璃膜疣(drusen)为黄白色透明的胶样物沉积于脉络膜的玻璃膜。有家族遗传性趋向。多见中年以后,60 岁以上老年人更为常见。

【病理】

本病的视网膜组织病理检查,发现色素上皮广泛受累,黑色素颗粒在胞质内由密集分布变成分散分布,并有纤维性物质积聚,导致色素上皮细胞受推挤而引起邻近感光细胞变性。因此认为玻璃膜疣为色素上皮细胞不正常的分泌活动。也有人认为疣可能是变性的色素细胞转变而来,因而这些细胞内的透明物质可能是老年的色素上皮细胞,其中含有未消化的感光细胞外节。

【诊断】

1. 视力障碍:早期黄斑部多有玻璃膜疣侵犯,其视力尚可正常。有时有视物变形及中心视力下降。

2. 眼底检查:玻璃膜疣为小的黄白色发亮圆点,边缘有轻微色素环绕。位于视网膜后,略向前凸,散在或成群分布,亦可融合成大片圆形或地图形的外观,病变区色素变淡或脱失。其边缘有色素增生。脉络膜毛细血管萎缩而露出大而硬化的脉络膜血管。赤道部玻璃膜疣较黄斑部为多。随年龄增大而疣亦增多,呈正相关改变。

3. 荧光素眼底血管造影:荧光增强及透见荧光。

4. ERG 一般正常或低于正常。EOG 低于正常。

【治疗】

因疣的病变过程缓慢,目前尚无有效疗法。

如发现玻璃膜疣区色素增生及视力下降而有黄斑变化的可能性时,可用维生素 C 及维生素 E,以增强视网膜对光损害的保护作用。可用硫酸锌制剂,可增强视网膜代谢作用。

近视性视网膜脉络膜病变

近视性视网膜脉络膜病变(juxtapapillary retinochoroiditis)。单纯性近视,眼底改变不明显,视力矫正良好。高度近视,多伴有眼底改变,一般矫正视力欠佳。

【诊断】

1. 视力障碍:①远视力差,近视力正常,近点距离近。②进行性视力减退,随屈光度增加而加重。

2. 视物变形及中心暗点(为黄斑出血、机化瘢痕所致)。

3. 眼前黑影飘动因玻璃体变性、液化、混浊所致,暗适应差。

4. 眼底改变:①豹纹状眼底。②近视性弧形斑(视神经乳头颞侧有弧形白色斑或呈环状萎缩斑)。③黄斑有萎缩、出血或灰褐色斑,即 Fuchs 斑。④后巩膜葡萄肿。⑤赤道部及锯齿缘部囊样变性。⑥玻璃体变性液化混浊后脱离。⑦可并发视网膜裂孔及视网膜脱离。

【治疗】

1. 对脉络膜新生血管,可行抗 VEGF 药物治疗或 PDT 治疗。

2. 黄斑裂孔,不伴视网膜脱离者可观察;如伴视网膜脱离者,手术治疗。

视锥细胞营养不良

视锥细胞营养不良(cone dystrophy)是一种极少见的遗传

性黄斑部变性疾病之一。

本病主要损害视网膜视锥细胞，也伴有不同程度的视杆细胞损害。因此，早期黄斑受累，辨色力障碍；晚期致视网膜色素上皮变性而致色盲。故又有中心型视网膜色素变性之称。

【病因】

本病为遗传性疾病，亦常见散发病例。遗传方式为常染色体显性或隐性遗传。

【诊断】

（一）临床表现

1. 眼底改变

（1）静止型视锥细胞营养不良：主要表现为色觉障碍，视力正常或轻度下降。其中可能有弱视，严重者伴眼球震颤、畏光，黄斑多正常。

（2）进展型视锥细胞营养不良：有进行性色觉障碍及视力减退，晚期有夜盲。病情进展，双眼黄斑有对称性金箔样反光，显示色素上皮萎缩区如靶心状。亦有的为胡椒盐状改变（为色素小点和色素脱失）。晚期病例，见视神经乳头颞侧苍白，动脉变细。除上述病变外，尚有病例见到周边视网膜为弥漫性色素上皮萎缩及骨细胞状色素沉着，此则应归入锥-杆营养不良之列。

2. 视野检查有相对性或绝对性中心暗点，亦可有环形暗点。

3. 色觉检查：早期红绿色盲，晚期全色盲。

4. 荧光素眼底血管造影：黄斑区有强荧光背景，如靶心状改变，围绕一弱荧光中心。

5. 视网膜电图：明视反应降低或消失；暗视反应正常或降低。

6. 暗适应检查：视锥细胞阈值明显升高；视杆细胞阈值正常或升高。

（二）诊断标准

诊断本病依据为：进行性视力减退，畏光并喜暗光下活动，后天获得性眼球震颤,色觉障碍。眼底检查黄斑区有靶心状色素上皮细胞脱失,则可诊断。

（三）鉴别诊断

1. Stargardt 病及中心晕轮状视网膜脉络膜萎缩性黄斑变性:由荧光血管造影检查可分辨。前者黄斑区椭圆形无背景荧光(脉络膜淹没征),后者病灶边缘为脱色素强荧光环,中央为脉络膜大血管显影。而视锥细胞变性则黄斑部为靶心状透见荧光改变。

2. 氯喹性视网膜病变:眼底改变及荧光素眼底血管造影与视锥细胞变性相似,但有服用氯喹病史可以鉴别。

【治疗】

本病为遗传性黄斑变性疾病,无特殊疗法,视力下降随年龄增加而进行性加重,可试用助视器。

中心性晕轮状视网膜脉络膜萎缩

中心性晕轮状视网膜脉络膜萎缩(central halo-like retinal choroidal atrophy)是原发性视网膜脉络膜萎缩的一种特殊类型。本病少见,有家族史。

【病因】

本病为家族遗传性疾病,常染色体显性或隐性遗传,为双眼对称性疾病,男女均可发病。

【病理】

黄斑区脉络膜毛细血管为一界限清晰的萎缩斑,病灶内视网膜色素上皮及神经上皮细胞均有萎缩及纤维化,脉络膜血管无硬化现象。

【诊断】

（一）临床表现

1. 少年起病,视力为缓进性减退;中年期视力明显降低;近老年期中心视力更差。无夜盲,有中心暗点。

2. 眼底检查:早期黄斑部有色素脱失及色素沉着斑,中心凹反射弥散或消失,如金箔样反光。晚期,双眼黄斑部出现对称性环形、卵圆形、边界清晰的病变区,该灶区内色素上皮及脉络膜毛细血管消失,大血管裸露膜上,边缘清晰。

3. 荧光素眼底血管造影:早期为黄斑部透见荧光,晚期为病灶中央弱荧光及脉络膜血管显影和其边缘色素脱失后的弱荧光环。

(二)诊断标准

本病仅局限于黄斑区或后极部,边界清楚的黄斑部色素紊乱,中心凹反光消失,有典型的荧光素眼底血管造影图像,临床易于诊断。

(三)鉴别诊断

1. Stargardt 病:多在 6 ~ 20 岁发病,双眼黄斑部可见对称性横椭圆形、边界清晰的色素上皮萎缩区,晚期病变区内脉络膜血管萎缩,病灶周围有多个黄色斑点。

2. 视锥细胞变性:本病为黄斑部色素上皮轻度萎缩,边界不清,脉络膜无进行性萎缩,患者有典型的畏光及中心视力下降。色觉障碍及全视野 ERG 以及暗适应检查显示视锥细胞功能下降。

3. 老年性黄斑变性:多在 45 ~ 60 岁发病,无家族史。黄斑病变区边界不清,眼底有散在玻璃膜疣及视网膜下新生血管。

【治疗及预后】

本病为遗传性疾病。病因不明,目前尚无有效疗法,中心视力呈永久性下降。

五、视网膜先天异常

视网膜有髓神经纤维

视网膜有髓神经纤维(medullated nerve fibers of retina)为出生后的发育异常。此异常约占眼病患者的 0.3% ~ 0.6% ,男性多于女性,单眼多见,约 20% 为双侧性。大多无遗传倾向。

【诊断】

临床表现如下所述：

1. 眼底改变：与视神经乳头边缘相连的白色斑块，斑块的边缘呈羽毛状外观，视网膜血管可部分或全部被其遮盖。偶见此白斑不与视神经乳头相连者。罕见此羽毛状白斑从视神经乳头上、下缘部起始，与颞侧上、下支血管伴行呈弓状排列，并包绕黄斑区在其外侧缘处终止，犹如彗星之状。黄斑部受累者罕见。

2. 视力一般不受影响。如黄斑区受累，则视力下降。

3. 视野改变：髓鞘斑块位于视神经乳头旁，则生理盲点扩大。若髓鞘纤维较厚，在视网膜病变区相应视野处可产生暗点。如黄斑区受累可有中心暗点。

4. 受累眼少数可伴有高度近视或合并其他眼部及颅面部发育畸形。

【治疗】

本病为先天异常，无特殊疗法。

先天性视网膜皱襞

先天性视网膜皱襞(congenital retinal fold)是起自视神经乳头向周边伸延并直达锯齿缘部或晶状体后囊的视网膜皱襞。

【病因及发病机制】

先天性视网膜皱襞是由于视胚结构和分化上的缺陷，致原始玻璃体与视网膜局部持久性接触而妨碍第二玻璃体的正常形成，其玻璃体的残存物脱离正常位置将视网膜拉起形成皱襞。

该病是遗传性疾病，为性连锁隐性遗传。

【诊断】

临床表现如下所述：

1. 眼底改变：双眼呈对称性改变。

(1) 视网膜皱襞从视神经乳头出发，走向周边，明显高出视网膜平面。检眼镜(眼底镜)需用+10D可看清。

(2) 视网膜血管在皱襞表面走行,有时合并帐篷样视网膜脱离。以颞下象限多见。

(3) 玻璃体血管的主干或分支永存胚胎血管囊可黏附视网膜皱襞表面。

2. 视力障碍。

(1) 视网膜皱襞横跨黄斑部,视力仅为光感或手动。

(2) 皱襞位于黄斑以外的部位,患者可残存部分视力。

(3) 皱襞位于颞下方者,则黄斑部视网膜发生牵拉变形移位,视力下降。

【治疗】

如不引起继发性视网膜脱离无需治疗。

白 化 症

白化症(ocular albinism)是指人体黑色素缺乏的先天异常。眼为本病经常受累的组织,并伴有弱视和眼球震颤。白化症按色素缺乏的程度不同分为两类,周身毛发、皮肤和眼全部受累者称完全性白化症。单纯眼部病变的称眼部白化症。

眼部白化症的程度,主要决定于视网膜色素上皮中色素缺少的程度,此为本病症状的基础。

【病因】

完全性白化症,主要缺乏酪氨酸酶而不能将蛋白质代谢的中间产物多巴转化为黑色素。此酶缺乏,则色素细胞颗粒不能形成色素沉着。部分白化症,可能为此酶系统的功能不足所致。完全性白化症以男性为多,为常染色体隐性遗传病。单纯的眼部白化病患者,主要为性连锁隐性遗传,少数为常染色体显性遗传。

【诊断】

1. 白色眉毛及睫毛,虹膜发育不良,薄而透光,呈浅灰白色。

2. 瞳孔区为红色反光。

3. 眼底为鲜橙红色。视网膜及脉络膜血管在白色巩膜背景下明显可见。黄斑及中心凹看不清。

4. 视神经乳头的红色形态因视神经乳头周围视网膜色鲜红而不易分辨。

5. 合并高度近视或散光。

6. 眼球水平或轮旋性震颤。

7. 畏光及目眩。

【治疗】

对于白化症,尚无针对病因的有效治疗。可矫正屈光不正,以改善视力状况。亦可戴用有色眼镜或着色的角膜隐形镜以减轻畏光、目眩的症状。

六、视网膜肿瘤

视网膜血管瘤病

视网膜血管瘤病(hemangioma of the retinal angiomatosis)又称 von Hippel 病或 von Hippel-Lindau 病,属先天性血管异常,可伴皮肤及脑毛细血管瘤。

【病因】

本病为常染色体显性遗传。也可伴其他部位的错构瘤(指受累器官或组织本身正常就存在的细胞构成的肿瘤)或称母斑病(其含义为母亲留下的斑点或胎记)。

【诊断】

1. 发病年龄多为 20 ~ 30 岁。

2. 眼底检查:视网膜可见迂曲扩张的滋养动脉和引流静脉与粉红色或黄白色瘤体相连,血管渗漏而有硬性渗出,视网膜出血及渗出性视网膜脱离,视力明显下降。

【治疗】

1. 氩激光治疗,可分次凝固,先封闭滋养动脉及瘤体周围,继之再次凝固,以达到瘤体萎缩的目的。

2. 冷凝治疗,瘤体大者,可试行本疗法补充治疗。

视网膜母细胞瘤

视网膜母细胞瘤(retinoblastoma, RB)是最常见的婴幼儿眼部恶性肿瘤,约占儿童恶性肿瘤的2%,其中25%与遗传因素有关。

【病因】

约40%病例为常染色体显性遗传,60%病例为患者本人的视网膜母细胞发生突变所致。少数患者本病发生与位于第13号染色体长臂上第1区4带中间缺失($13q14^-$)有关。现认为RB的发生是*RB*基因的缺失或失活而导致细胞恶变的结果。

【病理】

肉眼观察肿瘤生长的部位分内生型(肿瘤向玻璃体内生长)和外生型(肿瘤沿视网膜下间隙向脉络膜方向生长)两类。前者检眼镜下可见而后者不易早期发现。光镜下检查可分为未分化型和分化型。前者瘤细胞呈多形性,细胞排列不规则,分裂象多,呈假菊花状,恶性程度高。后者瘤细胞分裂象少,细胞排列呈菊花状,恶性度低。电镜及免疫组化检查均证明瘤组织具有未分化的瘤细胞及有光感受器分化成分的瘤细胞(即视网膜母细胞)。

【诊断】

(一) 临床表现

RB发展的临床过程分为以下四期。

1. 眼内生长期:早期症状不明显,肿瘤侵犯后极部,则瞳孔区有白色反光(即黑性猫眼)。有时出现斜视。

2. 眼压增高期:肿瘤不断增大,眼压增高,眼球红痛,小儿哭闹不安,眼球膨大,则为青光眼期。

3. 眼外扩展期:肿瘤穿破角膜或向后穿出入眶,则眼球外突于睑裂之外。

4. 全身转移期:肿瘤经视神经鞘向颅内转移;经血循环向骨髓、肝、脾、肾转移;经淋巴管向淋巴结、软组织转移。

(二) 特殊检查

1. 超声波检查早期为实质性肿瘤回声,晚期可有瘤组织坏死，而形成囊性型回波。

2. X线摄片可显示眶壁破坏、视神经孔增大及瘤组织钙化。

3. CT扫描可见瘤组织大小形状、眶内包块及颅内转移情况。

（三）鉴别诊断

1. 转移性眼内炎：由小儿急性发热性传染病后致眼部感染，玻璃体积脓，呈现黄白色瞳孔，病史及超声波检查可鉴别。

2. Coats病：多为6岁以上男童，单眼。超声波无实质性肿块回声。

3. 早产儿视网膜病变：早产，出生时体重低。有高浓度吸氧史，眼底检查有纤维血管增生。超声波检查，无肿块回声。

4. 永存原始玻璃体增生症：本病是小儿先天异常，单眼发病，为胎儿期永存玻璃体动脉（玻璃体动脉残留）并增殖，晶状体后面呈红色结缔组织及新生血管膜，出生时即有“红瞳症”，且伴小眼球、小角膜及视网膜皱襞等。

【治疗】

1. 手术治疗：如肿瘤属球内，则宜行眼球摘除术。一旦肿瘤侵犯眶内，则行眶内容摘除术。

2. 放射治疗：适用于眼球摘除术后，视神经残端经病理检查有肿瘤浸润者。对于眶内有肿瘤组织残存之可疑者，亦适用于放射治疗。另外，有不摘眼球者，在浅层巩膜上贴敷60Co、^{125}I的放射疗法，置1～6天，以使肿瘤坏死萎缩。

3. 光凝治疗：仅适用于视网膜的局限性小肿瘤。

4. 光化学疗法：本方法为近年提出的一种治疗肿瘤的新方法，为静脉注射光敏剂血卟啉衍生物，再用特定光谱的激光照射肿瘤，称之为激光-血卟啉疗法，为视网膜母细胞瘤提供了新的治疗手段。

5. 冷冻治疗：适用于较小的位于赤道部以前的周边肿瘤。温度为-110～-90℃。

6. 化学疗法：与前述2、3、5项可联合应用，治疗小肿瘤。亦用于眶内容摘除术后的晚期病例或已有转移的病例。用本疗法应注意其严重的不良反应。

【预后】

1. 生命预后：近百年来，由于治疗技术的改进，死亡率从100%已下降到10%以下。因此与肿瘤轻重程度及诊断迟早和治疗措施合理与否有重要关系。约有50%死于肿瘤的眼外转移，20%死于第二恶性肿瘤的发生。

2. 视力预后：单眼RB患者，健眼视力良好，但应定期检查。双眼RB患者的视力情况取决于病变范围及治疗效果。如肿瘤侵犯视神经乳头及黄斑中心凹，则视力预后不佳。黄斑区未受侵犯则视力良好。

【随诊】

目前对RB尚无有效的预防措施。对已治疗患者及具遗传高风险的家族应定期随访观察，同时开展遗传咨询，以减少患儿的出生。

髓上皮瘤

髓上皮瘤(medulloepithelioma)是一种先天性睫状体上皮瘤，是睫状体部的分化不良呈特殊网状排列的神经上皮细胞组成的肿瘤，故称之为儿童髓上皮细胞瘤，多见于3～6岁。

【病理】

肿瘤在睫状体部位的灰黑色或粉红色肿物，亦可位于虹膜根部或脉络膜周边部。晚期，肿瘤坏死，可向眼球内外蔓延。光镜下可将瘤组织病理学形态分成以下两型。

1. 非畸胎型：髓上皮细胞瘤分化不良，如囊腺状排列。

2. 畸胎型：髓上皮细胞瘤细胞呈不同程度的多形性增生，有软骨、横纹肌及未分化的中胚叶组织，与肉瘤类似，并有神经胶质细胞。临床上难以鉴别其良恶性，而组织病理学则易分辨。

【诊断】

1. 临床表现：散瞳后用裂隙灯显微镜及三面镜检查。间接眼底镜检查发现在睫状体部灰黑色隆起肿物，大则隆起于前房。因肿物增大可继发青光眼及并发白内障。

2. 鉴别诊断：需与视网膜母细胞瘤及形成白瞳症的眼病相鉴别。

【治疗】

早期发现后应及时诊断，属恶性者应尽早做眼球摘除术。

【预后】

病死率不高，血液及淋巴转移很少。

（杨　红　李　涛）

第十二章　视神经及视路疾病

一、视神经病

视神经炎

视神经炎(optic neuritis)是视神经球内段或紧邻眼球后的球后视神经的急性炎症。儿童及中年人易患,老年人发病较少。

【病因】

1. 全身疾病如梅毒、结核、脱髓鞘疾病,以及急性传染病(如脑膜炎、肺炎、流感等)和病灶感染等。

2. 局部炎症:视网膜炎、葡萄膜炎、眶蜂窝织炎。

3. 中毒铅、烟、酒及奎宁。

4. 营养代谢性维生素缺乏、贫血、哺乳等。

【病理】

不同原因引起的视神经炎,其病理改变亦不相同。通常分为两类,一类是急性化脓性炎症,神经组织出现密集的细胞浸润、坏死,形成小型脓肿,此类少见。另一类多为间质性增生,首先病变组织发生水肿,神经间隔中有密集的多形核白细胞及淋巴细胞浸润,而后有血管及结缔组织增生,以至间隔变厚,再加上组织水肿则压迫视神经纤维使之变性、萎缩。

【诊断】

(一) 临床表现

1. 视力突然下降,伴眼球后疼痛,眼球转动时加重。

2. 瞳孔改变双眼失明者,双眼瞳孔散大,直接及间接对光反应均消失;视力严重障碍者,瞳孔对光反应迟钝;也可出现对光反应不持久,即对光反应时缩小,持续照射时又自行扩大。

3. 眼底改变:视神经乳头充血、水肿,但隆起度不超过2~3D。视神经乳头上可见渗出物及出血。视网膜静脉增粗。

4. 视野检查:有中心暗点或视野缩小,尤以红绿色视野为最。

5. 电生理检查:视觉诱发电位P100波潜伏时延长,波幅值下降。

(二)诊断标准

1. 视力下降,伴眼球后疼痛。

2. 视神经乳头充血、水肿、渗出及出血。

3. 视野出现中心暗点。

4. VEP潜伏时延长,幅值下降。

(三)鉴别诊断

1. 视神经乳头水肿:视力早期正常,视神经乳头水肿大于3D,出血与渗出多,静脉怒张。生理盲点扩大,伴有全身症状。头部X线及CT有助于诊断。

2. 缺血性视神经乳头病变:视力减退较轻,视神经乳头色淡,水肿较轻。视野呈扇形缺损与生理盲点相连。

【治疗】

1. 病因治疗:应进行全面而细致的检查,尽量找出病因,针对病因治疗。

2. 皮质类固醇:甲泼尼龙500~1000mg冲击治疗,或地塞米松10~20mg或氢化可的松100~200mg加入5%葡萄糖溶液静脉滴注,每日1次。也可口服泼尼松80mg/d。

3. 积极寻找病因,如疑为细菌感染可给予抗生素治疗,病毒感染可给予抗病毒治疗。

4. 神经营养类药物:维生素B_1 100mg与维生素B_{12} 500μg肌内注射,每日1次。肌苷、辅酶A、ATP、细胞色素c等静脉滴注,或鼠神经生长因子肌内注射。

5. 血管扩张药妥拉唑林125mg球后注射,每日1次;地巴唑20mg或烟酰胺0.1g,每日3次;曲克芦丁(维脑路通)

200mg，肌内注射，每日 1 次。

【预后】

预后较好，有少数患者经过各种治疗视力仍无进步。

球后视神经炎

球后视神经炎（retrobulbar optic neuritis）为视神经穿出巩膜后在眶内段、管内段及颅内段所发生的炎症。依炎症损害的部位而分为轴性视神经炎、横断性视神经炎及视神经束膜炎。依据炎症发生的快慢又分为急性和慢性两类。

【病因】

1. 全身疾病：全身急、慢性传染病，脱髓鞘疾病。
2. 眼内疾病：葡萄膜炎、后巩膜炎等。
3. 中毒烟、酒、甲醇、奎宁及乙胺丁醇等。
4. 营养代谢性维生素 B 族缺乏、糖尿病、妊娠、哺乳等。

【病理】

同视神经炎。

【诊断】

（一）临床表现

1. 急性者视力急剧减退，伴有眼眶深部钝痛，慢性者视力逐渐减退。
2. 瞳孔检查：瞳孔中度散大，反应迟钝，其程度与视力减退的程度一致。
3. 眼底检查：早期基本正常，晚期出现视神经乳头颞侧苍白；少数患者可有视神经乳头轻度充血。
4. 视野检查：轴性视神经炎表现为中心暗点或哑铃状暗点；视神经束膜炎则表现为向心性缩小；横断性视神经炎常全盲，视野查不出。
5. 电生理检查：VEP 潜伏时延长及波幅降低。

（二）诊断标准

1. 远、近视力障碍，且不能用镜片矫正。
2. 眼底正常。

3. 视野检查有中心暗点。

4. VEP 潜伏时延长,幅值下降。

（三）鉴别诊断

1. 屈光不正:经过屈光检查,视力常能得以矫正。

2. 癔症、伪盲:瞳孔正常,患者的行为和视力及视野的改变不相符;VEP 检查正常。

3. 颅内肿瘤:视力下降为渐进性,视野检查及 X 线、CT 检查有助于诊断。

【治疗】

同视神经炎。

【预后】

急性者通常预后较好,慢性者较差。

视神经乳头水肿

视神经乳头水肿(papilloedema)是视神经乳头非炎性的阻塞性水肿,通常没有视力障碍。

【病因】

1. 颅内肿瘤、炎症、外伤及先天畸形等视神经系统疾病引起的颅内压增高。

2. 眶内肿瘤、脓肿或眶内蜂窝织炎直接压迫视神经。

3. 其他:恶性高血压、妊娠高血压综合征、肾炎等。

【病理】

因视网膜中央静脉回流受阻,视神经乳头部有大量液体积聚,将神经纤维束互相分开。视神经乳头边缘处神经纤维被推挤向外,视网膜也被推向周围,因视细胞向四周移位,故生理盲点扩大;中央处神经纤维被向内推挤,因而生理凹陷消失,并呈蕈状突出。此外,尚可见出血及神经纤维的脂肪变性。

【诊断】

（一）临床表现

1. 早期视力正常,少数患者可有一过性黑矇症状,或因颅内压增高而引起复视。

2. 视野检查:生理盲点扩大。

3. 眼底检查:视神经乳头充血,边界模糊,水肿隆起常超出3D以上,生理凹陷消失,视神经乳头表面及周围视网膜有出血、渗出;视网膜静脉扩张弯曲。

4. 荧光素眼底血管造影术:视神经乳头有渗漏。

(二)特殊检查

CT及MRI检查发现原发病。

(三)诊断标准

1. 早期无视力障碍,常有头痛、恶心、呕吐等症状。

2. 眼底检查:视神经乳头水肿,边界模糊,隆起度超过3.0D,生理性凹陷消失,静脉充盈,视网膜有出血。

3. CT及MRI检查发现原发疾病。

(四)鉴别诊断

1. 视神经炎:视力明显减退,视野中心暗点明显,眼底视神经乳头水肿较轻。

2. 假性视神经乳头炎:多为远视眼,视野检查正常,视网膜静脉无改变,荧光造影检查正常。

3. 缺血性视神经乳头病变:中等视力障碍,视神经乳头水肿小于3D,视神经乳头可有局限性颜色变淡区,视野检查多见与生理盲点相连的视野缺损。有时呈水平偏盲或垂直偏盲。

【治疗】

找出病因,针对病因治疗。原因不明者,可进行对症治疗,如使用高渗脱水药或行视神经鞘膜减压术以防止发生视神经萎缩。

【预后】

一般在治愈原发疾病后,视神经乳头水肿的预后良好。但长期的视神经乳头水肿可导致继发性视神经萎缩。

前部缺血性视神经病变

前部缺血性视神经病变(anterior ischemic optic neuropathy)

又称缺血性视神经乳头病变。多见于中、老年人，无明显性别差异。发病前可有劳累、精神紧张、外伤、大出血等诱因。

【病因】

1. 视神经乳头局部血管病变由高血压、动脉硬化、糖尿病或颞动脉炎等所致血管狭窄或阻塞。

2. 血液成分的改变和血液黏稠度增加，如严重贫血、红细胞增多症或白血病等致血流缓慢，含氧量减低而使视神经乳头缺氧。

3. 血流动力学的异常当血压突然降低或眼压骤然升高时，睫状后动脉的灌注压与眼压失去平衡而使视神经乳头缺血，如手术、创伤、大出血或休克等。

【病理】

供应视神经乳头筛板前区及筛板区的睫状后血管的小分支发生缺血，致使视神经纤维因供血不足发生梗死等一系列变化而发生视神经乳头缺血病变。

【诊断】

（一）临床表现

1. 起病突然，中等视力障碍，少数患者有明显的视力减退甚至失明。

2. 眼底检查：轻度视神经乳头水肿，边界不清，病变区颜色变淡。晚期视神经萎缩。

3. 视野检查：多见与生理盲点相连的扇形视野缺损。

4. 荧光素眼底造影：视神经乳头有弱荧光区和迟缓充盈、缺损。

（二）诊断标准

1. 多见于中、老年人，发病突然，患者常可指出视力障碍发生的具体时间，可累及单眼，也可双眼先后发病。

2. 视力不同程度下降。

3. 眼底表现为轻度视神经乳头水肿，有局限性颜色变淡区，晚期视神经萎缩，或一眼视神经乳头水肿，另一眼视神经萎缩。

4. 视野可见与生理盲点相连的视野缺损。

（三）鉴别诊断

1. 视神经乳头炎：视力明显减退，可有眼球转动痛。视野有中心暗点。

2. Foster-Kennedy 综合征：一眼视神经乳头水肿，一眼视神经萎缩；常伴有颅内压升高的征象，神经系统有占位性病变的体征。

【治疗】

1. 病因治疗：针对全身疾病进行治疗。

2. 皮质类固醇：对颞动脉炎患者应给大剂量的激素，高血压、糖尿病患者应慎用。

3. 降低眼压：噻吗洛尔眼药水点眼，每日 2 次，乙酰唑胺口服或 20% 甘露醇液静脉滴注，以改善视神经乳头及附近组织的灌注压。

4. 血管扩张药：①妥拉唑林，12.5mg 球后注射，每日 1 次。②地巴唑 10mg，每日 3 次；烟酸 100mg，每日 3 次。③曲克芦丁（维脑路通）、复方丹参口服或加入 5% 葡萄糖溶液 500ml 静脉滴注。

5. 营养支持疗法：大量补充维生素 B 族、肌苷、ATP 及辅酶 A 等。

6. 中药：活血化瘀，改善视神经血液循环。

【预后】

颞动脉炎所致的缺血性视神经病变的视力障碍不易恢复。

视神经乳头血管炎

视神经乳头血管炎（optic disc vasculitis）为视神经乳头内血管炎症病变，以受累的血管分为视神经乳头睫状动脉炎型（Ⅰ型）和视网膜中央静脉型（Ⅱ型）。多见于健康的青壮年，性别无明显差异，常单眼发病。

【病因】

目前病因尚不十分清楚，可能是一种非特异性内因性血管炎，或是视神经乳头血管对抗原的过敏反应。抗原可能是晶状体蛋白、葡萄膜色素、视网膜,也可能是眼外的细菌、病毒等。

【病理】

视神经乳头血管炎是抗体、抗原与多形核白细胞在血管内相互作用而引起的过敏反应。抗原-抗体复合物呈颗粒状态沉淀于视网膜血管中,并有中性粒细胞渗出于血管壁及血管周围。管腔被纤维蛋白阻塞,视网膜血管内皮受损,内膜肿胀、粗糙,管腔狭窄,血流缓慢,以致血栓形成。

【诊断】

(一) 临床表现

1. 视力:视力正常或轻度下降。有时可出现眼前黑点、闪光、小视症。

2. 眼底检查。

Ⅰ型:视神经乳头水肿、充血,隆起度小于3D;视网膜静脉扩张迂曲,动脉细;视神经乳头周围可见小片状出血与渗出。

Ⅱ型:视神经乳头充血、水肿,视网膜静脉高度扩张迂曲,视网膜可见大片火焰状出血及白色渗出。

3. 视野检查:生理盲点扩大或相应视野缺损。

4. 荧光素眼底血管造影:视神经乳头及视网膜静脉荧光渗漏,静脉迟缓充盈。

(二) 诊断标准

1. 多见于青、壮年男性,常单眼发病。

2. 视力正常或轻度下降。

3. 眼底改变:①Ⅰ型,视神经乳头水肿,视网膜静脉扩张迂曲。②Ⅱ型,视网膜静脉高度扩张迂曲,视网膜可见大片状出血与渗出。

4. 视野:出现生理盲点或相应视野缺损。

5. 荧光素眼底血管造影术:视神经乳头及视网膜静脉荧光渗漏,静脉迟缓充盈。

(三) 鉴别诊断

1. Ⅰ型视神经乳头血管炎。

(1) 视神经乳头炎:视力突然下降,视野有中心暗点。

(2) 视神经乳头水肿:视力逐渐减退,眼底视神经乳头水肿>3D,多为双眼,常伴有颅内压增高症状。

2. Ⅱ型视神经乳头血管炎。

(1) 视网膜中央静脉阻塞:视力突然明显下降,眼底视网膜静脉扩张迂曲,大量的火焰状出血遍布眼底各处,动脉细,视野不易查出。

(2) 视网膜静脉周围炎:突然视力下降,反复发作,眼底病变在周围部血管,静脉周围有白鞘,视网膜出血,出血量多时血流进入玻璃体,眼底不能窥见。

【治疗】

1. 皮质激素:地塞米松 10～20mg 静脉注射或泼尼松每天 80mg 口服,逐渐减量。

2. 抗生素静脉注射或口服。

3. 维生素 B 族肌内注射或口服。

4. 血管扩张药地巴唑 10mg 或烟酸 100mg 口服,每日 3 次。

【预后】

自限性疾病,预后良好。

视神经萎缩

视神经萎缩(optic nerve atrophy)是指各种病因引起视神经纤维退行性变,导致视功能障碍的疾病。根据眼底的改变,将其分为原发性、继发性和上行性萎缩三种。各种年龄均可发生,无性别差异。

【病因】

1. 原发性视神经萎缩病变位于眼球后方,如球后视神经炎、视神经管骨折、视交叉附近炎症、脑垂体肿瘤等。

2. 继发性视神经萎缩病变位于视神经乳头,如视神经乳头炎、长期的视神经乳头水肿。

3. 上行性视神经萎缩病变位于视网膜脉络膜,如视网膜中央动脉阻塞、视网膜色素变性及重症视网膜脉络膜炎等。

【病理】

视网膜的光感受器、神经节细胞及其轴突广泛损害，视神经纤维丧失，神经胶质增生。

【诊断】

（一）临床表现

1. 视力检查：大多数患者视力减退明显，少数患者可保留有用的视力。

2. 眼底检查。

（1）原发性：视神经乳头苍白，边界清楚，筛板可见，血管一般变细。

（2）继发性：视神经乳头灰白，边界模糊，筛板不能见到，视网膜动脉变细，血管旁有白鞘。

（3）上行性：视神经乳头呈蜡黄色，边界清晰，视网膜血管变细，视网膜上可见色素沉着及一些原发性损害。

3. 视野检查：一般表现为向心性缩小，不同原因的视神经萎缩，可出现其特殊性的改变，如中心暗点、管状视野、双眼颞侧偏盲。

4. 电生理检查：VEP 异常。

（二）特殊检查

X 线、B 超、CT 及 MRI 检查发现原发疾病。

（三）诊断标准

1. 视力明显减退。

2. 眼底视神经乳头颜色苍白。

3. 视野向心性缩小和其他特征性视野缺损。

4. 特殊检查 X 线、B 超、CT 及血管扩张药等。

【治疗】

积极治疗原发疾病，辅以维生素和血管扩张药。

【预后】

大多数治疗效果较差。

Leber 遗传性视神经病变

Leber 遗传性视神经病变（hereditary optic neuropathy），

1871年由Leber首先报道，故又称Leber病，是一种少见的遗传性视神经病变。发病年龄多在15～20岁，男性与女性之比约为5∶1～9∶1。

【病因】

属性连锁隐性遗传性疾病，主要为男性发病，女性为遗传基因携带和传递者，少数发病。

【诊断】

（一）临床表现

1. 视力下降多在0.1以下，失明者少见。

2. 色觉障碍：主要是红绿色盲，可发生于视力下降之前。

3. 眼底改变：视神经乳头充血、水肿、边界模糊，视网膜血管迂曲，视神经乳头周围有小片状出血。也有些患者眼底正常。

4. 视野检查：以中心暗点及旁中心暗点多见，其次是周边视野缩小。

5. 荧光素眼底血管造影术：视神经乳头周围或浅层毛细血管明显扩张，无渗漏。

6. 电生理检查：VEP潜伏期延长，幅值下降。

（二）诊断标准

1. 同一家族中有2人以上发病，符合Iossa法则（男性患者的子女不发病）和北岛法则（女性携带者的女儿过半数为携带者）。

2. 双眼视力迅速下降，直至仅有光感。

3. 急性期视神经乳头充血、水肿，视网膜血管迂曲，慢性期不同程度的视神经萎缩。

4. 荧光素眼底血管造影呈现视神经乳头毛细血管扩张，但无荧光素渗漏。

5　基因诊断明确突变位点。

【治疗】

无特效治疗，可采用综合性治疗，如皮质激素全身应用、维生素B族、血管扩张药与能量合剂、补锌等。

【预后】

有 12%～29% 的患者视力部分甚至全部恢复,但大多数人留有永久性视力障碍。

中毒性视神经病变

中毒性视神经病变(toxic optic neuropathy)是由于化学物质(包括医用药物)中毒而引起的视神经损害及视功能障碍。

【病因】

1. 烟、酒。
2. 金属类如铅、汞、砷、磷、铊等。
3. 有机溶剂如甲醇。
4. 有毒气体如一氧化碳、氰化物等。
5. 染料类化合物如苯肼、苯胺等。
6. 药物如乙胺丁醇、奎宁、氯喹等。
7. 霉变食物如霉变花生、甘蔗等。

【病理】

1. 神经毒素直接损害视神经,引起急性或慢性视神经炎,最后导致视神经萎缩。
2. 血管中毒引起血管改变,造成血管痉挛、硬化、炎症及管腔闭塞。
3. 组织缺氧引起视神经视网膜新陈代谢障碍。

【诊断】

(一) 临床表现

1. 视力下降:均有不同程度的视力减退,重者失明。
2. 视野检查:依毒素侵犯视神经的部位可出现中心暗点、周边视野缩小及纤维束样缺损。
3. 色觉障碍:表现为红绿色弱或色盲。
4. 眼底改变:视神经乳头充血、水肿,视网膜静脉充盈扩张,视网膜水肿及点、片状出血,也有的眼底正常似球后视神经炎。

(二) 诊断标准

1. 病史:吸烟史、饮酒史、化学毒物接触史及药物史。

2. 视功能障碍:视力减退,视野缺损,色觉障碍。

3. 眼底改变。

【治疗】

1. 脱离毒物环境,戒烟、戒酒及停止用药。

2. 根据毒物的性质选择相应的解毒药物,如铅中毒应用依地酸钙钠 1 ~ 2g 加入葡萄糖溶液静脉滴注。

3. 皮质激素、血管扩张药及能量合剂联合应用,促进视功能恢复。

【预后】

中毒性视神经病变预后不一,有的经治疗视力可恢复。但有些患者经过各种治疗,视力仍无进步,以至失明。

视神经乳头先天异常

(一) 先天性视神经乳头小凹

先天性视神经乳头小凹(congenital pit of the optic disc)是一种罕见的视神经乳头的先天性异常。一般单侧发病。

【病因】

神经外胚叶发育缺陷,或视蒂的一部分不能正常化生为视网膜和色素上皮结构。

【病理】

小凹内为视网膜原基组织,有不规则视神经胶质及神经纤维上皮残余组织。

【诊断】

1. 眼底改变:视神经乳头上有一个或两三个陷阱样凹陷的小凹,多位于视神经乳头的颞侧偏下方。小凹呈圆形或长圆形,颜色呈灰色或灰蓝色,常被白色或灰色的纤维胶质膜覆盖,其边缘处常有呈钩状弯曲的小血管走向视网膜。视神经乳头较健侧眼大。

2. 荧光素眼底血管造影术:早期小凹处有弱荧光,后期呈强荧光。

【治疗】

无特殊治疗。伴后极部视网膜浆液性脱离者,可用激光光凝视神经乳头小凹的边缘。

（二）先天性视神经乳头缺损

先天性视神经乳头缺损(coloboma of the optic disc)是由于胚裂的闭合异常所引起的视神经乳头的完全缺损或部分缺损。

【病因】

本病可能为常染色体显性或隐性遗传。

【诊断】

1. 临床表现

(1) 视力改变:患者视力低下。

(2) 眼底改变:视神经乳头的直径明显增大,缺损后为一大而深的凹陷,呈淡青色,边缘整齐,血管从缺损区的边缘处呈钩状弯曲分布于视网膜上。有的可见视网膜和脉络膜缺损。

(3) 视野改变:生理盲点扩大。

2. 诊断标准

(1) 视力低下,视野缺损。

(2) 视神经乳头大而凹,呈青灰色,边界清楚,血管不规律或异向。

(3) 常伴有典型的脉络膜和视网膜缺损。

3. 鉴别诊断

青光眼视神经乳头凹陷:凹陷多从视神经乳头边缘开始,呈青白色,凹陷边缘垂直,凹陷较深,其底部可见筛板;视神经乳头血管偏向鼻侧,呈屈膝式,眼压增高。

【治疗】

无特殊治疗。

视神经肿瘤

（一）视神经胶质瘤

视神经胶质瘤(glioma of optic nerve)为一良性或低度恶性肿瘤,多发生于10岁以下儿童,女性多见。

【病因】

可能是斑痣性错构瘤中的神经纤维瘤病。

【病理】

肿瘤颜色灰红,视神经变粗呈梨形、圆柱形或“S”形,瘤细胞以星形细胞为主,也有少突胶质细胞或双极或单极胶质母细胞。

【诊断】

1. 临床表现

(1) 视力下降:最早出现视力减退。

(2) 眼球突出:患眼多向正前方突出。肿瘤增大时眼球突出可偏向颞下方,伴运动障碍。

(3) 眼底改变:视神经乳头水肿或视神经萎缩,也可出现脉络膜视网膜皱褶。

2. 特殊检查

(1) X 线:视神经孔扩大。

(2) CT 及 MRI 检查:可见眶内眼球后椭圆形肿物,位于肌肉圆锥之中,边界光滑清楚,密度均匀一致,视神经孔管扩大。

3. 诊断标准

(1) 年龄:10 岁以内儿童。

(2) 视力损害。

(3) 单侧突眼。

(4) X 线检查:视神经孔扩大。

(5) CT 及 MRI 检查:查出视神经肿块及位置。

【治疗】

应及早手术切除肿瘤。若不能切除者可行放射治疗。

【预后】

眶内段神经胶质瘤预后较为良好,如肿瘤位于颅内,预后较差。

(二) 视神经脑膜瘤

视神经脑膜瘤(meningioma of optic nerve)起于视神经外周

的鞘膜,由硬脑膜或蛛网膜的内层细胞组成,又称视神经内皮瘤。

【病理】

肿瘤为淡色,具有包膜,与周围组织有明显界限,眼部肿瘤组织充满眶内空隙,呈浸润性生长。组织形成以沙粒型为最多,此外有内皮细胞型、成纤维细胞型、混合型及合体细胞型等。一般属良性,也可恶性。

【诊断】

1. 临床表现

(1) 眼球突出为进行性发展,多向正前方突出;后期肿瘤增大则眼球向颞下方突出,伴有运动障碍。

(2) 视力下降常在眼球突出之后。

(3) 眼底检查可见视神经乳头水肿,血管扩张、出血,黄斑部放射状条纹或星芒状渗出等,晚期可出现视神经萎缩。

2. 特殊检查

(1) X线检查:眼眶扩大,视神经孔扩大或骨质增生、钙化等表现。

(2) CT及MRI:可见眶内眼球后的圆锥形或雪茄形肿物。前者为高密度块影,边界锐利而不整齐,不均质。后者为视神经普遍增粗。

3. 诊断标准

(1) 女性,中年以后。

(2) 单眼突出,伴有眼球运动障碍。

(3) 视力缓慢下降。

(4) X线片、CT及MRI检查视神经孔扩大,可见眶内眼球后的圆锥形或雪茄形肿物。

【治疗】

唯一的治疗方法只有手术切除。

【预后】

术后有15%病例复发,不少患者终因肿瘤向颅内发展而死亡。儿童脑膜瘤,因恶性机会较多,预后较差。

(三) 视神经乳头黑色素细胞瘤

视神经乳头黑色素细胞瘤(melanocytoma of the optic disc)是一种位于视神经乳头内的良性浓密的色素痣样的肿瘤,一般多见于中年人,性别无显著差异,常发生于皮肤色泽较深的患者。

【病因】

可能是胚胎发育过程中,有一些色素母细胞留在视神经视神经乳头内,以后发展成为黑色素细胞瘤。

【病理】

肿瘤为大小一致的多形细胞,富含色素。经漂白后也可认清细胞结构,细胞核小,核仁不明显,无核分裂,属正常的黑色素细胞。

【诊断】

1. 临床表现

(1) 眼底改变:视神经乳头直径增大,其上可见黑色或灰黑色的肿块,突出于视神经视神经乳头表面,并可遮蔽部分视网膜血管。

(2) 视力障碍:少数患者可有视力障碍。

(3) 视野改变:可有生理盲点扩大或鼻侧阶梯。

(4) 荧光素眼底血管造影:视神经乳头上黑色素细胞瘤为荧光遮蔽,瘤体表面有时可见一些颗粒状荧光点。

2. 诊断标准

(1) 中年人,无性别差异。

(2) 眼底检查视神经乳头上可见黑色肿块。

(3) 荧光素眼底血管造影肿块为遮蔽荧光。

【治疗】

一般不需要任何治疗,但应定期复查。

【预后】

本瘤是一种良性肿瘤,发展较为缓慢,但也有向恶性转化的可能。

二、视 路 病 变

视交叉病变

【病因】

最常见的病变为脑垂体肿瘤,其次则见于鞍结节脑膜瘤、颅咽管瘤、前交叉动脉瘤。比较少见的疾病有视交叉蛛网膜炎和视交叉神经胶质瘤。

【诊断】

(一) 临床表现

1. 视力检查:进行性视力障碍。

2. 视野检查:因视交叉神经纤维排列较为复杂,受病变侵犯的影响不一,故临床上视野缺损极不一致,最典型的为双颞侧偏盲。

3. 眼底检查:视神经乳头苍白,边界清楚。

4. 瞳孔检查:可见偏盲性瞳孔强直(光刺激双眼视网膜鼻侧,瞳孔反应消失,而刺激颞侧则反应存在)。

5. 眼肌麻痹:视交叉部肿瘤向两侧扩展时,可压迫第Ⅲ、Ⅳ、Ⅵ对脑神经,引起眼肌麻痹。

6. 其他表现:脑垂体肿瘤可引起肥胖、性功能减退及女性月经不调等内分泌障碍的症状与体征,第三脑室肿瘤则引起头痛、呕吐等颅内压增高症状。

(二) 特殊检查

CT 及 MRI 检查可发现原发病变。

【治疗】

主要针对病因进行治疗。

视 束 病 变

【病因】

1. 炎症如大脑炎、视神经脊髓炎等。

2. 血管病如血管硬化、血管瘤等。

3. 肿瘤如垂体瘤、颞叶肿瘤、三脑室肿瘤等,并扩展影响。

【诊断】

(一) 临床表现

1. 视野检查:同侧偏盲及黄斑分裂(视野缺损的分界线垂直穿过注视点)。

2. 眼底检查:双眼视神经乳头的病侧变成半苍白。

3. 瞳孔检查:视束的前 2/3 段发生病变,可引起同侧偏盲性瞳孔强直,即光照射偏盲侧视网膜,不引起瞳孔反应。

4. 其他表现:视束前段损害常伴有视交叉症状,视束中段病变常伴有对侧肢体偏瘫和同侧第Ⅲ、Ⅳ、Ⅴ及Ⅵ对脑神经的不全麻痹。

(二) 特殊检查

CT 及 MRI 检查发现原发病变。

【治疗】

治疗原发疾病。

外侧膝状体病变

【病因】

一般以大脑中动脉及其分支的动脉瘤出血最多见,或因血栓形成、栓塞等外侧膝状体的血液供应障碍和附近肿瘤压迫所致。

【诊断】

1. 视野改变:病变对侧、双眼同侧偏盲或同侧余眼偏盲。

2. 眼底改变:眼底常无改变,也有的有视神经乳头苍白。

3. 其他表现:对侧半身出现疼痛和肌力软弱。

【治疗】

病因治疗。

视放射病变

【病因】

1. 血管疾病:颅内出血。

2. 颅内肿瘤:额叶肿瘤、脓肿及顶叶肿瘤。

【诊断】

(一) 视野检查

1. 内囊病变:病灶对侧的双眼完全一致的同侧偏盲。

2. 颞叶病变:病灶对侧视野的双眼上象限同侧偏盲。

3. 顶叶病变:病灶对侧的视野双眼下象限同侧偏盲。

(二) 其他表现

内囊病变常出现对侧肢体偏瘫与感光障碍;颞叶若是优势半球受损,常伴有成形的视幻觉;顶叶受损,则有失读和视觉领会不能。

【治疗】

病因治疗。

枕部病变

【病因】

以血管瘤、脑外伤多见,脑脓肿和肿瘤次之。

【诊断】

1. 视野检查有病灶对侧双眼一致性同侧偏盲,并伴有黄斑回避,即黄斑中心视野有1°~2°的不受损害的区域。

2. 皮质盲双侧枕叶皮质广泛受损,则出现黑、瞳孔对光反应正常及眼底正常的所谓“皮质盲”。

【治疗】

病因治疗。

三、瞳孔及其神经性疾病(瞳孔异常)

(一) 瞳孔反应

1. 瞳孔对光反应(reaction of pupil to light):强光射入眼内,瞳孔立即缩小,光线亮度减弱或移去,瞳孔又立即散大,这种瞳孔对光线强弱变化的反应,称为瞳孔对光反应。光线照射一眼,被照射眼瞳孔立即缩小,称为瞳孔直接对光反应,对侧未被照射眼的瞳孔也同时缩小,叫做瞳孔间接对光反应。

2. 瞳孔的集合反应(convergence reaction of pupil):眼睛注视远距离目标,然后立即注视眼前近距离物体时,瞳孔立即缩小,伴有两眼同时内转、调节,称为瞳孔的集合反应。

3. 瞳孔的三叉反应(trigeminal reaction of pupil):当眼球的结膜、角膜或眼睑受到刺激时,瞳孔立即缩小。

4. 瞳孔的意识感觉性反应(psychosensory reaction of pupil):刺激除了眼及附属器以外的身体任何部位,以及兴奋、恐惧、激动等情绪改变,均可引起双眼瞳孔扩大,称为瞳孔的意识感觉性反应。

(二) 瞳孔运动障碍的定位诊断

1. 黑性瞳孔强直(amaurotic pupil rigidity):患者的瞳孔直接对光反应消失,间接对光反应存在,见于单眼的视网膜或视交叉以前的视神经病变引起视物发黑者。

2. 弱视性瞳孔不全麻痹:遮盖健眼时,患眼瞳孔放大;取消遮盖,患眼瞳孔缩小。用弱光刺激时对光反应不明显,称为Marcus-Gunn 瞳孔。见于球后段视神经病变。

3. A-R 瞳:孔典型改变为瞳孔的直接及间接对光反应均消失,瞳孔缩小且形状不规则,多为双侧性。多见于神经梅毒、脑炎、多发性硬化,脊髓空洞症、松果体肿瘤或其他中脑病变,糖尿病等疾病也可发生此种改变。

4. 埃迪瞳孔(Adie pupil):患眼瞳孔散大,直接与间接对光反应、集合反应均消失或迟钝。多见于20~40岁女性,原因不明,对一切瞳孔药物均起正常反应。若伴有膝反射或踝反射的消失,则称为 Adie 综合征。

5. Horner 综合征:患侧瞳孔缩小,上睑轻度下垂。因交感神经损害,引起瞳孔开大肌的麻痹所致。

(罗爱珍　李　斌)

第十三章　眼的屈光和调节

眼的屈光系统包括角膜、房水、晶状体和玻璃体。眼的屈光状态由屈光系统的屈光力大小和眼轴长度决定。屈光系统相当于一组复合透镜,把眼的复杂的光学系统简化为一个简单的光学系统,由一个结点(N)、一个主点(E)和两个焦点(F, F′)所构成, 称为简化眼。眼的屈光力的单位是屈光度(D),是光学系统焦距(以米为单位)的倒数。如球镜片的焦距为1m, 则屈光力为1D。在静止状态下,眼的全部屈光力为58.64D, 角膜的屈光力是44.77D, 晶状体为17.35D, 眼的最大调节力为70.57D。

一、正视屈光状态和调节

正视眼:眼球在调节松弛的状态下, 外界的平行光线(一般认为5m以外)经过眼球的屈光系统后能准确地聚焦在视网膜的中央凹称为正视眼。我国一般以0.0+0.50D为正视眼的标准。正视眼远点是无限远, 眼睛在放松调节时, 所能看清的最远点称为远点。

调节:对于来自近处物体的光是散开光线,其焦点将落在正视眼的视网膜后面, 故在视网膜上形成模糊的像, 但眼球具有自动改变屈光力的能力, 使来自近处散开的光线在视网膜上形成焦点, 从而能看清不同距离的近处物体, 这种调节焦点距离的能力称为眼的调节作用。调节作用的产生机制是由于晶状体具有弹性,当看近目标时, 环形睫状肌收缩, 晶状体悬韧带松弛, 晶状体依其弹性而变凸,屈光力增强而产生调节。眼的调节依赖于晶状体弹性及睫状体功能两个因素。使用最大的调节所能看到的最近点称为近点。

集合：为了看清近处又能保持双眼单视，两眼轴向内转称为集合。调节力越大集合也越大，两者保持密切的协同关系。非正视眼的调节与集合协调有一定的耐受限度，如果超过限度将会引起视疲劳，甚至发生内斜视或外斜视。

二、屈光不正

当眼球在调节静止状态下，来自5m以外的平行光线经过眼的屈光系统屈折后，不能准确地在视网膜上形成清晰的像，称为屈光不正。屈光不正包括近视眼、远视眼、散光眼。

近视眼

近视眼（myopia）是指眼球在调节静止状态下，平行光线经过眼屈光系统的屈折后，所形成的焦点在视网膜前。因其在视网膜上所形成的像模糊不清而远视力降低。

【病因】

近视眼病因目前尚不完全清楚，可能与多种因素有关。

1. 遗传因素：近视眼有一定的遗传倾向，高度近视眼属常染色体隐性遗传，中、低度属多基因遗传。

2. 环境因素：近视眼的发生与近距离工作有密切关系，长期阅读距离过近，时间过久，大气污染，微量元素不足，营养成分失调，都可能是形成近视眼的诱发因素。近距离工作时间与近视发展有显著相关性。

【病理】

近视眼典型的病理改变主要见于高度近视眼，但低度近视眼亦可有改变。

1. 巩膜变薄，主要见于眼球后部及直肌附着点的后方。纵纤维变薄，横纤维分离或消失。

2. 睫状肌萎缩，可局限于环形纤维。睫状体体积比正常眼要小。

3. 玻璃体变性、液化，正常网架样结构破坏，灰色纤维及空泡增加。周边可发生粘连,后部出现脱离。

4. 脉络膜进行性萎缩与变薄,包括变性、色素细胞破坏及出现新生血管。

5. 视神经乳头由于眼球向后伸长,周围脉络膜受牵引,脱开,而形成白色半月形的弧形斑。

6. 视网膜萎缩及变性,导致裂孔及视网膜脱离。色素上皮及视细胞先后减少或消失。

【诊断】

（一）临床表现

1. 视力障碍:远视力减退,近视力正常。

2. 视疲劳,眼位偏斜,呈隐外斜视或外斜视。

3. 眼球前后径变长,眼球稍有突出。

4. 眼底改变:玻璃体液化、混浊和后脱离;视神经乳头有近视弧形斑;视网膜呈豹纹状改变;黄斑区可见红变、色素紊乱、出血,新生血管生长、变性、萎缩,形成 Fuchs 斑。

5. 巩膜后葡萄肿。

6. 屈光测定,呈近视屈光状态。

（二）鉴别诊断

假性近视眼:假性近视眼是由于暂时性调节痉挛所引起。麻痹睫状肌后检影为 0 或±0. 5D,近视消失,裸眼远、近视力≥1. 0 者。

【治疗】

治疗原则:配戴合适的凹透镜进行矫正。矫正的基本原则是在视力最佳的同时感觉舒适和用眼持久。随着科学技术的发展,可行屈光性手术等治疗。

1. 镜片矫正:镜片是矫正近视眼最好的方法。在配镜之前,首先要通过验光弄清真实近视度数,对于青少年要在睫状肌麻痹下进行,以排除假性近视眼。真近视要戴合适的凹球镜片。原则上用矫正视力最好的最低度数镜片。高度近视眼当使用完全矫正的镜片不能耐受时,可适当降低度数(一般在-1. 00 ~ -3. 00D),争取能够保持舒适和双眼视功能。

2. 角膜接触镜：可以增加视野和美容效果，减少双眼像差，提高视功能，特别适用于高度近视眼或屈光参差较大者。部分研究证明，对青少年近视可以配戴硬性角膜接触镜压迫角膜，减少周边视网膜离焦，延缓近视眼进展。但一定要按照规定的方法消毒、配戴。注意卫生，经常更换。

3. 药物治疗：因眼球近视变化的机制尚不清楚，药物治疗尚无突破性进展。

4. 手术治疗：可采用准分子激光、飞秒激光技术或者眼内晶体植入技术治疗。

远　视　眼

远视眼（hyperopia）是指在调节静止状态下，平行光线经过眼的屈光系统屈折后在视网膜后形成焦点。

【病因】

远视眼的总屈光力与眼轴长度不相协调，眼的屈光力在正常范围而眼轴偏短或眼轴长度在正常范围，而眼的屈光力偏低。

【病理】

主要在高度远视眼时出现眼球小，前后径短，整个眼球各部都小，角膜小，晶状体相对变大，加上睫状肌经常收缩，使晶状体变厚。睫状体显著肥大变厚。

【诊断】

（一）临床表现

1. 视力：轻度远视眼远、近视力都在正常范围，较早发生老视。中、高度远视眼远、近视力都下降，甚至矫正视力也在1.0以下。

2. 视疲劳：眼球或眼眶可有隐痛、酸胀感，不同程度的头痛，甚至恶心、呕吐，尤其阅读或近距离工作久后更为明显，休息片刻，上述症状减轻或消失。

3. 内斜视是由于调节过强和集合过度所致。

4. 眼底改变：中、高度远视眼视神经乳头小，色较红，呈假性视神经乳头炎改变。

（二）特殊检查

1. A、B 超检查：眼球小、前后径短。

2. 屈光测定：呈远视屈光状态。

（三）鉴别诊断

青光眼：有典型青光眼症状，角膜雾状混浊、水肿，瞳孔中度扩大，眼压高或视神经乳头杯盘比增大，视野有弓形暗点及视野缩小。

【治疗】

治疗原则：配戴凸球镜片，选用矫正视力最好、屈光度高的镜片。

（一）轻度远视眼

远、近视力都在正常范围，无视疲劳或斜视者则不需要戴矫正眼镜。如出现远、近视力下降，伴有视疲劳和内斜视，虽然度数低也应戴镜。如中度或高度远视眼应戴矫正眼镜，治疗视疲劳及防止内斜视发生。配镜前滴用 1% 阿托品使睫状肌麻痹进行检影。处方要求从检影所得的度数中减去±1. 00D，以适应睫状肌张力，如有内斜视应全矫正。

（二）手术矫正

目前屈光手术仪器及技术进展较快，可考虑行角膜表面镜片术、准分子激光角膜治疗技术，但术后可能出现屈光回退、眼干燥症等几率较近视治疗大。部分患者可考虑眼内人工晶体植入手术。

【随诊】

远视小儿通过散瞳验光配戴矫正眼镜后，每半年或者一年要到医院进行再次验光，如眼球轴长随年龄增加而发育增长，应酌减镜片度数，根据情况以防过度矫正引起人为近视眼和影响眼球发育。

散　光

散光（astigmatism）是指由于眼球各径线的屈光力不同，平行光线进入眼内不能在视网膜上形成同一焦点。散光分为规则散光和不规则散光。规则散光又分为五种：单纯远、近视散光，复性远、近视散光，混合散光。不规则散光是指眼球各径线的屈光力不相同，没有规律可循，无法用镜片矫正的一种屈光状态。

【病因】

规则散光最常见的病因是由于角膜各径线的曲率半径大小不一致，通常以水平及垂直两个主要径线的曲率半径差别最大。晶状体可以产生散光，但不是主要原因。不规则散光常见于圆锥角膜，角膜溃疡所致角膜薄翳或晶状体疾病等所致角膜或晶状体屈光面、高度不平所致。

【诊断】

（一）临床表现

1. 视力减退：低度的散光视力尚好，高度的散光视力明显减退，常伴有弱视。

2. 视疲劳：眼胀痛、流泪，重影，头痛，视力不稳定，近距离工作不能持久。

3. 不正常头位：高度的不对称散光或斜轴散光者为看清目标，可有头位倾斜和斜颈。

4. 看远、近物体时常眯着眼看，以达到针孔和裂隙的作用。

5. 屈光测定呈散光屈光状态。

（二）鉴别诊断

青光眼：青光眼有典型症状，眼压高，视神经乳头杯盘比大，视野有暗点。

【治疗】

1. 用镜片（柱镜片）进行矫正轻度的规则散光无视疲劳者不必矫正，如有视疲劳和视物模糊即使度数不高也应矫正。原则上散光必须全部矫正，如度数太高，患者不能适应，可以给予较低的度数，待适应后再全部矫正，要经常佩戴。如有弱视，则要进行弱视训练。

2. 不规则散光配戴硬性角膜接触镜矫正。

3. 手术治疗:对符合适应证的患者可以考虑 AK 、LASIK 等术等。

屈光参差

屈光参差(anisometropia)是指两眼的屈光状态不对称,在性质或程度上有显著差异。一般认为屈光度相差球镜≥1.5D,柱镜≥1.0D 为病理性屈光参差。

【病因】

儿童在发育过程中,眼轴发育不平衡、两眼的远视消减程度不平衡、近视眼加深、眼外伤、手术和眼病、先天性眼病(如 Duane 眼球后退综合征)均可以引起屈光参差。

【诊断】

1. 轻度的屈光参差无症状,但参差较高者,可产生视疲劳、复视等症状。

2. 双眼单视障碍:屈光参差如超过 3.0D 以上,双眼物像大小不等,发生融合困难而破坏双眼单视。

3. 交叠视力:双眼看物体时交替使用,一眼为轻度的远视,另一眼为轻度的近视,看远时用远视眼,看近时用近视眼,由于既不用调节也不用集合,感觉很舒适。

4. 单眼视力:一般高度的屈光参差,屈光度高的一眼视敏度很低,最后导致单眼视力。

5. 弱视和斜视:由于两眼存在不等的视像,清晰度也不等,所以屈光度较高的一眼的物像被抑制,失去了该眼的功能锻炼机会,长期废用,而形成失用性弱视和斜视。

6. 屈光测定:两眼屈光度不等。

【治疗】

1. 镜片矫正,用镜片进行矫正,戴镜能适应者要充分矫正,应常戴,保持双眼单视功能。配镜原则:一方面要完全矫正以求得最佳视力,另一方面,如果两眼参差太大,一般以两眼之间相差 3.0D 为界限。对低度的眼应充分矫正,对另一眼适当降低度数部分矫正,尽量提高视力。

2. 对于屈光参差太大者，可戴角膜接触镜，因角膜接触镜所引起的物像改变比一般眼镜小。

3. 人工晶状体植入术，对单眼无晶状体屈光参差者矫正更适合。

4. 屈光性角膜手术。

5. 如有弱视，在幼儿期配戴眼镜后，要进行弱视训练，尽量提高视力，进行双眼单视功能训练，保持双眼单视功能。如有斜视，戴镜半年后，斜视仍不消失，视力也无改善，可行斜视矫正术。

【随诊】

弱视者，进行弱视训练及双眼单视功能训练，以达到双眼单视功能。如有斜视，追踪半年后再决定是否手术矫正。

三、老　　视

老视（presbyopia）是指随着年龄增长，晶状体逐渐硬化，睫状肌的功能也逐渐减弱，引起眼的调节功能下降。

【病因】

随着年龄的增长，晶状体逐渐硬化，弹力逐渐下降，睫状肌功能也逐渐减弱，而引起调节功能下降，以致在近距离工作中，必须在其静态屈光矫正外另加凸透镜才能有清晰的近视力。是一种生理性功能减弱，而不是屈光不正。

【诊断】

1. 视近物困难，视近不能持久，一般从40～50岁开始，随年龄增长逐渐加重。

2. 视疲劳由于看近物需要调节，引起睫状肌过度收缩和过度集合所致。

【治疗】

1. 单光老花镜：看近时用凸球镜片补偿调节不足，即戴老视镜。原则是正视眼45岁时需要+1.5D，50岁需+2.0D，随着年龄增加，每5年，需增加度数+0.5D，60岁需戴+3.0D的眼镜。如果有屈光不正，应先验光，测定屈光度，在屈光度的基础上加上年龄应戴的老视镜度数，如患者原有远视眼+1.0D，到45岁时则老视眼镜应为+2.5D；如有近视眼-1.0D，到50岁时则老视眼镜应为+1.0D。

2. 如果为看远、看近方便，则可配戴双光眼镜。

3. 渐进多焦点镜：在整个镜片或镜片的过渡区域有渐变的屈光度，同时将近光、中光、远光三者合并，使老视患者对所有距离的物体有一个连续性的视觉。

4. 配戴用于矫正老视的角膜接触镜。

5. 手术治疗：目前治疗老视的手术主要有巩膜扩张术、LASIK术、CK、白内障摘除加多焦人工晶体植入术等，疗效需进一步探索。

（刘　磊　李新宇）

第十四章　斜视与弱视

斜视通常有以下几种分类:根据融合功能分为隐斜、间歇性斜视和恒定性斜视;根据眼球运动及斜视角有无变化分为共同性斜视和非共同性斜视;根据注视情况分为交替性斜视和单眼性斜视;根据发病年龄分为先天性斜视和获得性斜视;根据偏斜方向分为水平斜视(包括内斜视、外斜视)和垂直斜视、旋转斜视以及混合型斜视。

一、共同性斜视

共同性斜视(concomitant strabismus)是指双眼视轴分离,在向不同方向注视或更换注视眼时其偏斜视角均相等,眼外肌及支配神经均无器质性病变而发生的眼位偏斜。根据视轴偏斜的方位,又分为内斜视与外斜视。

【病因】

1. 眼外肌发育异常所致。

2. 调节因素:远视常因高度的调节过度集合而引起内斜视,近视因少用或不用调节发生集合不足而引起外斜视。

3. 遗传因素:多基因遗传。

4. 视反射因素:视觉发育过程发生感觉和运动方面的疾病而妨碍了双眼单视条件反射的建立。

【诊断】

(一)临床表现

1. 眼位:眼球内斜视或外斜视。

2. 第一斜视角与第二斜视角相等。

3. 眼球无运动障碍。

（二）诊断标准

1. 眼球运动无障碍。

2. 在任何注视方向上斜视角无变化。

3. 左、右眼分别注视时斜视角相等或相差≤5°（8.56$^{\triangle}$）。但应注意，旁中心注视者在双眼分别注视时的斜视角不相等。

4. 向上、下方注视时的斜视角相差<10$^{\triangle}$。

（三）鉴别诊断

麻痹性斜视：发病骤然，眼球运动受限，有复视及眩晕，第二斜视角大于第一斜视角，代偿性头位等。

【治疗】

1. 矫正屈光不正用睫状肌麻痹药散瞳，准确检影得到屈光度数后按下列原则配镜。

(1) 内斜视合并远视或外斜视合并近视，应全部矫正。以后每半年或一年复查一次屈光状态，并根据屈光度的变化，更换眼镜。

(2) 内斜视合并近视或外斜视合并远视者，在获得最好视力或正常视力的情况下，尽量减少球面镜的度数。

(3) 调节性集合（accommodative convergence，AC）与调节（accommodation，A）之比值（AC/A 值）高的调节性内斜视者可配戴双焦点眼镜。

2. 弱视患儿要进行弱视训练。

3. 手术治疗绝大部分斜视患者要进行手术治疗。决定手术时应注意以下几点：

(1) 先天性斜视、非调节性斜视应尽早手术矫正眼位，以获得双眼单视功能。

(2) 成年性斜视手术，主要改善外观，视功能提高不明显。

(3) 对于部分调节性内斜视，经配矫正眼镜后，经过半年或一年的观察，去掉调节，还有一部分剩余的斜视角，待稳定后再进行手术矫正。

(4) 如斜视患儿患有弱视，绝大部分应先治弱视，待视力提高后，再行斜视手术。

【疗效标准及预后】

1. 完全功能治愈双眼视力均正常，眼位在任何情况下均正位或有少量隐斜，中央凹融合，正常视网膜对应，有中央凹立体视（≤60°），无自觉症状。

2. 不完全功能治愈上述项目中存在一项或几项缺陷。有轻度弱视，有小度数眼位偏斜（≤±8△），有融合，正常或异常视网膜对应，具有黄斑或周边部立体视，有自觉症状。

3. 临床治愈无双眼单视功能，仅获得外观上改善，第一眼位±15$^{\triangle}$以内，上下偏斜10$^{\triangle}$以内。

【随诊】

每半年要进行复诊，如有弱视要进行弱视训练、双眼单视功能训练。

【非共同性斜视】

非共同性斜视（non-concomitant strabismus）主要是指麻痹性斜视，是由支配眼外肌运动的神经核、神经或眼外肌本身器质性病变所引起，可以是单条或多条眼外肌完全性或部分性麻痹。临床上以部分麻痹多见。

【病因】

分为先天性与后天性两种。

1. 先天性在出生时或出生后早期发生，多由于先天发育异常、产伤等引起。

2. 后天性多因炎症、外伤、肿瘤、血管性以及代谢性疾病等引起。

【诊断】

（一）临床表现

1. 复视和眩晕多见于后天性者。患者常因复视出现恶心、眩晕、步态不稳等全身症状。先天性者多通过代偿消除了复视，因而一般不会出现以上症状。

2. 眼球运动障碍一条或几条眼外肌运动受限，眼球斜向麻痹肌作用方向的对侧。

3. 不同方向注视时斜视角不等眼球向麻痹肌作用方向

转动时，运动受限最严重，斜视角最大；而向其相反方向转动时，运动受限最轻甚至不受限，因而斜视角最小，甚至无斜视。

4. 第二斜视角大于第一斜视角。

5. 代偿头位麻痹性斜视患者常有头位，以代偿眼位偏斜，维护双眼单视，另外通过代偿头位可达到避免或减轻复视干扰的目的。一般规律是面部向麻痹肌行使作用方向转。上转肌麻痹，头向后仰；下转肌麻痹，下颏内收；头多向低位眼侧肩头倾斜。

（二）诊断标准

根据发病时间、起病急缓、临床表现以及眼位偏斜情况即可诊断。为确诊是哪条或哪几条肌肉麻痹，需做进一步检查。

1. 眼球运动做如下比较：双眼在六个诊断眼位的运动是否协调一致；有无功能亢进或减退现象；向正上方和正下方注视时，斜视角有无改变。

2. 复像分析见斜视检查法。

3. 歪头试验（Bielschowsky test）适于鉴别是一眼上斜肌还是上直肌麻痹。一眼上斜肌麻痹时，患者多将头倾向健眼侧。当头向患眼侧倾斜时，由于此时上斜肌麻痹，不能对抗上直肌的上转作用，因此该患眼必向上移位（Bielschowsky test 阳性）；而头向健侧眼倾斜时，则无此现象。上直肌麻痹患者，无论头向哪侧倾斜，麻痹眼均无上移。

4. Hess 屏、Lancaster 屏检查法为红绿眼镜测试法的进一步发展，对测定斜位有一定价值，既可定性又可定量，可根据图形分析出麻痹肌与亢进肌。

【鉴别诊断】

1. 与外科斜颈鉴别眼科斜颈胸锁乳突肌不强硬，闭合一眼后头位改善或消失。

2. 与共同性斜视鉴别（表 2-14-1）。

表 2-14-1　麻痹性斜视与共同性斜视鉴别

项目	共同性斜视	麻痹性斜视
病因	不明确	炎症、外伤、肿瘤、血管性以及代谢性疾病
症状	无明显症状	复视、眩晕、代偿头位
眼球运动	正常	障碍
斜视度	第二斜视角等于第一斜视角；向各个方向注视时，斜视角相等	第二斜视角大于第一斜视角；向各个方向注视时，斜视角不等；向麻痹肌作用方向注视时，斜视角最大

【治疗】

治疗原则：先天性麻痹性斜视患者应早期手术，以给患儿创造发展双眼视觉的条件。对后天性眼外肌麻痹患者，应首先弄清病因，针对病因进行治疗。只有排除其他疾患，或病情稳定一段时间后，才可考虑其他疗法。

1. 药物治疗：全身使用营养神经药物，给予维生素 B1、B12 或 ATP 等肌内注射。若为神经炎或肌炎引起，可使用激素和抗生素。

2. 光学疗法：在 10^{Δ} 以内的斜视，可试戴棱镜片以消除复视。由于麻痹性斜视患者其斜视度随注视方向而变动，所以只能主要矫正位于正前方以及正下方的复视。

3. 手术治疗：在弄清病因或证明其已停止发展、保守治疗无效的情况下，病情稳定 3～6 个月以后，可考虑手术。

【斜视各论】

二、内　斜　视

先天性(婴儿型)内斜视

先天性内斜视(congenital esotropia)是指在出生时或半岁以内发生的内斜视，又称为婴儿型内斜视。病因不明。

【诊断】

（一）临床表现

1. 出生后6个月内发病的恒定性内斜视。

2. 斜视角较大，斜视角稳定，不受注视距离、调节因素的影响。

3. 屈光状态有轻度的远视眼，戴矫正眼镜不能矫正斜视。

4. 多数患者双眼视力相等，可交替注视，向两侧看时有交叉注视。有时有假性外展麻痹，用娃娃头试验可以排除。

5. 常合并单眼或双眼下斜肌亢进，垂直眼位偏斜。隐性眼球震颤。

6. 有家族史。

7. 手术矫正时容易出现欠矫。

（二）鉴别诊断

展神经麻痹：有同侧复像，向麻痹肌作用方向转动眼球复像距离最大，第二斜视角大于第一斜视角，眼球向外运动时受限，有代偿性头位。

【治疗】

手术时机为1.5～2岁。合并下斜肌亢进或DVD者，手术设计应给予相应考虑。手术后应保留小于$10^{\triangle}$微小内斜视，以利建立周边融合和粗立体视。

调节性内斜视

调节性斜视有两种作用机制单独或共同参与：中高度远视需要较多的调节以得到清晰的物像而导致内斜；高AC/A使一定量的调节引起更多的集合形成内斜。

1）屈光性调节性内斜视：由于远视眼未能矫正，过度使用调节引起集合过强，加融合的分开功能不足引起。

【诊断】

1. 发病年龄在2～5岁。

2. 多为中高度远视眼，平均在+4.0D左右。

3. 发病初期多呈现间歇性内斜视。如能及时和经常戴矫正眼镜，内斜视可以得到控制及矫正。

4. 可伴有单眼或双眼弱视。

【治疗】

1. 应坚持长期戴镜。每半年或一年复查验光，在保证眼位正常及视力良好的情况下，逐渐减少眼镜度数。

2. 如有弱视，应进行弱视训练及三级功能训练。

2）部分调节性内斜视：部分调节性内斜视是由于一部分调节增加所引起，另一部分可能由解剖异常所致。

【诊断】

1. 发病年龄在2～5岁多见。

2. 屈光不正矫正后，斜视角度数减少，但不能完全消失，视远、视近均有内斜视，斜视角比较稳定。

3. 常合并不同程度的弱视及异常视网膜对应，AC/A值正常。

【治疗】

1. 首先矫正屈光不正，以后每半年或一年复查一次屈光，并根据屈光度的变化，更换眼镜。

2. 同时治疗弱视。

3. 对残留的内斜视度数进行手术矫正，手术方式以减弱单眼或双眼内直肌为主。

3）高AC/A型调节性内斜视：与屈光不正无关，是调节与调节性集合间的一种异常联合运动，表现为调节性集合反应过强。如融合性分开功能不足，则形成内斜视。

【诊断】

1. 发病年龄多在2～5岁，偶尔更早。

2. 可发生在正视眼、近视眼或远视眼，但多见于中度的远视眼。

3. 看近的斜视角大于看远的斜视角，一般超过$15^{\triangle}$以上，AC/A值高，伴有V现象。

4. 多数有双眼单视，罕见弱视，如有屈光参差，则可发生弱视。

【治疗】

1. 矫正屈光不正如视远时正位，可配戴近用眼镜。如视远内斜小于视近时,应戴双光眼镜。

2. 缩瞳药应用使瞳孔缩小,从而减少中枢性调节,相应地减少调节性集合,调节性内斜则随之好转。

3. 手术治疗对于非手术治疗无效者,内斜视全部矫正,使双眼视觉得以发育。手术方式以减弱单眼或双眼内直肌为主。术后进行双眼视功能训练。

4) 混合型调节性内斜视:为屈光性调节性内斜视与高AC/A型调节性内斜视合并存在的病例。

【诊断】

1. 有远视性屈光不正,戴镜后斜视度减少。

2. 戴镜后仍有看近的斜视角大于看远的斜视角,一般超过15$^{\triangle}$以上.

【治疗】

1. 戴镜矫正屈光性调节性内斜视部分。

2. 剩余的高AC/A型调节性内斜视用双光镜矫正或手术矫正。

非调节性内斜视

(一) 基本型内斜视

【诊断】

1. 斜视多出生后6个月内出现。

2. 没有明显调节因素,无明显远视性屈光不正,视远和视近斜视度相同。

【治疗】

1. 有弱视者,先治疗弱视,双眼视力平衡后及时手术矫正眼位。

2. 必要时考虑神经系统检查。

(二) 急性共同性内斜视

【诊断】

1. 发病急,突然出现复视,多发生在5岁以后。

2. 眼球运动无受限。

【治疗】

1. 首先需排除中枢系统有无疾患。

2. 如斜视度数较小,可用棱镜片消除复视。

3. 较大的斜视度数,待病情稳定后,可以手术矫正。

（三）知觉剥夺性内斜视

儿童期的白内障、角膜白斑、视神经萎缩、眼外伤等造成单眼视力丧失或明显下降后出现此类斜视。屈光参差性弱视也较常见。

【治疗】

1. 针对病因治疗,矫正屈光不正,治疗弱视。

2. 尚有残余内斜的,手术矫正眼位。

非共同性内斜视

（一）展神经麻痹

【诊断】

1. 多为后天性的,有外伤史或高热史,也可以没有任何明确原因。

2. 大度数内斜视,外转明显受限,严重时外转不能超过中线。

3. 有代偿头位,面转向受累肌方向。

【治疗】

1. 查找病因。

2. 保守治疗可用神经营养药物。

3. 病情稳定 6 月以上仍有斜视者,可手术矫正内斜视。

4. 内直肌注射 A 型肉毒毒素替代内直肌后徙术,可反复注射多次。

（二）眼球震颤阻滞综合征

【诊断】

1. 出生后 6 月内出现。

2. 斜视度不稳定,伴有水平冲动性眼球震颤,用外转眼注视时眼球震颤加剧。

3. 有代偿头位，多用内收眼注视。

【治疗】

以手术治疗为主，手术目的为矫正斜视、改善头位，但不能消除眼球震颤。

三、外 斜 视

间歇性外斜视

间歇性外斜视(intermittent exotropia)是指外展和集合功能之间的平衡失调，集合功能不足和融合力低下而致外斜视。近视眼未经矫正，看近目标时，不使用调节，因而调节性集合减弱，容易引起外斜视。高度远视眼未经矫正，成像不清晰，故常常放弃调节，致使调节性集合功能低下。屈光参差使双眼成像不清，妨碍融合，促进抑制，最后引起外斜视。

【诊断】

1. 幼年发病，外隐斜和显斜交替出现，精神不集中或遮盖后可以诱发明显外斜。

2. 大多无自觉症状，有时可有复视。日久斜眼抑制，则复视消失。

3. 在户外强光下特别畏光，喜欢闭合一眼。

4. 眼位正时有双眼视，但多不健全；眼位偏时常出现单眼抑制或异常视网膜对应。有的患者可有正常和异常两套视网膜对应。

5. 斜视角变异较大，随融合和调节性集合力强弱而变化。

6. 屈光状态大多为正视眼、轻度近视眼或轻度远视眼。

【分类】

1. 分开过强型：看远时斜视角比看近大($\geqslant 15^{\triangle}$)。遮盖一眼30分钟后，看远时斜视角仍大于看近时。

2. 集合不足型：看近时斜视角比看远时大($\geqslant 15^{\triangle}$)。

3. 基本型：看远与看近的斜视角基本相等。

4. 假性分开过强型与分开过强型相似，但遮盖一眼30～

45 分钟后,看近时的斜视角加大,与看远时相等或更大。

【治疗】

(一) 非手术治疗

适用于 20△以内的年龄较小、集合不足型的外斜视。

1. 屈光矫正屈光矫正的原则是保障视力良好的前提下,近视全部矫正或过矫,远视低矫,散光一般应全部矫正。

2. 棱镜片矫正棱镜片能抵消部分斜视角,刺激黄斑中央凹及集合功能。

3. 正位视训练正位视训练是消除抑制,加强融合功能,矫正异常视网膜对应。训练方法:①交替遮盖法。②同视机及 Bagolini 线状镜。③加强辐辏训练。

集合训练可能有暂时效应,但不能矫正眼位。手术前尤其不应进行集合训练,否则容易出现手术后过矫。

(二) 手术治疗

超过 20△以上的主张尽早手术,外展过强型首选双外直肌后徙术,集合不足型以加强内直肌为主,基本型做外直肌后徙与内直肌缩短术,类似外展过强型手术方式或与基本型相同。

尽管多数外斜视最终都需手术矫正,但选择手术时机应慎重,特别是婴幼儿很容易发生过矫,过矫后形成微小内斜视,而引起弱视和产生新的视网膜异常对应,危害超过间歇性外斜视。

对于成年人的矫正,切忌过矫。因手术是美容性质,应避免出现复视,造成视功能紊乱。

恒定性外斜视

(一) 先天性外斜视

先天性外斜视(congenital exotropia)比较少见,一般在出生后一年内出现斜视,多伴有眼部或全身异常。如颅面异常、神经系统疾病、限制性综合征、显著的屈光参差或视觉缺陷的眼病。

【诊断】

1. 出生时或1岁内发病，出现外斜视。

2. 斜视角较大，平均在35△～40△，随着年龄增大，外斜视可能增加，一般较恒定。

3. 合并分离性垂直偏斜或A-V外斜视。

4. 双眼同向运动和单眼运动正常。

5. 合并有头位异常。

【治疗】

1. 手术矫正除矫正外斜视外，对有A-V外斜视、上斜视另做相应的手术。

2. 进行三级功能训练。

（二）知觉性外斜视

由原发性感觉缺陷包括屈光参差以及白内障、视网膜病变或其他器质性原因所致的单眼视觉障碍所致的外斜视，所累眼成恒定性外斜视。治疗以手术为主。

（三）继发性外斜视

继发性外斜视（secondary exotropia）是由于内斜视手术矫正眼位后继发的外斜视

【治疗】

治疗以手术为主。多次情况下2次手术为探查和复位前次手术后徙的肌肉。

动眼神经麻痹

【病因】

先天性、外伤、肿瘤、感染等病因均可见。

【诊断】

1. 大度数的外斜视，同时伴有麻痹眼的下斜视。

2. 受累眼上睑下垂。

3. 内转明显受限，内上、外上、外下运动均有不同程度的限制。

4. 眼内肌受累时瞳孔扩大，对光反应消失或迟钝。

【治疗】

1. 首先检查病灶,以确定病因。

2. 保守治疗可用神经营养药物。

3. 保守治疗6~12个月后尚有眼位偏斜者可考虑手术治疗。手术的目的只能在第一眼位矫正斜视,而不能恢复压球运动功能,手术效果较差。

四、垂直斜视

垂直斜视一般根据高位眼诊断。垂直斜视几乎都是非共同性斜视。其检查、诊断、处理都要比水平斜视复杂。

上斜肌麻痹

为最常见的垂直旋转性眼外肌麻痹。病因可以是先天性的,也可以是获得性的,大多数是闭合性颅脑损伤引起,也有因中枢神经系统血管异常、糖尿病、脑肿瘤引起者。

(一) 先天性上斜肌麻痹

【诊断】

1. 受累眼上斜视,如果双眼发病则呈交替性上斜视即右眼注视时左眼上斜视,左眼注视时右眼上斜视。

2. 歪头试验 Bielschowsky 征阳性,头向高位眼倾斜时,受累眼上翻或上斜视度数时显增加。

3. 受累眼内下转时落后(上斜肌功能不足),可伴有内上转时亢进(下斜肌功能亢进)

4. 单侧先天性上斜肌不全麻痹伴有典型的代偿头位,代偿头位:头向健眼侧倾斜,面部转向健眼侧,下颌内收,视线指向患侧眼上方。面部发育常不对称。

【治疗】

1. 先天性上斜肌不全麻痹以尽早手术治疗为主。早期手术不仅能及时恢复双眼视觉功能,而且可以减少面部和骨骼的发育畸形。

2. 手术设计主要原则为减弱功能亢进的肌肉,例如减弱受累眼下斜肌和(或)对侧眼下直肌,也可加强功能不足的肌肉,如受累眼上斜肌的折叠术,但是加强手术不如减弱手术效果可靠。

3. 度数较小或手术后有残余小度数者可用棱镜片矫正。

（二）获得性上斜肌麻痹

【诊断】

1. 突然出现复视。有时虽为成人发病,但是很可能是先天性的病例失代偿后出现复视。

2. 诊断眼位斜视度检查、复视像检查以及 Parks 三步法检查可以确定受累眼和受累肌肉。

3. 眼球运动的检查,特别是双眼运动的检查可见受累眼向鼻下运动有不同程度限制。

4. 有代偿头位,但不如先天性者典型。

【治疗】

1. 寻找病因,先行对症治疗。

2. 病情稳定 6 个月后仍有斜视者,行手术治疗。

3. 棱镜片矫正对小度数垂直斜视(一般小于 $10^{\triangle}$)有较好矫正效果,但对旋转视无帮助。

双上转肌麻痹

即同一眼的下斜肌和上直肌麻痹。

【诊断】

1. 眼球运动鼻颞侧上转均受限。

2. 受累眼下斜视,向上注视时,受累眼眼位更低。

3. 代偿头位多为下颌上抬。

4. 患眼上睑下垂,50% 的患者上睑下垂是假性的,1/3 患者表现 Marcus Gunn 下颌瞬目综合征。

【治疗】

如果存在下直肌限制因素,则后徙下直肌;如果没有限制因素,可将内外直肌转位到上直肌附着点处。

五、A-V 综合征

A-V 综合征又称 A-V 现象，是一种亚型的水平性斜视，同时伴有垂直性麻痹，故在向上和向下注视时，水平斜视角的大小发生变化。国际上通用 A 和 V 的形态来表示这种斜视的变化。临床上认为 V 型较 A 型多见。

【病因】

此病病因目前尚无一致看法，有人认为是由于内、外直肌功能失调所致，也有人认为是由上、下直肌功能异常所致，还有人认为是由斜肌亢进，集合与分开平衡失调或不能维持融合功能引起。

【诊断】

（一）临床表现

1. 经常有间歇性、一过性复视及视疲劳。

2. 代偿性头位患者不自主地利用娃娃头现象（下颌上抬或内收的代偿头位），以避开复视。

3. 异常视网膜对应，屈光不正，发育性弱视等。

（二）特殊检查

1. 检查视力（远、近）、屈光状态、屈光间质、视网膜对应点以及三级视功能。眼底检查及注视性质检查。

2. 眼肌检查以角膜映照法、棱镜片加遮盖法及同视机检查作为重点。

3. 眼球运动检查有无上下斜肌功能亢进和不足。

（三）诊断标准

依据双眼向上转 25°，下转 25°时与原位的斜视角分为：

外斜 V：向上注视时的斜视角比向下注视时大（$\geq 15^{\triangle}$）。

内斜 V：向上注视时的斜视角比向下注视时小（$\geq 15^{\triangle}$）。

外斜 A：向上注视时的斜视角比向下注视时小（$\geq 10^{\triangle}$）。

内斜 A：向上注视时的斜视角比向下注视时大（$\geq 10^{\triangle}$）。

【治疗】

1. 如有屈光不正应进行屈光不正矫正以改善病情。

2. 手术治疗无明显垂直肌功能异常,可做对称性手术,将双内直肌或外直肌后并将肌腱移位以纠正“A-V”征。如有斜肌功能亢进或不足,应做上、下斜肌减弱或加强术,同时还要做内、外直肌手术以矫正水平斜视。有立体视觉者,禁止行上斜肌减弱术。

3. 手术以后如有弱视或异常视网膜对应,要进行弱视训练、三级视功能训练,以获得双眼单视。

六、特殊类型的斜视

有些斜视病因不详且临床分类困难,临床表现也比较复杂,这类斜视统称特殊类型斜视。临床上主要有:垂直分离性斜视,先天性脑神经异常支配综合征,甲状腺相关眼病、上斜肌肌鞘综合征等。

垂直分离性斜视(DVD)

发病机制不明,其主要特点为两眼交替上斜视,眼球运动不遵循 Hering 法则,两眼运动呈分离状态。

【诊断】

1. 交替遮盖时被遮眼上漂且合并外旋转,去遮盖后眼球慢回到注视位合并内旋转,尤以看远时更容易暴露。

2. 头位侧转后交替遮盖时仍有交替上漂现象是与单纯眼下斜肌亢进鉴别的要点。

3. 用不同密度的滤光片组成的串镜做 Bielschowsky 试验,被遮眼随滤光片密度增高眼位上漂,当滤光片密度减低时上斜眼回落甚至超过注视位呈低位,则为 Bielschowsky 试验阳性。

4. 可合并先天性内斜视,多数合并眼球震颤和弱视。可以合并下斜肌亢进。

5. DVD 常为双眼发病,可以为对称性但更多情况表现为非对称性,也有单眼性 DVD。

【治疗】

1. 平时无明显交替上斜视，只在检查时才暴露者可保守治疗。

2. 如患者合并屈光不正，在配戴眼镜时可以用光学手段转换注视眼，避免暴露上漂现象。

3. 对不合并下斜肌亢进者以减弱上直肌为主，对上漂现象明显者上直肌后徙大于7mm。也可以行上直肌后徙联合后固定缝线术(Faden术)。

4. 合并下斜肌亢进者行下斜肌转位术，即将下斜肌断端固定在下直肌附着点颞侧。

先天性脑神经异常支配综合征(CCDD)

CCDD为一组特殊类型的斜视综合征，是由于支配眼肌和面部肌肉的脑神经发育异常造成。

眼球后退综合征(retraction syndrome)又称Duane眼球后退综合征或Duane综合征，是主要累及眼球水平运动的综合征，使眼球不能外转或外转高度受限，内转时睑裂变狭和眼球后退。多为先天性。

【病因】

1. 肌肉、筋膜发育异常。

2. 神经核或核上神经性支配发生紊乱。

3. 常染色体显性遗传性疾病，多为第16和22号染色体异常。

【诊断】

1. 临床表现：本病有三种类型。

Ⅰ型：眼球外转运动明显受限或完全不能外转，内转正常或轻度受限，内转时睑裂变小和眼球后退，外转睑裂变大。受累眼可能内斜或呈正位。部分患者有面向患侧转的代偿头位。

Ⅱ型：眼球内转运动明显受限或完全不能内转，外转功能正常或轻度受限，内转时睑裂变小，眼球后退，外转睑裂变大，受累眼多是外斜视。

Ⅲ型：眼球向内和向外转动均明显受限，内转时睑裂变小和眼球后退，外转时睑裂变大。

2. 鉴别诊断

(1) 外直肌麻痹虽有外转受限，但内转时无眼球后退和睑裂变小表现。牵拉试验为阴性。

(2) 先天性内斜视患眼视力障碍，内转时无眼球后退和睑裂变小。

【治疗】

1. 如有弱视，应矫正屈光不正，进行弱视治疗。

2. 手术治疗以下情况可以考虑手术，在原眼位有明显的斜视，代偿性头位明显而患者不能忍受美容缺陷。内转位时伴有异常垂直运动影响美容可以考虑手术。内斜视将内直肌后徙，一般不做外直肌缩短，因外直肌缩短可以加重眼球后退。在原位有外斜视并有代偿头位时，可后徙受累眼的外直肌，斜视角大者可同时做健眼内直肌缩短术。

先天性眼外肌广泛纤维化综合征(CFEOM)

【诊断】

1. CFEOM 1 型是最常见的经典的 CFEOM 表型。患者 MRI 研究发现提上睑肌和上直肌发育不良，提示动眼神经上支先天受损，自脑干发出的动眼神经细小，第Ⅳ和第Ⅵ脑神经也存在不同程度的异常。临床表现为先天性双侧上睑下垂、双眼下斜视、被动牵拉试验阳性、双眼上转受限伴不同程度的水平注视运动受限。

2. CFEOM 2 型是少见的 CFEOM 表型。遗传学也证实由于原发性第Ⅲ、Ⅳ对脑神经核异常发育引起。患者双侧上睑下垂，并有大角度的外斜视，水平和垂直眼球运动严重受限。

3. CFEOM 3 型是非经典 CFEOM 表型。推测可能为动眼神经核不同程度的发育缺陷所造成。在 CFEOM 1 家系中，凡不符合 CFEOM 1 诊断标准的患者即为 CFEOM 3 型。患者可以双侧或单侧发病,眼球运动可以是完全受限或轻度受限。牵拉试验阳性。

【治疗】

手术目的是矫正或改善第一眼位的斜视和代偿头位,对眼球运动无明显改善。手术原则为受累肌肉大量后徙,不做缩短术。因为多数患者 Bell 现象消失或明显障碍,所以上睑下垂的矫正术要慎重。

上斜肌肌鞘综合征(Brown 综合征)

上斜肌肌鞘综合征又称为 Brown 上斜肌肌鞘综合征,在国内较少见,一般分为先天性和后天性。

【病因】

1. 上斜肌肌鞘异常是由上斜肌肌鞘缩短,限制了上斜肌伸长,故眼球向内上转动受限。

2. 肌腱异常上斜肌的肌腱有先天异常,限制了该肌肉的功能。后天性者可能是滑车附近的炎症及外伤所致。

3. 下斜肌和邻近组织异常以及上斜肌手术后而引起。

【诊断】

(一) 临床表现

1. 眼球内转时向上转动受限或不能超过正中线,伴有睑裂增大。

2. 原眼位或外转位时,上转功能正常或接近正常。

3. 被动牵拉试验为阳性。

4. 患眼内转时常伴有下斜视。

5. 向上方注视时两眼分开呈 V 征。

6. 偶然伴有同侧上斜肌轻度亢进。

7. 先天性者大多数有代偿性头位,无复视。后天性者有复视。

(二) 鉴别诊断

下斜肌麻痹:在眼内转位时牵拉试验为阴性,无下斜视,向上注视时不出现 V 征外斜视。

【治疗】

1. 如炎症引起，进行抗感染治疗。

2. 手术治疗向上转时出现复视，有明显代偿性头位，影响美容，有下斜视，则可以考虑手术。主要采用上斜肌完全断腱或肌腱部分切除术及上斜肌后徙术。

慢性进行性眼外肌麻痹

慢性进行性眼外肌麻痹（chronic progressive external ophthalmoplegia）为慢性、进行性、双侧性，以上睑下垂开始，逐渐出现眼球运动障碍，最后眼球固定不动的眼病。

【病因】

1. 中枢性运动神经核的病变。

2. 肌营养不良所致。

3. 也有人认为是常染色体显性遗传。

【诊断】

（一）临床表现

1. 发病年龄大多在30岁以前，有家族病史，无性别差异。

2. 开始双眼上睑下垂，随之进行性眼球运动受限，头仰注视。

3. 部分患者可累及面肌、四肢肌和咽下肌肉等。

4. 强迫转动试验，眼外肌伸展性丧失，有明显抵抗，转动较差。

5. 用抗胆碱酯酶药物后，上睑下垂、眼球运动受限均无改善。

（二）鉴别诊断

重症肌无力：用抗胆碱酯酶药后，睑裂开大，眼球运动改善。

【治疗】

1. 患者无复视，病情为进行性，可行保守治疗，如上睑下垂可戴支架眼镜。

2. 手术治疗如上睑下垂要行手术治疗，应根据上睑提肌的功能和力量选择不同的手术方式。如有斜视，影响美观，可以行斜视矫正术，术后不易引起复视。主张眼外肌前徙和后徙术。

甲状腺相关眼病

【诊断】

1. 复视。

2. 眼外肌病变,早期水肿、炎细胞浸润、后期纤维化。肌肉受累较多的是下直肌、上直肌和内直肌,外直肌受累少见。

3. CT 示受累肌肉肌腹肥厚,而肌肉止点多属正常。

4. 眼球运动受限多为限制性眼外肌病变所致。

【治疗】

静止期甲状腺相关眼病患者,可以手术矫正消除复视。以矫正第一眼位和前下方斜视并消除复视为目标。

眼眶壁爆裂性骨折所致限制性斜视

【诊断】

1. 受累眼下斜视或第一眼位没有斜视,某些注视野存在复视。

2. 眼球运动障碍,受累眼可有眼球内陷。

3. 眼眶 CT 检查可见相应部位骨折,典型的眶下壁骨折软组织疝入上颌窦时可见油滴样影像。

4. 眼球运动障碍源于机械性限制,牵拉试验阳性。

【治疗】

1. 先行眶壁骨折修复术。

2. 眶壁骨折修复术后仍有斜视者可考虑手术矫正。手术以解除眼球运动限制为主。

3. 小度数的斜视可用棱镜片矫正复视。

弱　　视

弱视(amblyopia)是较为常见的儿童性眼病,在我国发病率为 2% ~ 4% 。

弱视是视觉发育期内由于异常视觉经验(单眼斜视、屈光参差、高度屈光不正以及形觉剥夺)引起的单眼或双眼最佳矫正视力下降,眼部检查无器质性疾病。

【病因】

1. 斜视性弱视是由于眼位偏斜而发生复视,为了消除复视及视觉紊乱,视皮质中枢主动抑制由斜视眼黄斑输入的视觉冲动,该眼黄斑部的功能长期被抑制而形成弱视。

2. 屈光不正性弱视多见于远视眼,由于调节有限,又未配戴矫正眼镜,患者看近、看远都不能获得清晰物像而形成弱视。

3. 屈光参差性弱视由于两眼屈光参差较大,致视网膜成像大小不等,融合困难。视皮质中枢只能抑制来自屈光不正较大眼的像,日久发生弱视。

4. 形觉剥夺性弱视在婴幼儿期因屈光间质混浊(如先天性、外伤性白内障,角膜混浊)、上睑下垂长期遮盖患眼,光刺激不能进入眼内,妨碍黄斑接受形觉刺激,使视功能发育受到抑制。

【诊断】

(一) 临床表现

1. 视力低下,远、近裸眼视力和矫正视力低于0.8。

2. 拥挤现象:对单个视标的识别能力比对同样大小在排列成行的识别能力要高得多。

3. 对比敏感性功能(CSF)降低。

4. 电生理检查ERG b波振幅降低。VEP潜伏期延长。

5. 眼底及注视性质眼底检查无引起视力低下的眼底疾病。查弱视者不同的注视性质(中心注视、旁中心注视、黄斑注视或周边注视),这对估计预后及指导治疗有着重要临床意义。

(二) 诊断标准

我国的流行病学研究结果表明弱视诊断时要参考的不同年龄儿童正常视力的下限为:3岁0.5,4~5岁0.6,6~7岁为0.7,7岁以上为0.8。两眼最佳矫正视力相差两行或更多,较差的一眼为弱视。如果幼儿视力不低于同龄儿童正常视力的下限,双眼视力相差不足两行、又未发现引起弱视的危险因素,可以列为观察对象,而不宜诊断为弱视。

【治疗】

弱视治疗最佳年龄是2～6岁,因为这一时期是婴幼儿的视觉敏感期,治疗效果最好而且疗效容易巩固。一般13岁以上治疗较困难,视力提高不明显。

1. 矫正屈光不正,早期治疗先天性、外伤性白内障及先天性上睑下垂。

2. 弱视治疗。

(1) 中心注视的弱视治疗。

1) 遮盖疗法:分为完全或部分遮盖。遮盖健眼,强迫弱视眼注视,并用弱视眼做精细工作(如描画、弹琴、穿珠等)。一般建议1岁儿童用3∶1规律,遮盖健眼3天,盖弱视眼1天,促使健眼注视,以免发生遮盖性弱视。2岁用4∶1规律,3～4岁以上的儿童可以6∶1或者适当延长遮盖时间。每三周复诊一次,复诊时必须查双眼视力及矫正视力。若在治疗过程中出现健眼视力下降,则打开遮盖健眼1～2日,一般健眼视力可以很快恢复,一旦视力恢复,继续遮盖健眼。若弱视眼经过治疗,视力提高到1.0后,将全日遮盖改为部分遮盖,每日打开健眼2小时,1个月后,如视力不下降,每日打开4小时,以后逐渐改为6小时、8小时、全日打开。

2) 视刺激疗法(光栅疗法):也称CAM刺激仪疗法。利用反差强、空间频率不同的条栅作为刺激源来刺激弱视眼以提高视力,条栅越细,空间频率越高。治疗时遮盖健眼,接通电源使条栅盘旋转,令患儿用弱视眼在有图案的塑料圆盘上描画,每次7分钟,每天一次,10天为一个疗程。以后随着视力的提高逐渐延长治疗间隔时间直至每周一次。

3) 压抑疗法:光学药物压抑疗法,本法原理是用过矫或欠矫镜片以及每日点阿托品眼药水于健眼抑制健眼功能,弱视眼则戴正常矫正镜片看远或戴过矫的镜片以利看近。压抑疗法有压抑看近、压抑看远、完全压抑及交替压抑,适用于中度弱视、年龄稍大又不愿做遮盖治疗的患儿,有利于双眼视功能的建立。

(2) 旁中心注视的治疗

1) 常规遮盖法:是治疗旁中心注视最有效的办法,视力的提高和注视点的转变都是最快和最好的,应当优先采用。

2) 后像疗法:平时遮盖弱视眼,以防止旁中心注视巩固,治疗时遮盖健眼,此法适用于注意力集中,能配合治疗的稍大儿童,而且是用其他方法治疗无效的旁中心注视性斜视。后像疗法的目的是将旁中心注视转变为中心注视,以利弱视视力提高。治疗每次时间 15 ~20 分钟,每日 1 ~2 次。待视力进步后逐渐缩小后像镜的暗点,使弱视眼的注视点逐渐向黄斑移位,转变为中心注视后改用常规遮盖疗法,继续治疗。

3) 红色滤光胶片疗法:是按照视网膜解剖生理设计,黄斑中央凹视锥细胞对红光很敏感,视杆细胞极不敏感。治疗方法:平时遮盖健眼,在弱视的矫正眼镜片上加一块规则(波长为640nm)红滤光胶片,使旁中心注视自发改变中心注视。当改变中心注视时,去掉红色滤光片,继续常规遮盖法。

4) Haidinger 刷现象:利用 Haidinger 刷现象制成旁中心注视协调器来矫治旁中心注视性弱视。治疗时用弱视眼注视旋转的毛刷和圆形视标,努力使光刷中心移至圆形视标中央部,消除旁中心注视,建立中心注视。适用于旁中心注视点在 3°范围内。

(3) 综合疗法:刘家崎教授对弱视不同治疗方法比较后认为,戴矫正眼镜的同时,常规遮盖健眼,用弱视眼注视。配合精细工作应是首选方法。为了缩短治疗弱视的疗程,在此基础上配合 CAM 疗法。旁中心注视性弱视通过上述治疗 3 个月仍不能改变注视性质者,弱视眼在此基础上可采用后像、红色滤光胶片、Haidinger 刷等疗法,待视力提高后可考虑双眼单视功能训练及眼位矫正等,以获得双眼单视功能。

【疗效标准及预后】

1. 无效视力下降、不变或提高 1 行。
2. 进步视力提高 2 行或 2 行以上。
3. 基本痊愈矫正视力提高至 0.9 或以上。
4. 痊愈经过 3 年随访,视力仍保持正常。

若有条件可同时接受其他视功能训练,以求建立双眼单视功能。

先天性白内障所致的形觉剥夺性弱视预后最差。屈光不正及斜视性弱视预后很好,对治疗有良好反应。屈光参差预后介于斜视性及形觉剥夺性之间。

【随诊】

弱视治愈后,开始6个月每月复查1次,如无视力下降每半年复查1次,持续3年为止。

眼球震颤

眼球震颤(nystagmus)简称眼震,是一种有节律的不自主的眼球摆动。

【病因】

1. 知觉缺陷型眼震主要是由于眼本身的疾病所造成的黄斑部成像不清,造成正常固视反射发育障碍,使正常维持目标于中央凹的微细运动系统功能丧失而形成眼震。多见于先天性白内障,角膜营养不良,黄斑、视神经发育不全,高度屈光不正及白化病等。通常为双侧水平性眼震,呈斜摆型,快慢相速度相等。

2. 运动缺陷型眼震主要是传出机制缺陷,可累及神经中枢或同向运动控制径路而无眼部异常改变。此型呈冲动型,有快慢相之别,双眼向某一方向注视时,振幅频率减少和眼震完全消失,视力增加,常有代偿性头位,此位置称静止眼位(或称中和带)。

3. 隐性眼震其特点为双眼睁开时不出现眼震,遮盖一眼后可诱发双眼眼震。眼震为冲动型。

【诊断】

1. 多数出生后就出现,少数儿童在入学后体检时才发现。

2. 视力低下,但冲动型在静止眼位时视力较好。

3. 眼球震颤及摆动幻视,知觉缺陷型呈钟摆型,运动缺陷型主要为冲动型,也有钟摆型或旋转型。

4. 代偿性头位及头部运动,多数在静止眼位。摆动头位以增加视力。

5. 眼震变化,注视时眼震强度增加,集合时眼震控制,视力增加。

【治疗】

(一) 非手术治疗

1. 光学矫正散瞳检影验光,配矫正眼镜。

2. 棱镜片利用运动缺陷型眼震在静止眼位时使用辐辏可以减轻或抑制眼震的特点,配戴棱镜片以消除代偿性头位,增进视力。

(二) 手术疗法

对先天性眼震有异常代偿头位和静止眼位者,手术可改善或消除代偿头位,减轻眼震强度,增加视力,使静止眼位由侧方移向中央,但不能根治眼震。

(何　花)

第十五章　眼　眶　病

一、眼 眶 炎 症

眼球筋膜炎

眼球筋膜炎(ocular tenonitis)多发生于眼球筋膜囊,分为浆液性和化脓性两种,本病较少见。

【病因】

浆液性筋膜炎常伴风湿性关节炎、结节性多动脉炎、红斑狼疮、多发性软骨炎等全身免疫性疾病。化脓性筋膜炎多因眼球化脓性炎症、邻近组织化脓性病灶蔓延及外伤感染等引起。

【诊断】

(一) 临床表现

浆液性眼球筋膜炎多为双侧发病,发病及发展快,易复发。眼痛,结膜充血、水肿,眼球突出,眼球运动受限。化脓性眼球筋膜炎的症状为眼疼痛,结膜充血、水肿,眼球突出,眼球运动受限,其症状比浆液性重。球结膜下可见积脓。

(二) 特殊检查

1. 超声波检查:眼球壁与眶脂肪间出现透明间隙。

2. CT 扫描:局部眼球壁增厚。

【治疗】

浆液性眼球筋膜炎以口服皮质类固醇为主,抗生素药物为辅。

化脓性眼球筋膜炎以广谱抗生素为主,局部热敷,球结膜下积脓者切开排脓。

眶蜂窝织炎

眶蜂窝织炎(orbital cellulitis)为眶内软组织或骨膜下急性化脓性炎症。本病可以造成视力障碍,海绵窦血栓或化脓性脑膜炎而发生生命危险。

【病因】

引起眶蜂窝织炎的病原体为化脓性细菌,以溶血性链球菌和金黄色葡萄球菌常见,多来源于邻近组织化脓灶的蔓延和眼眶外伤直接感染。

【病理】

眶内小血管和毛细血管扩张,渗透性增加,使组织水肿。病灶内可见病原菌繁殖,中性粒细胞浸润,最终白细胞崩解,局部组织坏死溶解,形成脓肿,其周围由新生毛细血管及成纤维细胞形成肉芽组织产生脓肿壁,最后形成瘢痕而愈合。

【诊断】

(一)临床表现

多见于儿童,有感冒、全身感染病史以及眶周炎症。眶蜂窝织炎具有急性化脓性感染的特征及全身性中毒症状。眼睑红肿、疼痛,睑皮肤紧张,明显压痛,结膜充血、水肿,眼球运动障碍或固定,眼球突出,眼睑闭合不全,产生暴露性角膜溃疡,前房积脓,眼底静脉充盈扩张,视网膜出血,视神经乳头水肿,视神经萎缩,视力障碍。炎症可向颅内扩散,形成脑脓肿及海绵窦血栓而危及生命。

(二)实验室检查

外周血白细胞增多,以中性粒细胞升高最明显。

(三)特殊检查

1. X线检查:眼眶密度及鼻窦密度增高。

2. 超声波检查:眶内可见不规则、边界清楚的无回声或低回声区。

3. CT扫描:眶脂肪密度增高,眼外肌肥厚,眼环增厚,还可发现周围组织的改变。CT 对眶内炎症的显示优于 X 线或超声波检查。

（四）鉴别诊断

横纹肌肉瘤：是儿童常见的一种恶性肿瘤，往往有外伤史，眼球向前下方突出，多在眼眶上方可触及肿块。上睑隆起、肥大及下垂，遮盖眼球，早期有复视。实验室检查白细胞数目及分类正常，X 线及 CT 检查见眼眶扩大，骨质破坏。

【治疗】

1. 针对病因治疗，对鼻窦炎、面部疖肿进行处理。

2. 抗生素的应用，大量的广谱抗生素，应根据药敏试验用药。

3. 对症治疗，休息，适当用镇静和止痛药。

4. 局部处理热敷，涂抗生素眼膏，若有脓肿切开引流。

炎性假瘤

炎性假瘤（inflammatory pseudotumor）为一种特发的非特异性肉芽肿，形成肿瘤样物。较常见，发病年龄在 40 岁以上者较多见，1/3 为双眼发病，男性多于女性。

【病因】

病因不明，目前多数学者认为炎性假瘤是一种免疫反应性疾病。

【病理】

按组织类型可分为三型，即淋巴细胞浸润型、纤维增生型、混合型。

淋巴细胞浸润型：较多见，病变无包膜，灰白色，易碎，镜下见淋巴细胞、滤泡，间有浆细胞、嗜酸粒细胞、中性粒细胞和组织细胞。

纤维增生型：即硬化型，镜下见不同阶段纤维细胞增生，在纤维组织间有少量淋巴细胞。

混合型：为紫红色肿块，质硬，血管较多，镜下见活跃的纤维细胞和毛细血管增生，成片的淋巴细胞浸润。

【诊断】

（一）临床表现

起病急，发展缓慢，反复发作，眼球轴位突出或向一侧移位，常伴复视。眼睑红肿，球结膜充血、水肿，眼痛，眼球运动障碍。有的可以触及肿块，边界不清，压痛，若视神经受侵犯时伴有不同程度视力障碍。

（二）特殊检查

1. X线检查：眶密度增高，病程长者眶容积增大及眶壁吸收。

2. 超声波检查：形态不规则，低回声区。纤维增生型的声衰减明显，不能显示后界。

3. CT检查：形态不规则，边界清的块影，常伴眼肌止点处肿大，眼环增厚及泪腺增大。

4. MRI检查：淋巴细胞浸润型及混合型的 T_1WI 为中信号，T_2WI 为高信号。纤维增生型 T_1WI 和 T_2WI 为低信号。

（三）鉴别诊断

1. 眼眶肿瘤：炎性假瘤起病急，发展缓慢，有炎症反应，可双眼发病，有眼肌受累，眼球固定，经抗生素及激素治疗后眼球突出及症状可以好转，停药后可复发。炎性假瘤与恶性肿瘤的影像诊断有雷同处，有时需经活体组织检查，才能确诊。

2. 淋巴肉瘤：淋巴肉瘤属恶性淋巴瘤，增生的淋巴细胞异型性较高，细胞单一，不见其他炎性细胞，可见肿瘤坏死灶，据此与淋巴细胞型炎性假瘤相鉴别。

【治疗】

1. 药物治疗：皮质类固醇，开始用足量，待病情缓解后逐渐减量，持续3个月或更长时间以免复发。若全身用药疗效不佳，可加用肿块局部注射皮质类固醇混悬剂，还可试用环磷酰胺。

2. 手术治疗：肿块较大，眼球突出明显，对皮质类固醇治疗效果不好的，则采取手术治疗。手术中不易彻底切除，且易伤害视神经、眼外肌等重要结构，同时炎症可波及眶内各组织。

手术也可能引起炎症反跳,术后常应用皮质类固醇。

3. X线放射治疗。

【随诊】

淋巴细胞型对皮质类固醇和放射治疗均较敏感,但易复发。纤维增生型对各种治疗不敏感,手术切除不易彻底,易复发,需小剂量皮质类固醇维持防止病变进展。混合型以手术为主,药物和放疗为辅。

甲状腺相关性免疫眼眶病

甲状腺相关性免疫眼眶病(TRIO)又称Graves眼病,女性多见。

【病因】

本病是指眼眶炎症与甲状腺功能异常和免疫系统失调有关。目前大多数学者认为是一种自身免疫性病变。

【病理】

眼外肌水肿,慢性炎性细胞浸润、变性、肥大及纤维化。眶脂肪也发生与眼外肌类似的变化。

【诊断】

(一)临床表现

1. 上睑征:上睑征是Graves眼病最早、最常见的症状,上睑退缩,睑裂开大,角膜上缘的巩膜暴露,双眼凝视,上睑迟落,眼睑水肿。

2. 眼球突出:单眼或双眼,向正前方突出,多为轻度或中度突出。

3. 复视,眼球运动受限。

4. 球结膜充血,多位于内侧或外侧。

(二)实验室检查

血清T_3、T_4升高,甲状腺^{131}I吸收率增强,属甲状腺功能亢进。如血清T_3、T_4正常,T_3抑制试验出现异常,TRH兴奋试验TSH缺乏反应或反应不足,属隐性甲状腺功能亢进。

(三)特殊检查

1. 超声波检查:眼眶脂肪回声增强,眼肌肥厚。

2. CT 扫描:眼外肌肥厚。

【治疗】

1. 皮质类固醇:治疗眼外肌病。

2. 抗甲状腺药物的应用:如甲硫氧嘧啶及丙硫氧嘧啶。

3. 眼部治疗:用 5%~10% 胍乙啶液滴眼减轻上睑回缩,晚上涂眼膏治疗暴露性角膜炎。

4. 手术治疗:Muller 肌切除减轻上睑退缩,眼球突出产生暴露性角膜炎药物治疗无效者采用眼眶减压术。

二、眼眶血管性病变

动静脉瘘

动静脉瘘(arteriovenous fistula)是动脉与静脉直接交通而形成。

【病因】

外伤,多因颅底骨折所致。动脉瘤自行破裂,还可发生于高血压和有动脉粥样硬化的患者,先天性动静脉交通。

【发病机制】

当颅底骨折或该处的动脉瘤自发破裂,形成颈内动脉-海绵窦瘘,也可因外伤眼动脉和眼静脉直接交通,形成颈内动静脉瘘。

【诊断】

(一)临床表现

1. 搏动性眼球突出:眼球突出与心跳搏动一致。可闻及杂音。

2. 球结膜血管迂曲、扩张,眼底有视神经乳头水肿。

3. 视力不同程度下降,头痛,复视及眼外肌麻痹。

(二)特殊检查

1. 颈动脉造影可以明确揭示动脉与静脉交通情况以及继发血管改变。

2. 超声波检查可见扩张的眼上静脉及搏动。

3. CT扫描可见同侧或双侧海绵窦膨大，眼外肌肥大。

4. MRI可见眼上静脉增粗，海绵窦扩大。

【治疗】

1. 结扎同侧颈内动脉。

2. 介入治疗：经股动脉或眼上静脉插管置入可脱性球囊栓塞瘘。

眶静脉曲张

眶静脉曲张(orbital varix)是原发于眼眶的静脉畸形。

【病因】

可能是先天性静脉增生和扩张。

【病理】

镜下见高度扩张的静脉管道，伴有较多的血栓形成。管壁缺乏内弹力层及弹力纤维组织，有厚薄不均的平滑肌，缺乏营养动脉。间质较少，为增生纤维结缔组织，内有淋巴细胞浸润。

【诊断】

（一）临床表现

1. 体位性眼球突出，低头或颈部加压时眼球突出，在站立时患眼有不同程度内陷。

2. 眼眶或球结膜出现紫色粗大畸形静脉团。

3. 视力不同程度下降。

（二）特殊检查

1. X线检查大多数正常，若自幼年开始的患者可见眼眶扩大及眶上裂扩大，约1/4的可见静脉石。

2. 超声波探查在站立或平卧位时为正常的超声图像，当颈部加压时，则为暗区，内反射少。

3. CT扫描在加压之后显示眶内为形态不规则、高密度不均质的块影。

【治疗】

1. 临床症状轻者，视力无影响，平时防止颈静脉压力增高，避免低头工作。

2. 对于进展较快,症状明显,影响工作、生活及视力者,则采用手术治疗。

三、眼 眶 肿 瘤

皮 样 囊 肿

皮样囊肿(dermoid cyst)属先天性肿瘤之一,为复层扁平上皮构成的囊肿,多位于眼眶缘。若发生在眶缘的,幼儿时期即可发现,位于眶缘之后的往往在青少年时期发现。

【病因】

皮样囊肿是胚胎时期颅骨缝内的皮肤残余。

【病理】

有完整囊壁,其囊壁由复层扁平上皮内衬,外为纤维结缔组织,囊壁有表皮、真皮、皮下组织及皮肤附件,内容物为豆渣样的皮肤角化物及不等量的胆固醇、油脂等。

【诊断】

(一) 临床表现

儿童期可发现肿块,发展缓慢,多位于眶外上方。肿块光滑,有弹性,无压痛。若肿块较大可有眼球突出,向下移位,由于肿块压迫可引起视力下降。

(二) 特殊检查

1. X 线检查可见眶外上壁有圆形或椭圆形凹窝形成,其周边见硬化环。

2. 超声波检查:由于内容物含量及分布不同,超声图像不一。边界清楚,类圆形,内部回声多而不均,有时也可见为暗区,压之可变形。有时可呈哑铃形。

3. CT 扫描于眼眶外上方见密度不均的块影,CT 值为负值,也可为正值,增强后囊壁可强化,而内容物不增强。眶骨可见骨窝。

4. MRI 肿块边界清,T_1 和 T_2 均为高信号。

【治疗】

手术摘除肿块,必须完整摘除以防复发。

海绵状血管瘤

海绵状血管瘤(cavernous hemangioma)是成人最常见的原发于眼眶内的良性肿瘤,因瘤内呈海绵样血管窦腔而得名。

【病因】

由于毛细血管瘤腔内压力增高,管腔扩张而形成。

【病理】

主要由窦状扩张的血管组成,窦腔大小不等,壁薄,窦与窦之间含有少量的纤维组织。

【诊断】

(一)临床表现

1. 眼球突出:由于肿块位于肌锥内,眼球向正前方突出。发展缓慢,眼球突出不受体位的影响。

2. 触诊:若肿块位于眶前或眶中部分,可触及肿块,表面光滑,富有弹性,边界清楚,无压痛。

3. 视力减退:当肿块长大压迫眼球或角膜暴露即引起视力减退。

4. 眼球运动障碍:当肿瘤发展到晚期时很大,眼球可发生向肿瘤方向转动不足。

5. 眼底改变:发生视神经乳头水肿及视神经萎缩。

(二)特殊检查

1. X线:早期X线检查为正常,当肿瘤增大则可见眶容积扩大,骨壁有时可见骨质吸收。

2. 超声波检查其肿瘤为圆形或椭圆形,边界清,内反射强而均匀,中等度声衰减,有弹性。

3. CT:扫描在肌圆锥内、视神经外,呈圆形或椭圆形高密度的、均质的块影,有的可见钙斑,注射强化剂之后可见明显的增强,可见眼眶扩大,在眶尖可见透明的三角区。

4. MRI:T_1WI为中等强度信号,T_2WI信号高。

【治疗】

手术摘除肿瘤,根据肿瘤的位置及是否有粘连,采用不同手术入路。

眶内脑膜瘤

眶内脑膜瘤(orbital meningioma)是眼眶内常见的良性肿瘤,偶见恶性,40 岁以上的女性多见,进展慢。

【病因】

脑膜瘤来自视神经鞘,由蛛网膜细胞增生形成良性肿瘤。瘤细胞的增生沿视神经蔓延,使视神经增粗呈管状、梭形或锥形,前至眼球,后达视神经管,可向颅内蔓延。

【病理】

瘤组织结构多样,可分为砂粒型、内皮细胞型及肉瘤型。以砂粒型多见,肉瘤型属恶性肿瘤,多见于儿童。

【诊断】

(一)临床表现

1. 眼球突出,一般为轴性突出,发展慢。
2. 视力下降,可致黑矇。
3. 眼底改变:视神经乳头水肿或视神经萎缩。
4. 眼球运动:晚期时眼球运动受限。
5. 触诊:部分患者可触及肿块。

(二)特殊检查

1. X 线:可见眶容积扩大,有时可见视神经孔或眶上裂扩大。

2. 超声波检查:肿瘤内反射少,声衰减明显,后界不清,视神经增粗。

3. CT 扫描:眶内见高密度的块影,内部密度不均质,边界不整齐,注射增强剂之后呈中等增强,视神经增粗,视神经管或眶上裂扩大,眼眶扩大。

4. MRI:肿瘤为低信号区,视神经增粗,可见视神经管内肿瘤蔓延情况。

【治疗】

手术摘除肿瘤，术后常有复发。

眼眶神经鞘瘤

眼眶神经鞘瘤(orbital neurilemmoma)是末梢神经轴索外鞘膜细胞增生的一种良性肿瘤，生长缓慢，多见于脑神经及周围神经根部。任何年龄均可发病。

【病因】

鞘膜细胞在胚胎时期由神经嵴发展而来。

【病理】

肿瘤为圆形或椭圆形，有包膜，呈灰白色或灰黄色，脆软。组织切片上可见由细胞核伸长的神经鞘细胞组成。

【诊断】

(一) 临床表现

1. 任何年龄均可发病，多在成年时就诊。

2. 眼球突出，发展缓慢，早期无明显体征，有时眶缘可触及肿块。

3. 肿瘤压迫视神经时可产生视力障碍；压迫眼球时可产生视神经乳头水肿或视神经萎缩，眼球运动障碍；发生于感觉神经的肿瘤可有自发疼痛和触痛。

(二) 特殊检查

1. X线检查眼眶扩大。

2. 超声波检查肿瘤呈圆形或椭圆形，边界清楚，低回声区，透声增强。

3. CT扫描肿瘤是圆形或椭圆形高密度块影，边界清楚。

4. MRI：T_1WI为中等低信号，T_2WI信号高。

【治疗】

手术摘除肿瘤。

眼眶黏液囊肿

眼眶黏液囊肿(orbital mucocele)多原发于鼻窦，后侵入眶内而致。

【病因】

多来源于鼻窦黏膜,因鼻窦长期慢性炎症、外伤、新生物阻塞或压迫排出管道使分泌物滞留所致。

【病理】

由黏膜构成囊壁,其内容为浆液。

【诊断】

(一)临床表现

眼球突出,眼球向外侧移位。来自蝶窦及筛窦者常引起球后视神经炎,视力减退。

(二)特殊检查

1. X线检查鼻窦腔扩大,窦内透光度减低,骨板变薄,形成泡样隆起。

2. 超声波检查囊肿为圆形,边界光滑,内部为暗区。

3. CT扫描呈椭圆形,低密度,囊肿有感染时则为高密度,可发现眶骨缺损。

【治疗】

手术治疗。

眼眶横纹肌肉瘤

眼眶横纹肌肉瘤(orbital rhabdomyosarcoma)是儿童常见的一种恶性肿瘤,男性多见,眼眶为其好发部位,发展快,预后差,并常发生转移而死亡。

【病因】

横纹肌肉瘤为一种病因不明的肿瘤,一般认为是由未分化的间叶细胞发展而来,这种间叶细胞演变为成熟的横纹肌。

【病理】

横纹肌肉瘤呈粉红色,质软,如鱼肉状,无包膜,可有假包膜。其组织学诊断标准是在瘤细胞胞质内发现横纹。

【诊断】

(一)临床表现

1. 多发生于10岁以下儿童,男性多见,发病急。

2. 眼球向前下方突出,在眼眶上部可触及肿块,眼球运动障碍。

3. 眼睑和结膜充血、水肿,上睑下垂,眼底压迫征,视力障碍。

（二）特殊检查

1. X线:眼眶密度增高,眼眶扩大,骨质破坏。

2. 超声波检查:眶内可见低回声或无回声区,透声性差。

3. CT扫描:形态不规则,边界不整齐,可见不均质的软组织密度的肿块,注射造影剂后显著增强,可见眶骨骨质破坏。

4. MRI:T_1WI肿瘤信号低于眼外肌,T_2WI肿瘤信号高于眼外肌。

【治疗】

局限在眶内时,应及早做眶内容摘除术。术后采取放射治疗及化学治疗。

(项 楠 胡维琨)

第十六章　眼　外　伤

眼外伤(ocular trauma)是机械性、物理性和化学性等因素直接作用于眼部,引起眼的结构和功能损害的统称。

(一) 眼外伤的临床重要性和特点

由于眼球的位置暴露,在工农业生产中及正常生活中易遭受外力损伤。其结构极为精细脆弱,外伤常造成不同程度的视力障碍甚至眼球丧失的严重后果,是单眼失明的最主要原因之一,预防和正确处理眼外伤,对于保护和挽救视力具有重要的临床和社会意义。

眼外伤的特点:①多发生于儿童、男性青少年或壮年,可直接造成劳动力的损失,给个人、家庭和社会带来各种负担。②严重的眼外伤造成视网膜或视神经严重损害,引起视力丧失,不可恢复。③可同时造成眼的多种组织或结构的损伤。④伤后并发症多见,可继续威胁视功能的恢复。⑤一眼伤后对侧眼可能发生交感性眼炎。

(二) 眼外伤分类

根据致伤因素,可分为机械性和非机械性眼外伤两大类。机械性眼外伤包括眼的钝挫伤、穿通伤、异物伤等;非机械性眼外伤包括热烧伤、化学伤、辐射伤和毒气伤。

(三) 检查与处理原则

1. 检查

(1) 病史:询问致伤原因、部位、时间、以往视力状况及眼病史、全身性疾病,是否经过处理。

(2) 全身情况:尤其是在车祸、爆炸、战伤等情况下,要注意生命体征,注意有无颅脑重要器官及其他器官损伤,有危及生命的其他病情时,应请有关科室会诊处理。

(3) 视力:尽可能准确记录,判断视功能状态。

(4) 外眼：在灯光照明下，仔细检查并记录眼睑、结膜、泪器、眼肌、眼眶等损伤的部位、范围、程度，有无出血、感染、异物、骨折等，应绘图并描述。

(5) 眼球：位置、突出度、角膜和前部巩膜穿孔情况，前房深度，瞳孔对光反应，有无眼内出血及眼内结构损伤。眼底情况，有无后破裂(眼压很低)。

(6) 影像学及其他辅助检查：如超声波、X线摄片、CT或MRI检查，以确定异物存留、骨折或后巩膜破裂等。

2. 处理原则及注意事项

(1) 有休克和重要器官损伤时，应首先抢救生命。待生命体征稳定后，再行眼科检查和处理。

(2) 眼化学伤，应在现场分秒必争地用大量的水冲洗，至少15分钟。

(3) 开放性眼外伤，应常规肌内注射抗破伤风血清。

(4) 眼球穿通伤切忌挤压。可滴0.5%丁卡因液，用开睑钩拉开眼睑检查。如合并眼睑裂伤应先修复眼球再缝合眼睑。

(5) 眼球破裂伤，应尽力整复，除非解剖和功能修复无望时，方可考虑眼球摘除。

(6) 在行眼睑外伤清创缝合时，不可随便将组织剪除或丢弃，应尽量保留并分层对位缝合，以免引起日后的组织缺损畸形等严重并发症。

(7) 早期合理应用足量抗生素，必要时可采取玻璃体内给药，以防止眼内感染。

(四) 眼外伤的预防

1. 加强卫生宣传教育，制定各项操作规章制度，完善防护措施。

2. 工矿生产单位应改善劳动场所的卫生条件，安装适当的照明和通风设备，配备各种安全防护用品，如面罩、防护眼镜。严格执行劳动保护制度和安全生产制度。

3. 家长、幼托机构、学校工作人员要禁止儿童玩弄危险玩具、放鞭炮、射弹弓、投掷石子等。一旦发生眼外伤应及时到专科治疗。

一、眼球钝挫伤

眼球钝挫伤(ocular blunt trauma)是由各种钝器击伤眼部所造成的损伤。

结膜挫伤(contusion of conjunctiva)

【诊断】

1. 球结膜水肿、增厚。

2. 球结膜下有色调均匀、边界清楚的红色出血斑。出血多时,球结膜呈紫红色隆起(一般1~2周可自行消退)。

3. 结膜裂伤。

【治疗】

1. 轻度的结膜外伤性出血或水肿,数日内可自行吸收,无需特殊处理。

2. 出血量多时先冷敷,1~2日后再做热敷。

3. 结膜伤口>3mm者应缝合。

角膜挫伤(contusion of cornea)

【病因】

暴力作用于角膜,使其剧烈内陷,角膜内皮层及后弹力层破裂,致使房水渗入角膜基质引起角膜基质层水肿、混浊。

【诊断】

1. 疼痛、流泪及视力减退。

2. 睫状充血,角膜基质水肿、增厚、混浊,后弹力层可出现皱褶。

3. 严重暴力挫伤可使角膜全层破裂,虹膜或眼内容物脱出。

【治疗】

1. 角膜基质水肿、混浊者,可局部滴用皮质类固醇及散瞳药。

2. 角膜破裂者,应手术清创缝合。

巩膜挫伤(contusion of sclera)

【诊断】

1. 巩膜挫伤主要为巩膜破裂,裂口多发生于巩膜最薄弱的角巩膜缘处或眼球赤道部。其表面的结膜可保持完整,但常有结膜下出血。

2. 眼压低,裂口常被眼内脱出的组织如虹膜睫状体甚至晶状体所堵塞。

3. 可伴有前房积血。

【治疗】

1. 应切开球结膜仔细探查,有修复可能者,应将裂口对合整齐,清创缝合。

2. 对裂口过大、眼内容物大量脱出、视力已丧失者,应做眼球摘除,以免健眼发生交感性眼炎。

虹膜睫状体挫伤(contusion of iris and ciliary body)

【病因病理】

挫伤首先引起虹膜睫状体的小动脉暂时痉挛收缩,造成组织缺氧,随即产生反射性毛细血管扩张,或通过局部组胺的产生,使血管扩张、血管壁渗透性增加,导致房水混浊,组织水肿,形成外伤性虹膜睫状体炎。严重的挫伤可直接造成虹膜睫状体组织或血管的破裂或瞳孔括约肌及其支配神经的损伤,引起前房积血,虹膜根部离断、瞳孔变形或散大及调节障碍。

【诊断】

1. 外伤性虹膜睫状体炎:睫状充血、虹膜纹理不清,前房闪辉阳性,可有角膜后沉着物。

2. 外伤性散瞳:瞳孔中等度散大,对光反应迟钝或完全消失。

3. 虹膜根部离断：虹膜在角膜缘后出现黑色裂隙或半月形缺损，瞳孔呈“D”字形，患者可有单眼复视。

4. 外伤性前房积血：轻者呈血性房水或血沉积于前房下部呈一水平面，严重者前房全部充满血液。

【治疗】

1. 外伤性虹膜睫状体炎：①局部或全身使用皮质类固醇。②用1%阿托品溶液散瞳。

2. 外伤性散瞳无特殊治疗。

3. 虹膜根部离断一般不做处理。如单眼复视症状明显，可手术修复。

4. 外伤性前房积血：①半卧位。②双眼包盖。③应用止血药物，酚磺乙胺、卡巴克络及三七片、氨甲环酸等。④严重的前房出血继发青光眼先用药物保守治疗，口服乙酰唑胺或静脉滴注20%甘露醇溶液以降低眼压，如无效时，可行前房穿刺放出积血。⑤如有角膜血染可试用1%乙基吗啡(狄奥宁)眼药水或0.37%依地酸二钠眼药水点眼。

前房角挫伤
(contusion of anterior chamber angle)

【病因病理】

挫伤可使虹膜根部向后移位，或睫状体环状肌、放射状肌纤维与纵行肌纤维分开，致房角后退加深。严重时睫状体可与巩膜完全分开，形成睫状体脱离，暴露下方巩膜。挫伤也可产生小梁网断裂，小梁网充满血液和色素。晚期小梁网玻璃体样变性和纤维化导致房水排出障碍而发生继发性青光眼。

【诊断】

前房角镜检查：房角呈一宽而深的沟，睫状体带加宽，可比正常宽2～4倍。

【治疗】

一般无特殊治疗，继发青光眼时，按开角型青光眼处理。

晶状体挫伤(contusion of lens)

【病因病理】

挫伤如作用在晶状体韧带上,使韧带部分断裂产生晶状体部分脱位或全部断裂产生全脱位。

挫伤使晶状体囊膜渗透性改变,房水渗入晶状体内,在囊下形成点状、片状、网状或花瓣状混浊,轻者数周后可自行吸收,严重者使晶状体完全混浊。

【诊断】

1. 晶状体脱位:①视力障碍,患者可产生近视、远视、散光、调节减退、单眼复视等。②虹膜震颤,前房深浅不一,晶状体位置部分偏离或完全脱位于前房、玻璃体甚至球结膜下。③如脱位晶状体堵塞房角,或与虹膜瞳孔缘接触,产生瞳孔阻滞而导致继发性青光眼,则眼压急剧升高,可引起头痛、眼部剧烈疼痛等。

2. 挫伤性白内障:①视力逐渐下降。②晶状体部分或完全混浊。

【治疗】

1. 晶状体脱位:部分脱位一般无需治疗,全脱位引起继发性青光眼者,需手术摘除其晶状体。

2. 挫伤性白内障按外伤性白内障处理。

玻璃体挫伤(contusion of vitreous)

【病因病理】

玻璃体单独受损或与眼部其他组织同时受损,可发生变性、脱离、出血,使玻璃体脱出。晚期粘于裂口处的玻璃体形成增生性条索,可牵拉视网膜使之脱离,严重的挫伤可使色素膜或视网膜血管破裂产生玻璃体积血。

【诊断】

1. 视力障碍。

2. 玻璃体混浊。

3. 有大量玻璃体脱出者,眼压极低。

【治疗】

1. 玻璃体积血和混浊可先采用药物治疗,如普罗碘胺(安妥碘)肌内注射、尿激酶球结膜下注入、障眼明片口服、理疗等。

2. 严重混浊长期不吸收或发生增殖性改变者,3 ~ 6 个月后可做玻璃体切割术。

脉络膜挫伤(contusion of choroid)

【病因病理】

脉络膜远不及巩膜坚硬,韧性也较视网膜差,受挫伤后常会发生出血、破裂、脱离及外伤性脉络膜病变。出血最常发生于后极部,如黄斑区和视神经乳头周围,小的出血位于脉络膜内,大的出血可进入视网膜下,形成暗红色斑或隆起的血肿,甚至突破视网膜进入玻璃体内。脉络膜破裂常发生在围绕视神经乳头的后极部,初多被出血掩盖,吸收后见破裂呈边界清楚的弧形或与视神经乳头呈同心圆。周围绕以黑色素,晚期存留白色瘢痕。脉络膜脱离则是因挫伤性血管扩张、通透性增加等所致水肿、渗出而形成,多位于颞下侧。挫伤使脉络膜血管破裂、出血、闭塞致组织变性,色素增殖形成斑点状或地图状病损(脉络膜萎缩),即外伤性脉络膜病变。

【诊断】

1. 脉络膜出血:眼底后极部脉络膜暗红色出血斑,或视网膜下暗红色隆起的血肿。

2. 脉络膜破裂:视神经乳头周围同心弧或同心圆白色或黄色的巩膜露出,边缘有色素,早期常为出血掩盖。

3. 脉络膜脱离:脉络膜呈局限性或较大范围的隆起,常位于颞下方。

【治疗】

脉络膜挫伤无特殊治疗。眼底出血者可适当休息,局部使用散瞳药,一般可逐渐吸收。

视网膜挫伤(contusion of retina)

【病因病理】

挫伤可使视网膜产生震荡、出血、破孔和脱离。震荡:后极部或某一象限视网膜水肿、增厚,呈乳白色雾样混浊,边界不清,晚期可出现色素紊乱。出血:视网膜血管渗透性改变或血管破裂而出血,因部位和程度不同呈点状、片状、视网膜前甚至玻璃体积血等。破孔和脱离:挫伤可使视网膜产生裂伤,出现破孔,特别是在近视眼或有退行性变的眼球更易发生,液化的玻璃体通过裂孔进入视网膜下,即引起外源性视网膜脱离。较严重的挫伤可直接引起黄斑部裂孔或锯齿缘离断。

【诊断】

1. 视网膜震荡:视网膜局限性水肿、增厚呈乳白色雾样混浊,边界不清。

2. 视网膜出血:呈点状、片状出血斑或视网膜前出血、玻璃体积血。

3. 视网膜破孔和脱离:散瞳后查眼底可见到黄斑部圆形裂孔,或周边部网膜裂孔,合并网膜隆起、脱离。用三面镜和压迫器检查可发现锯齿缘离断。

【治疗】

视网膜震荡无特殊治疗,可给予血管扩张药。视网膜出血或眼内出血给予止血治疗。视网膜裂孔和脱离则要行手术治疗。

视神经挫伤(contusion of optic nerve)

【病因病理】

轻度挫伤引起视神经充血、水肿,重度视神经损伤常同时伴有颅脑损伤,如眶骨骨折、视神经管骨折,骨碎片可使视神经受到刺伤、压迫或断裂甚至撕脱。

【诊断】

1. 视力急剧下降甚至无光感。

2. 瞳孔直接对光反应减弱消失,间接对光反应存在。

3. 眼底检查早期完全正常,或有视神经乳头充血、水肿,晚期视神经乳头苍白。

【治疗】

1. 早期可试用皮质类固醇、甘露醇减轻其水肿。

2. 如有视神经管骨折或眶骨骨折、视神经受压迫,应及时行手术治疗清除骨折片,或行视神经管开放减压术。

【预后】

常导致视神经萎缩,严重者视力完全丧失。

眼外肌挫伤

眼外肌挫伤(contusion of ocular muscle)是指钝器或暴力直接或间接对眼外肌造成的损伤。它多伴随着眼眶的挫伤,单独发生者较为少见。

【病因病理】

1. 眼外肌直接受损肌肉内出血,组织挫伤、水肿,暴力严重时肌腱断裂,某些眶骨骨折时可致眼外肌及周围软组织嵌顿与疝入。

2. 支配眼外肌的末梢运动神经麻痹或不全麻痹,致使眼外肌运动功能障碍。

【诊断】

1. 有明显的外伤史,如拳击伤、撞伤、眼眶部钝挫伤、爆炸伤等。

2. 复视及代偿头位伤后不久或某些时间出现双眼复视并有代偿头位。

3. 眼球运动障碍让患者追随视标向左、右、左上、左下、右上、右下六个方位转动眼球,检查双眼同向共同运动能力时,可发现受伤眼向某一方向运动受限或运动达不到应有的幅度或显示震颤样运动。

4. 眼位偏斜某一眼外肌挫伤严重而完全麻痹时,在对抗肌作用下可致使伤眼眼位明显偏斜。斜视角检查,第二斜视角大于第一斜视角。

5. 复像分析，有条件者可用棱镜片遮盖试验、Hess屏及同视机检查，以确定诊断并判断受累肌肉。

【治疗】

（一）药物治疗

1. 早期主要针对创伤、感染及出血、水肿等组织反应给予抗感染、激素等治疗。

2. 早期给予维生素B_1、B_2、B_{12}和肌苷、辅酶A、ATP、腺苷、扩血管药及理疗等。对帮助神经及肌肉功能恢复等有一定作用。

（二）手术治疗

如有肌腱断裂、眼外肌嵌入眶骨骨折处，常需及时手术缝合及复位。如果无肌腱断裂等，经药物治疗3～6个月后，眼位偏斜程度很轻，只在某一视野内有复视，正前方无斜位，有双眼单视，代偿头位不明显，可以不必手术治疗。如果正前方有隐斜或轻度斜位，但可借代偿头位取得双眼单视，可继续观察，暂不手术。如果眼位偏斜明显且症状重，则应按麻痹性斜视予以手术处理。

二、眼球穿孔伤

外界物体伤及眼球，致眼壁穿孔者，即为眼球穿孔伤（perforation of eyeball）。它包括锐器刺伤、切割伤、异物碎屑进入眼球以及钝器伤所致的眼球破裂等。

角膜穿孔伤（corneal perforation）

眼球壁穿孔的部位在角膜。

【诊断】

1. 视力有不同程度的减退。

2. 角膜有大小不同的穿通伤口，伤口较长者，常有眼内容物脱出并嵌入伤口。可有前房浅，眼压低，甚至有前房积血。

3. 角膜伤口极小者,或斜行整齐的穿通伤口,仅有局限性角膜全层混浊,但伤口对合好。

4. 可能有异物存留。

【治疗】

1. 小于5mm的角膜伤口已自行闭合、无组织嵌顿者可不缝合,给予散瞳、包盖。

2. 大于5mm的角膜伤口应于缝合,用9-0带铲针的尼龙线连续或间断缝合。缝合时应避开瞳孔中央区以免影响视力。

3. 眼内组织嵌顿或脱出的处理对伤后不久即来就诊的病例,脱出的色素膜组织尽可能清洁、冲洗后还纳复位,如脱出时间长,污染严重,或组织破碎,则予以剪除,然后再缝合角膜伤口。

4. 预防感染。任何眼球穿孔伤都需采取预防感染措施。一般是在伤眼球结膜下注射庆大霉素2万U,全身则常规皮下注射破伤风抗毒素(TAT)1500U。

巩膜穿孔伤(眼球破裂伤)(scleral perforation)

【病因病理】

锐器所致巩膜穿通伤口合并球结膜伤口或眼内容物脱出眼外而易于发现,钝器所致者由于球结膜弹性好,常发生结膜下巩膜破裂。球结膜虽常常完整,但结膜下有浓密积血,或大量眼内容物脱出而隆起。如有后部巩膜破裂,可见前房变深,眼压极低。为明确诊断,应及时进行手术探查。

【治疗】

1. 剪开、分离球结膜,暴露巩膜伤口。如有嵌顿虹膜、睫状体组织应尽量还纳,而有玻璃体、晶状体脱出时宜切除。然后间断缝合巩膜伤口。如巩膜伤口超过锯齿缘,则应电凝或冷冻伤口两侧的巩膜,以防视网膜脱离。最后缝合结膜。

2. 如眼球破裂十分严重并已变形,大部分眼内容物已脱出,视力已完全丧失,则应及时劝其摘除眼球,以避免交感性眼炎。

三、眼 异 物 伤

【病因】

异物进入眼内或穿通眼球,一方面可引起不同组织的机械性损伤,另一方面由于异物的存留,更增加了眼内感染的危险。

结膜异物(conjunctival foreign body)

【诊断】

1. 有异物入眼史。

2. 有异物感。

3. 睑结膜睑板下沟部位或上穹隆部结膜处常可发现有细小异物存留。

【治疗】

翻转眼睑用蘸湿生理盐水的棉签揩除,多而小的异物可用生理盐水冲洗结膜囊。

角膜异物(corneal foreign body)

【诊断】

1. 有异物入眼史。

2. 有畏光、流泪、卡痛等角膜刺激症状。

3. 结膜充血或睫状充血,用放大镜或裂隙灯显微镜可看到角膜上有异物。

【治疗】

1. 角膜表面的异物,可用蘸以生理盐水的棉签揩除之。

2. 较深的异物,应先用1%丁卡因做表面麻醉,再以消毒的注射针头或异物刀剔除之。

3. 深层异物应在手术显微镜下或裂隙灯显微镜下切开取出。如为磁性异物,切开后以电磁铁吸出。取深层异物时应防止异物落入眼内,必要时取出前应点用缩瞳药。

4. 多发性尘状、颗粒状角膜异物,表浅者剔除,深层可不取出。如刺激症状明显,可点用抗生素眼药水和皮质类固醇眼药水。

眼眶异物(orbital foreign body)

【病因病理】

高速飞溅的异物贯穿眼睑组织和(或)眼球而进入眼眶内称眶内异物。大多为金属性异物,如铁屑、铜片、铅弹,其他如树枝、石块、塑料球等。

【诊断】

1. 有异物外伤史。

2. 常可见眼睑皮肤或眼球有穿通伤。

3. X线异物定位或CT扫描证实异物在眶内。

【治疗】

因异物在眶内多能被机化物所包围,一般无不良后果,如不影响视功能,亦无疼痛等并发症,可不取出。特别是位于眼球后的眶内异物,勉强进行取出术,反而可对视功能带来一定损害。

但下列情况应手术取出:

1. 异物压迫视神经,引起视功能障碍者。

2. 异物压迫三叉神经,引起睑痉挛者。

3. 异物过大,致使眼球移位或妨碍眼球运动者。

4. 异物引起眶内组织炎症者(铜质异物可引起化脓性炎性反应)。

5. 眼球功能已严重损害,异物大,且患者坚决要求手术者。

眼内异物(intraocular foreign body)

【诊断】

1. 多数有敲击金属物质或石块等病史,或爆炸伤史。

2. 常可在角膜或巩膜上找到异物入口的穿孔处或瘢痕,或异物进入眼内的径路上所造成的损伤,如虹膜有穿孔或晶状体局限性混浊。

3. 如晶状体未完全混浊,可散瞳后用检眼镜、三面镜等查异物。

4. 眼眶 X 线摄片及异物定位,以明确异物是否存在于眼球内,必要时可结合眼 B 超、CT 扫描做出判断。

【治疗】

任何性质的眼内异物都必须及早取出,以避免异物在眼内的持续性影响,如感染、化学性损伤、机械性刺激等。如铁可发生眼铁质沉着症,铜可出现铜质沉着症,最后导致伤眼眼球萎缩,健眼发生交感性眼炎。

磁性异物,应在准确的 X 线定位后,借助电磁铁吸出。

非磁性异物则往往要进行玻璃体切割,在手术显微镜下取出。

四、眼附属器外伤

眼睑外伤(injury of eyelid)

眼睑位置暴露,睑外伤有较高的发病率。眼睑皮肤薄而松弛,血循环丰富,伤后发生感染少,但挫伤后常引起组织水肿和皮下出血。挫伤和钝器伤均可造成睑缘断裂、眼睑内外眦韧带及泪小管断裂以及上睑提肌损伤。

【诊断】

1. 睑部皮肤肿胀,皮下淤血、青紫,严重者形成血肿。

2. 睑缘断裂、内外眦韧带裂伤、泪小管断裂可导致睑畸形或位置异常、溢泪。

3. 合并有鼻窦处骨折时可有睑部皮下气肿,按下有捻发感。

4. 上睑提肌受损可有上睑下垂。

【治疗】

1. 眼睑的水肿和出血可自行吸收,无需特殊处理。

2. 眼睑裂伤应及时清创缝合,并注意严格对位分层缝合,特别注意睑缘必须对合好,以免日后出现切迹。注射 TAT,酌情使用抗生素。

3. 修复眼睑伤口时,如有上睑提肌断裂、内外眦韧带断裂及泪小管断裂,应同时找到断端吻合及缝合。

眼眶外伤(orbital injury)

【病因病理】

挫伤或钝器伤严重时可伤及眼眶,发生眼眶骨折、眶内出血、眶内组织(如眼球、眼肌、神经、血管)和脂肪组织受损。当病变直接损害或水肿、出血压迫到眶上裂或眶尖部的视神经孔时,可发生严重的眶上裂综合征或眶尖综合征。

【诊断】

1. 严重的眼眶部外伤史。

2. 眶内出血可向前到结膜下,扩散至眼睑皮下,呈紫红色淤血状态。眶内出血多者并有眼球突出。

3. 眼眶骨折波及筛窦板,可导致气体进入眼眶,眼睑皮下气肿,触之有捻发感。

4. 眼球突出、运动障碍,并有瞳孔散大、角膜知觉减退者称眶上裂综合征。

5. 除眶上裂综合征症状外,再加上有视力极度减退、视神经乳头水肿或萎缩者称眶尖综合征。

6. 眼眶 X 线检查或 CT 扫描可发现骨折及其位置。

【治疗】

1. 眼眶出血以止血为主,除全身用药外,可用绷带加压包扎或用活血化淤药物促进吸收。

2. 预防眶内感染,可适当选用抗生素。

3. 眶骨骨折一般无需处理,但当眶底骨折眶组织及眼球下移陷入上颌窦时,或视神经管骨折,或骨片、水肿、血肿等压迫视神经时,应采取手术治疗。

五、化学性眼外伤

【病因】

由于强酸、强碱或其他有害的化学物质溅入眼部而造成眼组织损伤。

【病理】

各种化学致伤物对眼组织损伤的病理变化多表现为初期血管充血，毛细血管渗透性增加，继之组织水肿，组织细胞发生蛋白变性、凝固、坏死。

酸性物质穿透力小，与表层组织蛋白质结合后发生凝固，形成所谓凝固性坏死，在角膜结膜表面形成焦痂，这种焦痂可以阻止或减缓酸性物质继续向深部组织渗透和扩散，使组织损害仅局限于致伤物质接触部位。

碱性物质则能与细胞结构中的脂类发生皂化反应，同时又与组织蛋白形成可溶于水的碱性蛋白。其化合物具有双相溶解性，既能溶于水又能溶于脂，能很快穿透眼组织并向深部组织扩散，损害眼内组织。另外，碱性物质对细胞蛋白有很强的作用，严重的碱烧伤可直接破坏细胞结构蛋白，迅速导致组织广泛坏死，角膜缘血管网也发生血栓和坏死，严重影响角膜营养，最终发生溃疡、感染或穿孔。

【诊断】

1. 常有明确的化学物眼外伤史。

2. 轻度者有刺痛、畏光、流泪等刺激症状，结膜充血，角膜上皮脱落或轻度局限性混浊。

3. 严重者除上述症状加重外，视力明显减退，结膜高度充血或苍白、坏死，角膜部分或全部混浊、水肿，继之形成坏死、溃疡，甚至穿孔，并可引起虹膜炎、前房积脓等。后期可发生角膜白斑、假性胬肉、睑球粘连、眼球萎缩等。

4. 我国现行职业性化学性眼灼伤诊断及分级标准如下。

(1) 化学性结、角膜炎

1）有明显的眼刺激症状：眼痛、灼热感或异物感、流泪、睑痉挛。

2）结膜充血。

3）角膜上皮脱落、荧光素染色阳性。

(2) 轻度化学性眼灼伤

1）睑皮肤或睑缘充血、水肿和水疱，但无后遗症。

2）结膜充血、出血、水肿。

3）角膜上皮弥漫性点状或片状脱落，浅实质层水肿。角膜缘无缺血或缺血<1/4。

（3）中度化学性眼灼伤：除有上述轻度化学性眼灼伤第2）、3）两项，并有下列情况之一者

1）出现结膜坏死，修复期出现睑球粘连。

2）角膜深实质层水肿、混浊，角膜缘缺血 1/4 ~ 1/2。

（4）重度化学性眼灼伤：凡有下列情况之一者

1）睑皮肤、肌肉或睑板溃疡，出现睑外翻、睑裂闭合不全。

2）出现巩膜坏死，角膜全层混浊呈瓷白色或穿孔，角膜缘缺血>1/2。

【治疗】

1. 现场抢救分秒必争，就地取材，进行彻底的冲洗（自来水、井水、河水均可），如有化学物质留在结膜囊中，应予彻底清除。然后立即送医院检查治疗。

2. 如角膜结膜损伤严重，可做球结膜放射状切开，结膜下再做冲洗，或切除坏死的球结膜。

3. 对严重烧伤、角膜明显混浊者，可及时做前房穿刺，放出房水。

4. 结膜下中和剂注射疗法：碱烧伤常用维生素 C，0.5 ~ 1ml/次（50 ~ 100mg/2ml）。酸性烧伤用 SD（磺胺嘧啶钠）溶液，0.5 ~ 1ml/次（100 ~ 200mg/2ml），球结膜下注射，但中和治疗必须在伤后 1 小时内进行才有治疗意义。

5. 维生素 C 疗法：维生素 C 除中和一部分碱性物质外，同时对促进角膜内皮水肿的吸收和后弹力层皱褶的消退、预防角膜溃疡、促进组织修复有显著的意义。可球结膜下注射维生素 C，0.5 ~ 1ml/次，每日或隔日 1 次，共 4 ~ 5 次。亦可配成 10% 维生素 C 溶液点眼。

6. 黏膜移植：结膜广泛坏死者应早期切除坏死组织，用自身球结膜或唇黏膜移植，借以去除残留在结膜中的化学物质并改善眼组织的血液循环对角膜的营养。

7. 激素应用可在初期（伤后第一周）和恢复期应用，可减轻初期角膜及虹膜睫状体炎症反应和刺激症状，减少渗出。角

膜创面愈合药应用可减轻角膜混浊及抑制新生血管生长,缩短病程。

8. 胶原酶抑制剂的应用在烧伤后 2～3 周可用 2.5% EDTA-2NaCa 溶液、0.2% 半胱氨酸溶液、0.1% 青霉胺溶液及 10% 或 20% *N*-乙酰半胱氨酸溶液点眼,抑制角膜基质中的胶原酶,预防溃疡。

9. 肝素疏通微循环:肝素 375U,稀释至 0.3ml,结膜下注射,每日 1 次,对溶解角膜缘血栓、疏通和恢复血循环有一定效果。

10. 局部使用抗生素眼药水或眼膏,预防感染。

11. 1% 阿托品溶液每日滴眼 1～3 次,预防虹膜粘连。

12. 每次换药时用玻璃棒分离粘连或将环状睑球隔离器装入结膜囊,以防睑球粘连。

13. 可应用自血疗法(1ml/次)、妥拉唑林球结膜下注射(12.5mg/次)及中药疗法。

【预后】

Ⅰ、Ⅱ度:经过合理治疗,可避免角膜溃疡发生。一般在 1～2 个月内上皮完全修复,混浊吸收。角膜厚度及透明度恢复正常或仅留少许薄翳及少量新生血管。功能基本正常或完全恢复正常。

Ⅲ度:角膜缘损伤较重,角膜病变广且深,修复过程缓慢。如处理不当,将导致角膜溃疡甚至穿孔,治愈后遗留角膜混浊、血管翳,甚至睑球粘连,视功能明显受损,此型一般需要 4～6 个月可达临床治愈。

Ⅳ度:反复发作的无菌性角膜溃疡,常导致穿孔、白内障、青光眼、眼球萎缩等并发症,病程往往达半年以上,最终角膜为一层很厚的纤维血管膜所覆盖,视力多为眼前手动或光感。

六、其他类型眼外伤

热烧伤(thermal burn)

各种高温液体,如沸水、沸油及金属溶液等引起的烫伤或火焰直接烧伤眼部。

【诊断】

1. 有热的液体或固体溅入眼内史或火焰烧伤史。

2. 眉毛、睫毛、眼睑及眼球组织有不同程度的烧伤。

(1) 眼睑烧伤

Ⅰ度:皮肤充血、红斑。

Ⅱ度:皮肤水泡。

Ⅲ度:皮肤浅层坏死。

Ⅳ度:焦痂,眼睑全层坏死。

(2) 结膜烧伤

Ⅰ度:结膜充血、水肿。

Ⅱ度:结膜贫血、水肿。

Ⅲ度:结膜全层坏死,毛细血管不可见,呈灰白色腐肉状。

Ⅳ度:焦样坏死,累及巩膜。

(3) 角膜烧伤

Ⅰ度:角膜上皮混浊,上皮脱落。

Ⅱ度:实质浅层水肿。

Ⅲ度:实质层水肿,角膜混浊,虹膜隐约可见。

Ⅳ度:全层受累,角膜瓷白色混浊,虹膜不可见。

【治疗】

1. 清创周围皮肤用肥皂水擦洗。保护角膜,用灭菌生理盐水冲洗清洁创面,剪除坏死焦痂组织,涂抗生素眼膏。

2. 球结膜下注射血管扩张药(如妥拉唑林等),改善局部循环。

3. 滴 1% 阿托品溶液散瞳。

4. 发生角膜溃疡者,按角膜溃疡处理。

5. 如球结膜已发生凝固性坏死,则应早期切除,移植结膜。为避免睑球粘连,应早期涂眼膏,戴睑球隔离器。

6. 对烧伤晚期形成的睑外翻、睑球粘连、假性胬肉、角膜白斑,均可做手术治疗。

辐射性损伤(radiational injury)

(一) 紫外线损伤

【病因病理】

电焊、高压电短路放出的电弧光、紫外线消毒灯,以及高原雪地的大量紫外线射入眼睛,经角膜结膜上皮吸收后产生上皮细胞核肿胀、碎裂和细胞死亡、脱落,发生紫外线性角膜炎,即电光性眼炎。

【诊断】

1. 受紫外线照射后潜伏期 6~8 小时,不超过 24 小时发病。

2. 睑部及眼部烧灼感、异物感、疼痛,流泪,畏光。

3. 睑痉挛,结膜睫状充血、水肿,睑裂处角膜上皮点状脱落,荧光素染色阳性,瞳孔常缩小。1~2 天可自愈。

【治疗】

1. 眼部冷敷。

2. 0.5%~1% 丁卡因溶液一次性滴眼 2~3 次。

3. 双眼使用抗生素眼药水或眼膏。

4. 局部使用前列腺素拮抗剂吲哚美辛或氟联苯丙酸钠眼药水或口服吲哚美辛。

5. 预防为主,接触紫外线者应戴防护镜。

(二) 红外线损伤

【病因病理】

由发热物体如太阳光、高热金属、加工中的高热液态玻璃等发出的红外线中,其波长短者(1100~1350mm)穿透力强,在穿过角膜后大部分被虹膜及晶状体吸收造成损伤,小部分到达眼底,造成视网膜灼伤。

【诊断】

1. 有长期接触红外线史,如生产玻璃的工人。

2. 虹膜出现萎缩。

3. 晶状体后囊下皮质点状、盘状混浊,前囊膜剥脱。

4. 黄斑水肿、出血、萎缩，视力明显减退。

【治疗】

1. 操作工人戴含氧化铁的防护镜。

2. 晶状体混浊者可手术摘除。

（三）可见光损伤

【病因病理】

眼睛长时间注视强烈光线，如直接注视太阳，或眼科检查及手术中强烈的光源，大量可见光由于眼的屈光系统作用，使光线聚焦于黄斑部，引起黄斑的烧灼伤。因多见于观察日食时，又称为日食性视网膜炎。

【临床表现】

1. 畏光，视力减退，眼前出现黑点。

2. 黄斑水肿、出血，严重者黄斑囊样变性、裂孔形成，中心视力明显减退，中央暗点。

【治疗】

1. 口服皮质类固醇，血管扩张药。

2. 可用 1% 阿托品溶液散瞳，并补充维生素 A、B、C、D 等。

【预防】

1. 观察日食时只能间歇通过有色光片或戴防护眼镜短暂观察。

2. 眼科使用强光源仪器检查时，每次检查时间不应过长，检查黄斑时尤应注意。

3. 激光治疗时，能量不能过大。

（四）电离辐射性损伤

【病因病理】

X 线、γ 射线、中子等照射眼部，最易伤及晶状体，其直接作用是晶状体细胞的 DNA 损伤，使细胞分裂受损。其间接作用是使细胞内的分子发生电离，产生大量 H_2O^+、H_2O^- 和 H^+、OH^- 等自由基，与细胞内的有机化合物相互作用，形成氧化物而破坏细胞内的代谢过程，引起晶状体细胞染色体畸形，核碎裂及变性。受损而变性的上皮细胞移行和堆积在晶状体后部，表现为点状、颗粒状混浊。常发生于放射治疗、接触放射线的职业及核爆炸伤等。

【诊断】

1. 有放疗、放射线接触史者。

2. 经过6个月至1年的潜伏期，出现睑皮肤水肿、红斑，角膜炎。

3. 晶状体后极后囊下细点状、颗粒状混浊，可发展为蜂窝状混浊伴空泡，最后可发展为全白内障。

【防治】

1. 放射治疗或接触放射线时要戴防护眼镜或用石蜡模或铅片保护眼部。

2. 晶状体明显混浊，影响视力者可做白内障摘除术。

电击伤(electrical injury)

【病因病理】

电击性损伤主要包括高压电及雷电所致的损伤。电压多在1万伏以上。其病理变化与热灼伤相似，但凝固性改变较显著。

【诊断】

1. 有高压电或雷电击伤史。

2. 可有头发、眉毛、睫毛被烧焦。

3. 眼睑皮肤、结膜局部烧伤，但干燥、无痛、无感染，面积局限，一般为凝固性坏死。

4. 晶状体混浊，触电者常为单眼，雷电者多为双眼，混浊多见于前囊及前囊下皮质，少数起于后囊及后囊下皮质。

5. 严重者可有虹膜睫状体炎，视网膜出血、水肿、渗出甚至脱离，脉络膜破裂，眼球萎缩。

【治疗】

1. 眼睑烧灼伤，可按热烧伤处理。

2. 可用1%阿托品溶液散瞳。

3. 无角膜溃疡者可局部使用皮质激素点眼。

4. 晶状体混浊明显时,可行白内障摘除术。

应激性眼损伤(stress injury)

各种外界刺激源在机体内引起的应激反应所致的眼部损伤,主要包括高空病、减压病、加速度病、近点工作(视终端显示屏)与应激反应等。

(一) 高空病

【病因病理】

在高空或高山环境中,由于大气压降低,眼部急性缺氧,首先影响视网膜视杆细胞的功能,对光敏感性下降,夜间视力下降。如在5500m高度以上,缺氧加剧时,可进一步影响到视锥细胞,在环境照度低时,视敏度下降明显。由于缺氧影响了视中枢和视网膜神经组织(如光化学变化),还可出现视野缩小,生理盲点扩大,深度觉(深径觉)、色觉障碍。缺氧可引起眼肌细胞发生调节力减退,近点远移,隐斜度增加等。慢性缺氧除上述视功能改变外,还可引起视网膜动脉痉挛和硬化,静脉扩张和迂曲,视网膜出血、水肿和渗出,视神经乳头充血、水肿和萎缩。此外,还可有眼外肌麻痹或结膜血管扩张、充血、迂曲改变等。

【诊断】

1. 发生于高空飞行或登高山,或高原适应不全者。

2. 视功能障碍,出现夜间视力下降、视敏度下降、视野缩小、深度觉障碍、色觉障碍等,但吸氧后很快恢复。

3. 高原适应不全者有视力模糊、疲劳、闪光感或复视。视网膜动脉痉挛,静脉扩张、迂曲,视网膜出血、水肿及渗出。

【治疗】

1. 急性者,迅速给氧吸入即可好转。

2. 慢性者,对症治疗,必要时可离开致病环境,改善慢性缺氧状态,可逐渐恢复。

（二）减压病

【病因病理】

当潜水员很快浮到水面，或飞行员快速升高飞行时，周围大气压骤然降低。原来溶于组织内的氮气从组织内离析出来，形成气泡。气泡栓塞眼部血管、压迫组织引起各种症状。

【诊断】

1. 有快速减压的病史。

2. 结膜下出血，视网膜、脉络膜出血。

(1) 视网膜中央动脉栓塞，致视网膜弥漫性水肿和黄斑部樱桃红点。

(2) 减压性白内障，瞳孔变形，眼肌麻痹或眼球震颤等。

【治疗】

1. 轻者可给氧吸入，针对眼内病变采取相应的治疗。

2. 重者用加压疗法，将患者置于加压舱内，增压到2～6个大气压，直到症状完全消失，再恢复到地面水平。

3. 预防为主，严格遵守飞行及潜水作业的卫生保护规定。

（三）加速度病

【病因病理】

加速度对人体的影响实质上是惯性力的作用。对人体的影响有：①组织与器官重量增加。②血液分布改变。③组织与器官移位。在正加速度时，其作用方向是从足到头，以致头部，包括眼部的血液向身体的下部移动。头、眼缺血使脑和视功能受损。负加速度与此相反，血液从下半身流向头部，可造成循环淤滞，也使脑和视功能受损。

【诊断】

1. 一般发生于航天或宇航飞行中。

2. 正加速度时，为视物模糊，视野缩小，进而中心视力丧失，眼前发黑，眼底可见视网膜动脉搏动。待加速度得以纠正后，视力和眼底可完全恢复正常。

3. 负加速度时，眼部淤血，大量流泪，视物模糊，眼球疼痛，可出现复视、虹视、结膜下出血、前房积血和视网膜出血等。

【治疗】

1. 正加速度引起的症状，一般待加速度纠正后即可改善。

2. 负加速度引起的症状及眼部改变，加速度纠正后可逐渐减轻，但需对症治疗。

（张晓农　孙旭芳）

第十七章　职业性眼病

在工业、农业或其他职业的生产过程中，有毒的中间产物或终末产品的化学物质可通过身体的接触和吸收而引起急性或慢性中毒而发生眼部病变，常使从事该行业的劳动者患病，即为职业性眼病(occupational eye disease)。

一、无机化合物眼中毒

铅　中　毒

【病因病理】

以粉尘、烟雾或蒸气的形式经呼吸道进入人体，也可经消化道和皮肤吸收而引起急性中毒。慢性中毒为中长期接触铅烟或铅尘引起。其中毒机制尚未完全阐明，主要累及神经、造血、消化、心血管系统和肾。视觉功能有不同程度的损害。急性中毒可发生视神经乳头水肿或球后视神经炎、眼肌麻痹等。慢性中毒主要为铅性视网膜病变。

【诊断】

(一) 急性中毒

1. 有吸入大量铅烟、铅尘或吞食大量铅化合物史。

2. 视神经乳头水肿、球后视神经炎或眼肌麻痹。

3. 铅中毒脑病时，可出现铅皮质性黑、突然双目失明。

(二) 慢性中毒

1. 有长期接触铅或铅尘、铅烟史。

2. 眼底出现铅性视网膜病变，视网膜动脉痉挛、动脉周围炎，视网膜出血、渗血，甚至中央动脉闭塞等。

3. 侵犯神经系统后，可发生球后视神经炎，晚期出现视神经萎缩。

【治疗】

1. 驱铅治疗：适用于急、慢性中毒。

(1) 依地酸钙钠($CaNa_2EDTA$)，每日1～2g，静脉注射或滴注。3日为1个疗程，间断3～4日后重复使用，可用2～8个疗程。

(2) 也可用二巯丁二钠(Na-DMS)，每日1g，肌内或静脉注射，3～5日为1个疗程，间隔3～4日再重复使用。另外，还可用青霉胺、二巯丙磺钠等。

2. 对症治疗：注意休息，营养合理，选用富含钙质及维生素类食品。

汞 中 毒

【病因病理】

汞化合物可分为无机汞和有机汞，无机汞又分为金属汞和无机汞化合物，金属汞常温下即蒸发，以蒸气的形式经呼吸道进入体内而致急、慢性中毒。有机汞化合物主要用做农药杀菌剂，毒性甚大，过量使用或污染食物，可造成中毒。

汞中毒机制目前仍不很清楚。汞与蛋白质中的巯基有着特殊的亲和力，它与酶中的巯基结合成巯醇盐，使酶活性受到抑制，而导致中毒发生，眼中毒是全身中毒表现之一。

【诊断】

1. 长期汞接触史。

2. 尿汞测定高于当地正常值，驱汞试验，24小时汞排出量显著增加。

3. 视力减退、视野缩小或是马蹄形视野。

4. 中毒性晶状体变色，晶状体前囊下出现浅灰棕色到深红棕色或黄色光反射是汞被吸收后沉着于晶状体前囊的表现。

5. 其他表现为眼睑震颤,眼外肌不全麻痹,瞳孔对光反应迟钝。少数病例出现视神经炎,甚至视神经萎缩。

【治疗】

1. 可用二巯丙磺钠解毒剂。

2. 对症治疗。

锰 中 毒

【病因病理】

在生产锰合金及其化合物的有关行业,主要经呼吸道吸入,引起职业性锰中毒。起病缓慢,发病工龄一般为 5~10 年。锰进入身体后常引起慢性神经系统中毒,以脑基底核神经元损害最为显著。

【诊断】

1. 长期锰接触史。

2. 可有神经系统症状。

3. 眼部表现为瞳孔不规则、瞬目动作减少、眼睑运动障碍、辐辏困难、调节减弱、眼球震颤和旋动危象等。但眼锰中毒临床表现无特异性,需与全身中毒表现结合起来考虑。

【治疗】

1. 可用依地酸钙钠或二巯丁二钠等进行驱锰治疗。

2. 对症治疗。

铊 中 毒

【病因病理】

铊为银白色柔软的金属。常用的化合物有硝酸铊和硫酸铊。吸收铊烟尘、蒸气,食用被铊污染的土壤生长的蔬菜或水等也可致急、慢性铊中毒。铊及其化合物属高毒的神经毒物,具有蓄积性,眼部主要损害为视网膜及视神经病变。

【诊断】

1. 有铊工业生产职业史或接触史。

2. 眼部视功能下降,检查眼底可发现视网膜炎、球后视神经炎、单纯性视神经萎缩。

3. 眼肌麻痹、内障和虹膜炎等。

【治疗】

1. 无特殊解毒剂。依地酸钙钠、二巯丙醇、二乙基二硫代氨甲酸钠及二硫腙等有一定的排铊作用,可试用。

2. 对症治疗,增加营养、维生素等。

砷 中 毒

【病因病理】

砷及其化合物在采矿、熔炼、毛皮加工及农药生产中广泛使用,它们对人体内酶蛋白的巯基具有特殊的亲和力,可使重要的有关细胞代谢的酶系统失去作用或受到破坏,从而引起神经系统、新陈代谢、毛细血管以及其他系统一系列的功能与器质性病变。

砷及其化合物可直接刺激外眼。眼睑皮肤出现丘疹、脓疱疹,眉毛、睫毛脱落及皮肤溃疡。球结膜水肿、充血,重者可致急性结膜炎及剥脱性角膜炎,甚至角膜溃疡、坏死、穿孔。眼底可发生视网膜出血、视神经炎及萎缩。

【诊断】

1. 有砷及其化合物接触史。

2. 眼睑及外眼的刺激症状,睑皮肤的丘疹、脓疱疹,结膜角膜剥脱性炎症,溃疡、坏死、穿孔等。球结膜上有成堆的棕色色素沉着。

3. 早期视力减退,视野缩小。

4. 眼底可发生视神经炎、视网膜出血,最终致视神经萎缩。

【治疗】

1. 可给予二巯丙磺钠、二巯丁二钠等解毒。

2. 眼部对症处理治疗可阻止神经病变发展,但不能挽救已丧失的视力,因此,应尽早在周边视野改变之前进行治疗,一般可使视力恢复。

二、有机化合物眼中毒

三硝基甲苯中毒

【病因病理】

三硝基甲苯(TNT)为国防工业和矿山建设中常用的炸药。为脂溶性物质,在生产和使用过程中,主要通过呼吸道和皮肤吸收并有明显蓄积作用。其中毒机制目前还不清楚,但目前研究证明它对人体的中毒作用首先是侵害红细胞,即产生TNT-血红蛋白共价结合物。TNT中毒可使晶状体皮质浅层及深层均为透明变性,并于深层纤维束间有深嗜伊红色类似血红蛋白的沉积物,核部纤维排列紊乱;电镜下皮质纤维胞质膜模糊不清、断裂、消失,呈裂隙状及髓鞘样结构,核部纤维细胞结构破坏明显。

【诊断】

1. 有长期TNT生产或接触史。

2. 眼睑可出现红斑和丘疹,疹后脱屑,慢性者呈苔藓样改变。

3. 结膜、角膜均可受TNT蒸气或粉尘刺激而发生炎症。睑裂暴露部位的结膜、巩膜黄染。

4. 眼底少数TNT接触者可发生视网膜出血、视神经炎,甚至视神经萎缩、视野缩窄。接触高浓度TNT者,由于血内高铁血红蛋白增高,不仅出现青紫面容,而且整个眼底也呈暗紫红色,离开工作岗位后皮肤和眼底的颜色均恢复正常。

5. 晶状体双眼同时出现,TNT白内障,开始于晶状体周边,由多个尖向内底向外的楔形混浊连接成环形暗影,经散瞳检查才能发现,病变过程缓慢,环与晶状体赤道部间有一窄的透明区。少数工龄长的患者晶状体中央部也出现一环形混浊,初为不完全的环,逐渐成环形,大小约等于瞳孔直径,混浊加重、致密,呈花瓣状。随着工龄加长,混浊向中央延伸、加重,终致视力减退。

【鉴别诊断】

1. 先天性白内障:先天性花冠状白内障,周边部亦呈环形混浊,但混浊点较大。其余部分的晶状体皮质透明,多数呈非进行性。

2. 早期老年性白内障:多见于老年人,一般晶状体混浊开始于鼻下方,多呈片状致密的灰白色混浊或呈大小不一的楔形,两眼混浊的程度、部位、形态不一定对称。

3. 其他中毒性白内障:二硝基酯和萘均可致白内障,开始于囊下,迅速累及皮质,短期内晶状体完全混浊。

【治疗】

1. 口服适量维生素 C、维生素 B_1、维生素 B_2 和谷胱甘肽等,增进晶状体的营养代谢。

2. 严重的白内障可进行白内障摘除术。

二硝基酚和二硝基萘中毒

【病因病理】

二硝基酚常用于染料、显影剂、炸药、有机合成除锈剂及木材防腐等工农业生产。接触及使用中主要经皮肤、消化道及呼吸道吸收中毒。二硝基萘与二硝基酚毒性相似。两者均可使机体新陈代谢亢进,过多的能量不能转变为腺苷三磷酸或磷酸肌酸的形式储存,以致出现高热,引起肝、肾及中枢神经系统损害和白内障形成。白内障多在接触数月后发生,初起于晶状体前囊下。呈灰色尘状混浊,并在晶状体后皮质区出现颗粒状金属样反光的盘状混浊区,逐渐延伸至晶状体核。

【诊断】

1. 有二硝基酚和二硝基萘接触史。

2. 接触数月后发病,混浊初起于前囊下,呈尖状,晶状体后皮质区亦出现金属样反光的盘状混浊区,逐渐延伸至核。

【治疗】

1. 对症治疗。

2. 晶状体严重混浊，影响视力者可手术摘除。

二硫化碳中毒

【病因病理】

二硫化碳（CS_2）为脂溶性物质，是易挥发、无色的液体，易损伤神经系统，故认为系亲神经毒物，以后又发现它干扰脂蛋白代谢，可促使动脉粥样硬化，又被认为是亲血管毒物。由于眼部结构既有精细的神经系统，又有丰富的血液循环，而且可直接从眼底观察病变，故有助于 CS_2 中毒时的诊断。

CS_2 及其代谢产物抑制多巴胺-β-羟化酶和需吡哆醛为辅酶的酶类代谢并扰乱儿茶酚胺代谢，从而导致中枢和外周神经的损伤和代谢障碍，尤其当脂肪代谢有障碍时，可引起血管病变。急性中毒时，眼部表现为角膜知觉消失、睫状肌麻痹、瞳孔散大、对光反应消失。眼底可出现视神经乳头水肿，边缘模糊，视网膜动脉痉挛变细，视网膜充血。慢性中毒常见于长期接触 CS_2 的工人。自觉畏光、流泪、眼痛、视力减退、视物变形、变色等，早期为视网膜动脉痉挛，时间久后出现动脉硬化和视网膜动脉瘤。组织学上观察视网膜病变的表现与糖尿病早期眼底表现类似。由于中毒对视网膜神经的影响，表现为周边视野向心性缩小、生理盲点扩大和中心暗点等。

【诊断】

1. 有 CS_2 长期职业接触史。
2. 角膜知觉减退，睫状肌调节异常。
3. 有肯定的视功能（视力、视野）障碍。
4. 眼底有视网膜微动脉瘤、出血点或片状出血。

【治疗】

1. 全身对症治疗。
2. 加强神经血管营养剂。
3. 给予富含维生素及蛋白质的食物。

甲醇中毒

【病因病理】

甲醇可经呼吸道、胃肠道及皮肤吸收中毒。在水和体液中的溶解度极高,其含量与组织中的含水量成正比。房水和玻璃体含水量达99%以上,故中毒后甲醇含量很高。

其中毒机制尚未完全清楚,甲醇中毒主要危害神经。甲醇在体内转化为甲醛,再氧化为甲酸,甲酸抑制氧化磷酸化过程及ATP的合成,致使细胞发生退行性变,轴质流淤滞,从而发生中毒性视网膜病变。其原发损害部位是在视神经,轴突内病变及神经胶质细胞肿胀对视神经纤维压迫也导致轴质流障碍。

【诊断】

1. 接触史或有误吸甲醇病史。

2. 实验室检查血液甲醇、乙醇和甲酸含量高于正常值,有代谢性酸中毒。

3. 视力障碍,初为闪光感、视物模糊,重者视力急剧下降,甚至完全失明。常伴有瞳孔对光反应迟钝。

4. 视野改变:早期有致密的中心暗点或旁中心暗点,晚期周边视野缩小。

5. 眼底改变:视神经乳头充血,边缘及邻近视网膜出现白色条纹状水肿,形成黄斑区的上、下弓形水肿及火山状水肿,视网膜有时可见到小片出血,1 ~ 2 个月即可出现原发性视神经萎缩。

【治疗】

1. 及时消除已吸收的甲醇,加速排出,口服中毒者可催吐或洗胃。

2. 解毒药的应用:将乙醇溶于5%葡萄糖溶液中,配成10%的浓度静脉滴注,可抑制甲醇代谢,疗效可靠。

3. 对症治疗:双眼遮盖,避免光线刺激,给氧,多食糖、蛋白等。

磷　中　毒

【病因病理】

磷分无机磷和有机磷。无机磷主要以蒸气及粉尘的形式经呼吸道进入人体。有机磷主要为农药,可经皮肤、呼吸道及消化道进入人体,分布于全身,与胆碱酯酶结合形成磷酰化胆碱酯酶,从而阻碍了胆碱酯酶对乙酰胆碱的分解,造成乙酰胆碱的大量蓄积,以致产生全身中毒。

磷及其化合物中毒时以全身中毒表现为主,而眼部表现主要见于有机磷农药中毒。

1. 急性有机磷中毒典型表现之一是瞳孔缩小,如直接污染眼部,瞳孔也可极度缩小,呈针尖状大小。视力减退,视物模糊,睫状肌痉挛。由于急性中毒致肝脂肪变性,可出现巩膜黄染。

2. 眼底视神经乳头充血,边界模糊,视网膜动脉细窄,视网膜出血和渗出,重者出现黄斑水肿和星芒状斑等。

3. 长期接触有机磷者,视野向心性缩小,实验病理观察表明是由于睫状体扁平部及其紧邻的视网膜周边部水肿所致。

【诊断】

1. 有确切的职业或生活接触史。

2. 急性中毒以肝受损为突出表现,重度中毒可引起急性重型肝炎及昏迷。慢性中毒主要表现为骨质疏松及坏死。如果有眶骨坏死时,也可累及眼球。

3. 有机磷中毒可见典型毒蕈碱样症状,如恶心、呕吐、腹痛、流涎、多汗、视物模糊和瞳孔缩小等。血胆碱酯酶活性减低为诊断的主要依据。

【治疗】

眼中毒恢复的好坏取决于全身中毒治疗的及时与否。

（一）有机磷中毒

1. 迅速清除毒物,用肥皂水或大量清水清洗被污染的部位,口服中毒者应反复洗胃,眼部污染者可用2%碳酸氢钠溶液或清水冲洗,洗后滴入4%~20%后马托品溶液。

2. 应用特效解毒药，可给予抗胆碱能神经药物阿托品及胆碱酯酶复能剂碘解磷定或氯解磷定等，以使受抑制的胆碱酯酶恢复活性，但青光眼患者慎用。

（二）无机磷中毒

可给予护肝药物及对症处理，口服中毒者需用0.2%硫酸铜溶液或0.5%高锰酸钾溶液洗胃。

（三）接触性磷烧伤的急救

用0.1%硫酸铜溶液冲洗结膜囊，或者用清水冲洗，将双眼浸泡在水中，然后用镊子夹出所含磷颗粒。

一氧化碳中毒

【病因病理】

一氧化碳是无色、无臭、无刺激性气体，主要是呼吸道吸入中毒，它一经吸入，通过肺泡进入血液循环，即与氧争夺同血红蛋白的结合。一氧化碳与血红蛋白的亲和力比氧与血红蛋白的亲和力大200～300倍，形成稳定的碳氧血红蛋白，妨碍了氧合血红蛋白正常离解，使血液携氧功能下降，造成机体急性缺氧症，导致组织缺氧。另外，其浓度高时还可与细胞色素氧化酶的铁结合，抑制组织细胞的呼吸过程，阻碍其对氧的利用，产生一系列全身症状，眼部中毒只是急性或慢性一氧化碳中毒的临床表现之一。

急性中毒时可有一时性黑和幻视。属脑皮质性，是重度急性一氧化碳中毒致使视分析器受损的结果，这种变化在数日或数周可完全恢复，也可遗留黄视症或融合缺陷或同侧偏盲。周边视野向心性缩小，可能与血氧含量降低、供氧不足引起周边视网膜缺氧致使视网膜变性有关。眼底呈现显著的发绀变化，缺氧性视神经视网膜病变，视网膜出血、渗出、血管痉挛和视神经乳头水肿。发生球后视神经炎者伴有中心暗点，周边部视野变小，视力下降。有时还可发生核性眼肌麻痹，出现单一或多条眼肌麻痹，瞳孔大小不均。急性窒息时瞳孔开大，有时可见一过性眼球震颤、上睑下垂、调节功能减退及角膜知觉减退等。

【诊断】

1. 吸入高浓度一氧化碳接触史。

2. 急性发生的中枢神经损害的症状和体征。

3. 血中碳氧血红蛋白(HbCO)含量增高。

【治疗】

以治疗全身中毒为主,眼部中毒表现可辅以对症治疗。

萘　中　毒

【病因病理】

萘为闪亮的鳞片状粉末,有特殊气味,挥发性极强,主要作为防蛀剂。在生产过程中以粉尘和蒸气形式由呼吸道吸入,可致溶血性贫血,肾、肝及眼的损害。萘蒸气对角膜结膜有很强的刺激性,轻者上皮点状脱落,重者可致角膜烧伤。萘的慢性损害可致视神经炎及类似糖尿病的眼底病变。有渗出及出血、视网膜水肿,随后视网膜脉络膜萎缩。萘的代谢产物1,2-萘醌可减少体内谷胱甘肽水平及房水中氧的含量,与晶状体内谷胱甘肽、氨基酸等物质发生反应,形成不溶性晶状体蛋白复合物。萘醌与其酶的作用干扰了晶状体的氧化还原能力,导致异常代谢反应,从而引起晶状体混浊,最终形成白内障。长期接触萘,玻璃体及视网膜内有针状草酸钙结晶体沉淀。实验研究表明,萘白内障发生时,房水中总维生素C减少,房水和血浆维生素C含量比值下降,晶状体谷胱甘肽含量减低,注射维生素C可降低萘白内障的发生率,减轻萘白内障的程度,推迟视网膜病变的发生。

【诊断】

1. 有生产、生活与萘长期高浓度接触史。

2. 急性接触后有角膜上皮点状脱落及水泡样混浊。

3. 长期接触后,发生萘白内障,晶状体周边有灰色放射状排列的或蜡烛样条状排列的混浊,最终导致全部混浊。

4. 玻璃体及视网膜内有针状草酸钙结晶沉淀。

5. 眼底可有视神经乳头炎及类似糖尿病的眼底病变。

【治疗】

1. 口服大量维生素C,使房水中高含量的维生素C消耗

1,2-萘醌,减少或防止其对晶状体的损害。

2. 如萘白内障明显影响视力,可行白内障摘除手术。

3. 眼部对症治疗。

苯 中 毒

【病因病理】

苯是一种芳香族烃类化合物,它是以蒸气形态由呼吸道进入人体,主要毒性作用是由其在体内的代谢产物酚类(邻苯酚和醌醇)所引起。急性中毒可呈醉酒状或中毒性脑病,慢性中毒主要引起造血系统及神经系统损害。

急性中毒,当空气中苯蒸气浓度为9600mg/m^{3}时,约几分钟内即可出现眼和鼻黏膜的刺激症状,引起结膜炎、浅层角膜炎。全身中毒由于造血器官受损,可见眼睑、结膜、虹膜出血甚至视网膜出血。中枢及自主神经系统功能紊乱是慢性苯中毒最早的征象,有报道因苯中毒引起的多发性神经炎、球后视神经炎、视神经乳头水肿、视神经萎缩等。

【诊断】

1. 有苯作业职业接触史。

2. 急性中毒有角膜结膜刺激症状:眼红、痛、畏光、流泪、视物模糊。慢性中毒,眼部可有出血、视神经炎。

3. 有全身苯中毒表现:①急性中毒以神经症状为主,头痛、头晕、嗜睡、抽搐,重者昏迷死亡。②慢性中毒以造血器官损害为主,有贫血、白细胞减少、出血性紫癜、月经过多、大便带血。③皮肤接触则局部红肿、起泡。

【治疗】

1. 全身治疗:无特殊解毒药,临床以中西医结合治疗为主。

2. 眼部症状可对症治疗。

三氯乙烯中毒

【病因病理】

三氯乙烯为无色液体,有似氯仿气味,长期接触可经呼吸道、消化道和皮肤吸收。三氯乙烯属于蓄积性麻痹剂，对中枢神经系统有很强的抑制作用，急、慢性中毒主要导致神经系统、肝、肾及心肌损害。

三氯乙烯在室温下即可蒸发，导致吸入性中毒。其中毒表现与甲醇中毒相似，有视物模糊、视觉障碍、眼底视神经乳头水肿、视野生理盲点扩大，有中心或旁中心暗点，出现中毒性弱视，后期则视神经萎缩。由于三叉神经受损，出现面部、眼部角膜结膜知觉减退或消失，甚至发生麻痹性角膜炎。

【诊断】

1. 有三氯乙烯接触史。

2. 有全身中毒的临床表现。

3. 测定尿和血中的代谢产物三氯乙酸与三氯乙醇含量对诊断有参考价值。

【治疗】

对症治疗。

四氯化碳中毒

【病因病理】

四氯化碳是无色、透明的油状液体，呼吸道和皮肤均可吸收，其全身中毒以肝细胞变性、坏死和肾损害为主。眼部损害为接触高浓度四氯化碳蒸气，可出现眼部刺激症状或球结膜下出血，慢性中毒者少数患者血糖过低，导致视网膜代谢功能减退，视野向心性缩窄，发生中毒性弱视，严重者视神经可出现萎缩。

【诊断】

1. 有明确的接触史。

2. 伴有肝、肾损害的表现。

3. 眼部视野缩小，有中毒性弱视或视神经萎缩。

【治疗】

1. 全身治疗，护肝保肾为主。

2. 眼部对症治疗。

氢氰酸和氰化物中毒

【病因病理】

氢氰酸为无色液体,气体状态称氰化氢,溶于水,属高毒类药物。氰化物分为无机氰化物和有机氰化物,两者有相似的毒性。无机氰化物中毒,主要是从呼吸道吸入氰化氢气体或氰化物盐类的粉尘,有机氰化物中毒,除吸入其蒸气外,经皮肤吸收占重要地位。

氰化物进入体内后,排出的氰离子(CN^-)与高铁型细胞色素氧化酶结合,变成氰化高铁型细胞色素氧化酶,失去传递氧的作用,引起组织缺氧而致中毒。全身中毒可有呼吸困难、惊厥、麻痹甚至死亡。眼部症状主要为瞳孔缩小、黑。眼底可见视网膜水肿,呈灰白色,视神经乳头边缘模糊,黄斑中央凹呈樱桃红色,与视网膜中央动脉栓塞相似。文献有急性氰化物中毒致白内障的报道。

【诊断】

1. 氰化物接触史。

2. 早期患者呼出气及呕吐物可闻及杏仁气味,皮肤、黏膜及静脉血呈鲜红色,系氰化物中毒的特殊特征。

3. 眼部瞳孔缩小、黑,眼底有与中央动脉栓塞类似的表现。

【治疗】

急性中毒必须争分夺秒地抢救。

1. 解毒药的应用:①亚硝酸异戊酯吸入,可用数支滴在手帕或海绵上,每分钟患者吸入 15 ~ 30 秒,直至开始使用亚硝酸钠时为止。②3% 亚硝酸钠溶液静脉注射,每分钟不超过 2.5 ~ 5ml。③25% 硫代硫酸钠溶液 12.5 ~ 25g,缓慢静脉注射。

2. 眼或皮肤污染时,用大量清水冲洗,离开中毒现场,去除污染衣物等。

3. 眼部对症处理。

(张晓农　孙旭芳)

第十八章 药物反应

一、皮质类固醇

皮质类固醇广泛应用于临床，治疗多种非感染性炎症效果显著，然而长期大量的全身或局部应用常导致如下的眼部损害。

1. 影响黏多糖代谢，使黏多糖堆积于小梁，致使眼压升高，引起继发性开角型青光眼。但一般停药后眼压可下降，严重者需手术治疗。一般认为强效糖皮质激素如地塞米松、倍他米松点眼后眼压升高较泼尼松龙、氟米龙、甲羟松强。眼压升高反应与激素浓度相关。主要表现为无痛性高眼压，严重者可致中心视力损害，视神经乳头改变及视野缺损。

2. 可影响晶状体的代谢，引起晶状体后囊下皮质混浊性白内障，多为不规则带彩色的浑浊随病情发展，向后皮质及沿后囊的前表面扩散，多见于类风湿关节炎等长期服用糖皮质激素疾病。

3. 可诱发细菌感染、单纯疱病毒性角膜炎、真菌性角膜炎。影响成纤维细胞再生，使角膜伤口愈合减慢甚至可导致角膜溃疡扩大穿孔。但小剂量短期使用，如白内障摘除术或角膜移植术后，局部滴用或结膜下注射，一般均无明显影响。

4. 可引起原已静止的眼弓形虫病、眼结核等病灶扩大，病情复发。

5. 可引起眼底视神经乳头水肿、黄斑区色素上皮屏障功能受到破坏和黄斑水肿等。偶可引起上睑、散大、近视及调节力减弱等。

二、氯　喹

长期或大量使用氯喹,一般认为总剂量超过 100g 或长期服用超过一年,可导致眼部角膜和视网膜的损害。

角膜损害为角膜上皮或上皮下有氯喹沉着,可见细小灰白色小点呈环形沉着。患者可出现视力下降、虹视等症状。停药后症状和体征可自行消失。

视网膜损害表现为黄斑区的色素沉着,围以环状色素脱失区,外周再围以色素沉着,因而表现为靶心状改变。患者中心视力下降,伴有中心暗点。晚期整个视网膜萎缩,血管变细。视神经乳头呈蜡黄色,视野可呈向心性缩小。

氯喹对视网膜的毒性为一种积蓄作用,中毒后即使停药,病变仍继续发展,有时甚至停药数年后,才发生视网膜损害,这种损害是不可逆的病变。

三、奎　宁

误吸或过量应用奎宁可致中毒,中毒剂量一般平均为 2.5g。敏感者 1.0g 即可引起中毒反应。

奎宁主要损害视网膜神经节细胞,并引起视网膜小动脉收缩,致视野向心性缩小,严重时管状视野仅为 5°~10°。奎宁中毒通常停药后可以好转,然而如继续吸用,可引起不可逆转的改变,如视野缩小、暗适应损害及视力丧失。少数患者还可以有虹膜的色素上皮萎缩,以及瞳孔对光失去反应,这可能是由于虹膜缺血所致。

四、氯丙嗪

长期服用氯丙嗪总剂量超过 350g 以上者就可发生角膜和晶状体病变,超过 500g 者,几乎全部发生病变。主要病变为裂隙灯下初期晶状体前囊下出现浅棕色或灰色小点沉着物,并可逐渐向晶状体深入而形成白内障。角膜下半部分的内皮或实质层也可出现类似的小混浊点,但上睑遮盖部分无损害。这多与长期服用氯丙嗪后与日光或紫外线的照射有一定的关系。这些损害也是不可逆的。对视网膜的毒性相对较低,大剂量长期服用可致视网膜色泽紊乱,轻度黄斑色素改变。

五、洋 地 黄

少数患者服用洋地黄后可引起视物模糊及视物变色症。患者视力减退,物体被视为黄色、绿色、棕色、红色和雪白色,也可有畏光和闪光感,少数有暗点和弱视。这可能是由于视网膜光感受器的直接中毒或因洋地黄引起的球后视神经炎或中枢性抑制所致。停药后常可恢复。

六、胺 碘 酮

短期内大量使用胺碘酮时,部分患者出现灯周光环,药物减量后即消失。用药 2 周以上者,易产生角膜内色素沉着,表现在角膜下半部上皮内有棕黄色微粒沉着,停药后很快消失。偶尔可发生畏光、光晕、视物模糊或不适感。也有报告发生色觉不良、视神经乳头病变及视神经乳头水肿者。

七、乙 胺 丁 醇

长期应用乙胺丁醇,约有 2% 的患者可发生视神经炎。这多发生于每日量超过 25mg/kg 者。多数患者在服药 3 个月以上产生毒性反应。表现为中毒性视神经炎,多损害视神经乳头黄斑束,因而产生视力减退、中心暗点及色觉障碍。少数患者可有视神经视网膜炎,引起周边视野缩窄。也有因视交叉受损引起双眼颞侧偏盲者。这种视神经损害常为可逆性,停药后数周或数月,视力可逐渐恢复。如病情需要,不能停药时,需在眼科医师的严密观察下服用。

八、避孕药物

口服避孕药物对一些敏感患者可能引起血管阻塞性疾病。吸烟、原发性高血压、偏头痛以及有血管性疾病的妇女尤易发生。视神经乳头水肿、视神经乳头炎或球后视神经炎以及视网膜出血在服用避孕药物的妇女较之未服用避孕药物者更为常见。通常表现为进行性视力下降、旁中心暗点，伴头痛或偏头痛。此外，一些人在服用避孕药物期间，可因角膜水肿而发生不能耐受配戴接触镜、偏盲及夜盲、色觉障碍、近视等。

九、利福平

全身应用利福平治疗结核病，约有 5% ~ 14% 的患者发生橘红色、粉红色或红色泪液，泪液可使角膜接触镜染色，或引起疼痛性渗出性结膜炎或睑缘结膜炎。个别病例可出现视力模糊、乏力、嗜睡、眩晕等神经系统症状。

（李新宇）

第三篇

治疗与手术

第十九章 治疗技术

结膜囊冲洗

【适应证】

1. 结膜囊大量脓性黏稠分泌物及异物。

2. 眼部化学性烧伤。

3. 手术前准备。

【操作要点】

患者取坐位或卧位，手持受水器，紧贴于面颊部或颞部，操作者左手翻转暴露上下睑，右手持洗眼壶，先将洗眼液注到眼睑皮肤上，使患者有一适应过程，然后将液体注到结膜囊内，令患者转动眼球，充分暴露穹隆部以便彻底冲洗。冲洗完毕后用棉球拭去眼周液体，取下受水器。

【注意事项】

1. 冲洗液温度、冲洗距离要适宜，以距离眼部 3～5cm 为宜。

2. 冲洗时对准结膜，不可直接冲洗角膜。

3. 角膜溃疡和眼球穿通伤患者，冲洗时注意不要在眼球上加压。

眼局部给药

眼科局部用药多为水剂和油膏，特殊情况下亦用粉剂。眼药水滴入结膜囊后作用快但不持久,用药次数较频,眼膏作用较缓慢但较持久。

【操作要点】

1. 滴眼药水法:患者头部略向后仰,眼睛向上看,操作者左手将患者下睑翻开,右手持滴管或眼药瓶,距眼约 1 ~ 2cm 处将药液滴入下穹隆部,轻提上睑,嘱患者闭眼 2 ~ 3 分钟。

2. 涂眼膏法:用玻璃棒挑少量眼膏,嘱患者向上看,将玻璃棒自颞侧平行睑缘放入下穹隆部。嘱患者闭上眼睛,将玻璃棒自外眦抽出。若为袋装眼膏,则直接将眼膏挤于下穹隆部即可。

3. 上粉剂法:用玻璃棒挑少量粉剂,嘱患者向上看,与涂眼膏法相同,将粉剂撒入下穹隆部。

【注意事项】

1. 给药前先核对患者姓名、药品和眼别。

2. 双眼滴药时,先滴健眼。

3. 角膜溃疡患者,给药时注意不要压迫眼球。

4. 有毒性药品如阿托品等,滴药后应紧压泪囊区 3 ~ 5 分钟,以免药液流入鼻腔引起中毒。

结膜下注射

结膜下注射(subconjunctival injection)药液可经结膜及结膜下血循环进入眼内,比全身注射用药量少,作用更强。

【适应证】

1. 眼前段炎症如巩膜炎、角膜炎、虹膜炎等。

2. 手术后预防感染。

3. 眼部化学烧伤。

4. 前房、玻璃体积血。

5. 其他如散瞳等。

【操作要点】

患者取坐位或卧位,用消毒液冲洗结膜囊,0.5% 丁卡因溶液点眼 2 次。操作者左手分开患者上下睑,右手持注射器,令患者向注射侧相反方向注视，在角巩膜缘后约 5mm 处，避开血管，稍倾斜刺入结膜下，然后缓缓注入药液。

【注意事项】

1. 注射部位不要太靠近角巩膜缘（散瞳除外），以颞下方球结膜为宜。

2. 针头避开血管，以避免结膜下出血。

3. 进针时针头不要指向角膜。

4. 分泌物多时，不要做结膜下注射。

球后注射

球后注射（retrobulbar injection）将药物注射到肌锥内。

【适应证】

1. 眼后部疾病如视网膜中央动脉阻塞等。

2. 内眼手术的麻醉。

3. 眼球剧烈胀痛的疼痛病例。

【操作要点】

用碘酒、乙醇消毒眶下缘及周围皮肤，嘱患者向鼻上方注视。在眶下缘外、中 1/3 交界处，针头沿眶缘皮肤垂直进针约 1cm（或在下穹隆部进针），再向鼻上方倾斜，向眶尖方向刺入，当针头觉有抵抗感时再稍用力即穿入肌锥内，总进针长度不超过 3. 5cm。抽吸无回血，将药液缓缓注入。

注射完毕抽出针头，压迫片刻，以防球后出血，同时促进药液扩散。

【注意事项】

1. 进针动作要轻，针尖不要太锐利，避免反复捣动，以免损伤血管、神经。

2. 注射要缓慢，要密切注意患者眼部及全身情况。

【并发症及处理】

球后出血是最常见的并发症，如球后注射完后，眼球逐渐突出，应考虑有球后出血，立即用手加压压迫 1 分钟，松开 5 秒，如眼球不再突出，再行加压包扎。

球周注射

球周注射(circumbulbar injection)是将药液注射到眼球赤道部周围间隙,它既可达到球后注射的效果,又可避免球后注射引起的并发症,其注射部位既可在颞下方,又可在颞上、鼻上、鼻下方。

【操作要点】

同球后注射法,只是进针约 2 ~ 3cm,抽吸无回血,即可注入药液。

沙眼滤泡压榨与摩擦

【适应证】

适用于沙眼乳头、滤泡较多,药物疗效缓慢或无效者。

【操作要点】

1. 压榨法:患者取坐位或卧位,用 0.5% 丁卡因溶液点眼 2 ~ 3 次,穹隆部结膜下注射 2% 利多卡因或普鲁卡因溶液少许。术者左手翻转眼睑,充分暴露穹隆部结膜,先用针头或刀尖将较大滤泡挑破,再用滤泡挤压镊夹住睑结膜与穹隆部结膜,将滤泡挤破,反复多次挤压直至滤泡消失。用棉球拭去血迹,涂抗生素眼膏或滴眼药水。

2. 摩擦法:患者取坐位或卧位,用 0.5% 丁卡因溶液点眼 2 ~ 3 次,翻转眼睑,用海螵蛸棒(或消毒纱布)轻轻摩擦乳头、滤泡,直至结膜面光滑为止。拭去血迹,涂以抗生素眼膏或眼药水。

【注意事项】

1. 不要过度挤压与摩擦,用力不要太大,以免导致瘢痕形成。

2. 注意保护角膜。

电解倒睫

【适应证】

无睑内翻的少数或分散的倒睫。

【操作要点】

在倒睫根部附近皮下注射2%普鲁卡因溶液或利多卡因溶液少许，用温盐水纱布包裹阳极金属板，紧贴于患者颊部皮肤。术者左手指轻压睑缘使其稍向外翻，右手持电针顺睫毛生长方向刺入毛囊约2mm深，接通电源后见睫毛根部有白泡冒出，留置5～10秒后拔出针头，用镊子将睫毛轻轻拔出。

【注意事项】

1. 电解器阴阳极勿倒置。

2. 若轻拔睫毛不出，说明毛囊尚未完全破坏，应重新电解。

角膜异物取出术

【适应证】

角膜浅层异物。

【操作要点】

用消毒液冲洗结膜囊，0.5%丁卡因溶液点眼2～3次，角膜表面附着的异物用湿消毒棉签轻轻拭去。如为嵌于角膜表层的异物，可让患者坐于裂隙灯前，头部固定，术者左手分开上下睑，右手持异物铲或针头将异物轻轻剔除。如果异物为铁屑，应尽量当日取净。若残留铁锈环，可于3日后再次刮出。术后涂抗生素眼膏，包盖患眼。如为角膜深层异物，应在手术显微镜下取出。

【注意事项】

注意无菌操作，避免继发感染。

眼部加压降眼压法

【适应证】

眼部加压降眼压是通过眼局部加压达到降低眼压或眶内压的目的，减少手术并发症。

【操作要点】

1. 指压法：先做球后阻滞麻醉，嘱患者闭上眼睛，其上垫一块纱布，用手指或手掌间歇压迫眼球10分钟以上。每次压迫2

分钟后放松 10 秒。

2. 机械加压法：用一附有带子的特制橡皮球连接一个气泵和压力表，将带子扎在患者头部，橡皮球抵着眼球，然后打气至压力表显示 4.25kPa，保持 20 ~ 30 分钟。

【注意事项】

压力不要太高，指压时注意呈间歇性，以免引起视网膜缺血。

眼内注药

【适应证】

眼内感染。

【操作要点】

1. 前房注药法

(1) 用 0.5% 丁卡因溶液点眼 2 ~ 3 次，消毒液冲洗结膜囊。开睑器撑开眼睑，用固定镊夹住鼻上方近角巩膜缘处球结膜，将尖刀片在颞下方角巩膜缘稍内 0.5 ~ 1mm 处略为倾斜刺入前房，切口约 1.5mm。

(2) 在注药前可先抽取 0.1 ~ 0.2ml 房水，送涂片，做细菌、真菌培养和药敏试验，若有脓液可先用平衡液或药液冲洗前房，将脓冲出。

(3) 将前端钝圆的冲洗针头伸入前房，缓缓注入药液 0.1 ~ 0.2ml，然后抽出针头，用棉球轻压切口，防止药液流出。

2. 玻璃体内注药法：先用 0.5% 丁卡因溶液点眼，消毒液冲洗结膜囊，然后用开睑器撑开眼睑，选择颞上或颞下象限做切口，相应处结膜下注射用 2% 利多卡因溶液或普鲁卡因溶液浸润麻醉。剪开球结膜，在距角巩膜缘 5 ~ 6mm 处做一与角巩膜缘平行的巩膜切口，预置缝线一根，将针头自切口向眼球中心垂直穿入玻璃体，深约 1cm。先抽出玻璃体约 0.2 ~ 0.3ml，用做涂片或培养以及药敏试验，再换装有药液的注射器，注入药液 0.2 ~ 0.3ml，缓缓抽出针头，结扎预置缝线。

【注意事项】

1. 前房注药法

(1) 进针不要太深,一定要保持在虹膜前面。

(2) 若前房消失则不要进针,可往前房内注入平衡液使前房恢复后再进针。

2. 玻璃体内注药法:进针方向不要太前或太后,以免损伤晶状体和视网膜。

角膜溃疡清创术

【适应证】

角膜感染溃疡形成。

【操作要点】

0.5% 丁卡因溶液点眼 2~3 次,用开睑器撑开眼睑,消毒液冲洗结膜囊。先用刀尖刮去溃疡边缘病变,用湿棉签擦去溃疡表面分泌物及坏死组织,再用细棉棒蘸少量碘酊或三氯醋酸或硝酸银涂于溃疡面,然后用生理盐水冲洗烧灼处(或直接用烧热之玻璃棒来烧灼溃疡面)。涂抗生素眼膏,包盖患眼。

【注意事项】

操作时手法要轻,不要加压于眼球。

冷冻疗法

冷冻疗法(cold treatment)是通过低温引起组织粘连、炎症、坏死等反应,达到治疗之目的。

【适应证】

可用于视网膜脱离、白内障囊内摘除、青光眼、眼部肿瘤、单纯疱角膜炎、蚕食性角膜炎、糖尿病视网膜病变及倒睫等。

【操作要点】

1. 制冷剂

(1) 液氮其低温可达-196℃。

(2) 固体二氧化碳即干冰,其低温可达-79~-60℃。

(3) 氟利昂其低温可达-40~-30℃。

2. 方法

(1) 视网膜脱离，其温度一般在-80～-50℃，冷冻持续时间4～6秒。

(2) 白内障囊内摘除术，其温度在-30℃左右。

(3) 青光眼睫状体冷凝术，其温度在-100～-80℃，冷冻持续时间50秒。

(4) 眼部肿瘤，其温度在-196～-100℃，冷冻持续时间15～60秒，一般需冻2～3次。

(5) 糖尿病视网膜病变，多采用全视网膜冷凝，温度在-80～-60℃，冷冻持续时间10秒。注意不要冷冻后极部。

(6) 倒睫其温度在-20℃左右。

(王　平)

激光治疗

(一) 激光虹膜切开术(laser iridotomy)

【适应证】

1. 原发性急性闭角型青光眼临床前期。

2. 急性闭角型青光眼，急性发作药物控制后停药48小时眼压不回升，房角1/2以上开放者，或急性发作用药无效者。

3. 瞳孔阻滞虹膜膨隆引起的继发性闭角型青光眼。

4. 对解剖学上虹膜角膜角(前房角)狭窄的预防性处理。

5. 混合型青光眼。

【禁忌证】

1. 不合作患者。

2. 角膜水肿。

3. 扁平前房。

【术前准备】

1. 术前1～2小时用1%毛果芸香碱溶液点眼2～3次，尽量缩小瞳孔。

2. 术眼用0.5%丁卡因溶液点眼1～2次，行表面麻醉。

【操作要点】

1. 选用氩激光、脉冲染料激光、调 Q 开关 Nd:YAG 激光、红宝石激光或半导体激光等。

2. 含量氩激光一般选用 1W 左右,光斑 50μm,时间 0.5 秒左右。调 Q 开关 Nd:YAG 激光一般用 10mJ 一个脉冲。为减少虹膜出血,也可先用氩激光,再用 YAG 激光联合切开虹膜,效果更理想。

3. 部位多在 5 点、7 点、2 点或 10 点虹膜周边较薄的位置。

【术后处理】

术后用皮质类固醇眼药水点 3~5 天,口服吲哚美辛片 3 天。注意观察虹膜切除孔的情况。

【并发症及处理】

并发症主要有虹膜的炎性反应、前房积血、一过性眼压升高。术后用激素类眼药水、口服吲哚美辛可减少虹膜的反应,如出血较多可用止血药或高渗糖,眼压高可口服碳酸酐酶抑制药或点用噻吗洛尔眼药水。必要时可用甘露醇液静脉滴注。

（二）激光小梁成形术

激光小梁成形术(laser trabeculoplasty)是用氩激光对小梁组织做非穿透性光凝,使之产生局部瘢痕收缩,小梁网因牵拉而得以开放从而降低房水流出阻力,降低眼压。

【适应证】

1. 用最大可耐受的药物治疗失败的原发性开角型青光眼。

2. 混合性,至少有 180°房角开放,低眼压性、色素性、囊膜剥脱性、闭角型青光眼。

【禁忌证】

1. 因房角关闭或角膜混浊使小梁网不能清晰被看到者。

2. 对葡萄膜炎性、先天性、青少年型、激素性青光眼收效甚微。

【术前准备】

1. 患眼以 0.5% 丁卡因溶液点眼 1~2 次做表面麻醉。

2. 对有明显的眼球震颤或配合欠佳的患者可考虑行球后麻醉。

3. 术前口服降眼压药和滴降眼压的眼药水。

【操作要点】

1. 选用氩激光,配用专用的三面镜或前房角镜。为了更准确有效地治疗,必须调好裂隙灯的目镜。

2. 击射部位一般位于小梁的色素部位与非色素部位的交界处。

3. 用氩激光一般认为功率 500 ~ 1000mW 为合适,时间 0.1 秒,光斑 50μm,分两次激光治疗为好。第一次做下半周 180°,用 50 个激光点若不能达到理想效果,再行第二次上半部 180°做 50 个激光点,这样可减少术后的不良反应。

【术后处理】

1. 术后用激素类的眼药水(如可的松)1 周,可防止术后可能发生的虹膜睫状体炎症。

2. 术后青光眼的药物治疗仍需继续,能否减少用药,术后六周才能确定。

【并发症及处理】

1. 虹膜睫状体炎。

2. 术后高眼压。

3. 前房积血。

处理同虹膜切开章节所述。

(三) 激光后囊膜切开术

【适应证】

1. 无晶状体眼后发性白内障。

2. 白内障囊外摘除后房型人工晶状体植入术后,后囊混浊影响视力者。

【术前准备】

1. 患眼滴 0.5% 丁卡因溶液 1 ~ 2 次行表面麻醉。

2. 术前用托吡卡胺(托品酰胺)点眼 1 ~ 2 次散大瞳孔。

【操作要点】

1. 根据囊膜张力线走向,先击射囊膜较薄处,做"+"形和"-"形点状排列,切开 2.5 ~ 4mm 为宜,不宜过大,以免玻璃体脱出，太小不能有效地增加视力。Nd:YAG 激光能量以 3mJ 为宜，但对一些有机化膜的或有皮质者要适当加大能量。

2. 对人工晶状体植入后的后囊混浊，在击射时要特别慎重。应首先把激光的焦点聚集在后囊膜稍后的玻璃体腔内，通过冲击波的扩散达到切孔的目的，YAG 激光能量以 1.5mJ 为宜，过大易损伤人工晶状体。激光的聚焦位置特别重要。

【并发症及处理】

1. 高眼压较少见。一般为小梁排出受阻和小梁水肿房水流出率下降所致，绝大多数在 3 小时左右可恢复正常。若眼压增高，可给予 0.5% 噻吗洛尔溶液滴眼。

2. 视网膜脱离。多见于后囊膜切开孔过大玻璃体前突，玻璃体后脱离造成，所以囊膜孔切开以 3mm 为合适。若有视网膜裂孔则手术治疗。

3. 人工晶状体损伤。常见者有晶状体小凹陷或破纹，严重者破碎。只要激光能量选择合适，聚焦准确，是可以避免的。

(四) 全视网膜光凝术

全视网膜光凝术(panretinal photocoagulation)是指除颞侧血管弓内的黄斑区以外，光凝斑覆盖直至赤道部以外的视网膜。其目的是改善视网膜的缺血、缺氧状态，防止新生血管性青光眼，保护中心视力。

【适应证】

1. 增生性糖尿病视网膜病变。

2. 视网膜中央静脉阻塞等。经眼底荧光血管造影有大片缺血区及新生血管且屈光间质透明，能看清眼底的血管病变。

【术前准备】

1. 充分散大瞳孔。

2. 患眼滴 0.5% 丁卡因溶液 1～2 次做表面麻醉。

【操作要点】

1. 应用氩离子激光，功率为 500～2000mW，光斑 200～1000μm，时间为 0.1～0.2 秒，以Ⅱ级视网膜光凝固斑反应为宜。

2. 光凝从视网膜鼻侧、上方及下方向赤道部击射，颞侧则在黄斑中心区上、下及颞侧距中心及两个视神经乳头直径距离做弧形光凝，凹面向中心。若击射2000点，每点之间应间隔至少1个光凝点范围，可分2～4次治疗。近视神经乳头区用小功率、小光斑，赤道部用大功率、大光斑。

【注意事项】

1. 避免过量光凝，后极部尤应注意。

2. 避免直接光凝视网膜血管或新生血管，防止出血。

3. 激光不可伤及侧支循环。

【并发症及处理】

1. 出血：调整光斑直径或时间；加压于接触镜减慢眼内血流，逐渐提高功率。

2. 继发性青光眼：分次光凝可减少其发生。可口服碳酸酐酶抑制药和局部滴用降眼压药物。

（五）激光泪道成形术

【适应证】

无明显急性炎症的上、下泪小管及鼻泪管狭窄或阻塞。

【术前准备】

1. 以棉签蘸0.5%丁卡因溶液放置内眦部5～10分钟做泪点及泪小管表面麻醉。

2. 泪小管扩大，冲洗泪道，清除泪道的分泌物，并能进一步了解阻塞的部位及程度。

【操作要点】

1. 用Nd：YAG泪道激光器，将去掉导光纤维的硅橡胶外层约2～3cm的石英玻璃光纤头（也可配以金属套管）按泪道冲洗方式插入泪小管达到阻塞处。

2. 光纤头对准泪囊部位，用脚踏开关以脉冲方式、频率30～40kHz、电压0.7kV击射1～2次，如有落空感，表明已打通。多数一次成功，也有少数需要多次击射。

3. 用庆大霉素和地塞米松混合液冲洗泪道，再注入黏弹剂。

【术后处理】

用庆大霉素和地塞米松的混合液冲洗患眼，每天一次，连续3天，同时用眼膏或黏弹剂以泪道冲洗针注入泪道内，并用抗生素及地塞米松眼药水点眼。

如发现眼睑水肿，可能是有假道形成，冲洗液浸入所致，应口服抗生素预防感染。

如冲洗不通可再次激光，需用0.7～1.0mm的硅胶管或硬膜外导管留置泪道7～14天。

【并发症及处理】

常见的并发症为激光造成假道。

应严格按泪道解剖部位操作，假道形成应全身应用抗生素。

（王　平　刘恒明）

第二十章　手　　术

一、先天性睑内翻矫正术

先天性睑内翻(congenital entropion)出现于下睑,特别是近内眦部。其原因是由于下睑或睑板眼轮匝肌过强、鼻梁发育不良、轻度倒向内眦赘皮等引起睫毛向上触及眼球。轻者随幼儿年龄增长而自然消失。

【适应证】

2～3岁后内翻倒睫仍不消失或早期有明显刺激及角膜着色者,可采取下睑穹隆皮肤缝线术(suture through lower fornix and skin)。此手术优点是利用缝线的牵引力量,对儿童眼睑发育无影响。

下睑穹隆皮肤缝线术
(suture through lower fornix and skin)

【操作要点】

1. 结膜囊滴0.5%丁卡因溶液表面麻醉后,下睑皮下及穹隆部做局部浸润麻醉。

2. 以3-0或1-0丝线从下穹隆结膜进针,引两组双臂缝线经筋膜、眶隔及睑板前由睑缘下方2mm处皮肤表面穿出,线圈内垫以橡皮片(圈),调整缝线至睑缘呈轻度外翻后结扎。

3. 术后眼垫包盖,每日换药,滴抗生素眼液和眼膏,5～7天拆线。

二、瘢痕性睑内翻矫正术

瘢痕性睑内翻(cicatricial entropion)是由于结膜、睑板瘢痕收缩使睑缘内卷、睫毛倒向眼球，常由外伤、化学伤、慢性炎症（如沙眼）等引起的眼睑畸形。手术目的是消除瘢痕牵引，整复睑板形状，恢复睑缘位置。

睑板切断法（severance tarsus）

【适应证】

本法适用于睑板不太肥厚、内翻程度较轻的上、下睑瘢痕性睑内翻。

【操作要点】

1. 结膜囊表面麻醉后结膜囊及睑缘皮下浸润麻醉。

2. 做睑缘牵引缝线。

3. 用3-0双臂缝线，从睑板上缘穹隆部进针，经睑板前面，从睑缘上约3～4mm穿出，做三对等距褥式缝合。

4. 翻转眼睑，在距睑缘上约2.5mm睑板下沟处板层或全层切断睑板。切口与睑缘平行，长度与睑板相等。

5. 眼睑复位，线圈内垫以垫圈，调整缝线松紧、结扎，使睫毛角度提高且全部离开角膜。

6. 术后涂抗生素眼膏，眼垫包盖。每日或隔日换药，5～7天拆线，如有过矫可提前拆线。

【注意事项】

切开睑板时根据内翻程度决定切开深度，结扎时根据矫正程度决定结扎的松紧度。切开时，注意勿损伤泪点和泪小管，并尽量深度走行一致，以防术后眼睑角状畸形。

睑板部分切除法（Hotz method）

【适应证】

本法适用于睑板变形较剧的重症瘢痕性睑内翻者，因效果确切不易复发而广泛应用。

【操作要点】

1. 结膜囊表面麻醉后，穹隆部结膜下及睑板前皮下局部浸润麻醉。

2. 将金属板插入上穹隆部托起上睑保护眼球。

3. 沿睑缘上3~5mm做一平行睑缘皮肤切口,分离皮下组织,部分切除或上推睑板前轮匝肌,暴露睑板。

4. 用刀片在下界紧贴睫毛根部做宽约2~3mm,深达睑板2/3厚度的睑板楔形切除。注意切勿穿破睑结膜。

5. 用5-0丝线或尼龙线间断缝合皮肤及睑板。缝针先穿过皮肤切口下唇,经睑板切口上缘,再从相对皮肤切口上唇穿出。缝合时宜先缝中央再缝两侧,共5~7针,调整睫毛至适当角度结扎缝线。

6. 术后涂抗生素眼膏,加盖眼垫,每日换药,5~7天拆线。

【注意事项】

1. 睑板切除时宜倾斜刀面边切边调整深度,以免切穿睑结膜。

2. 缝线在睑板上部的位置高低与矫正程度有关,位置越高矫正程度越大。缝线要等距对称,否则会造成睑缘三角畸形。

3. 老年人睑皮松弛过多可适当切除眼睑皮肤。

三、老年性下睑内翻矫正术

老年性睑内翻[senile(spastic)entropion]多发生于下睑,矫正以增强眼睑皮肤层的组织张力,维持下睑板睑缘紧贴眼球不向外倾为原则。

【适应证】

老年性下睑内翻、下睑痉挛、睑缘内转。

【操作要点】

1. 局麻下距下睑缘1.5mm平行睑缘全层切开皮肤,向下分离直到睑板下缘。

2. 眼轮匝肌痉挛者分离并切除睑板上缘眼轮匝肌条带,也可以从睑板下缘分离出6mm宽的轮匝肌条,中央折叠或切除5mm并上移缝合于睑板面上固定。

3. 皮肤切口带睑板间断缝合5~7针,包扎术眼。每日或隔日换药,5～7 天拆线。

【注意事项】

术毕睑内翻可轻度过矫,但睑缘离开眼球不能超过 1mm。

四、睑外翻矫正术

瘢痕性睑外翻全层皮瓣移植术（correction of cicatricial ectropion by free skin grafting）

瘢痕性睑外翻是由于皮肤和皮下组织结瘢和收缩,如损伤后组织缺损、Ⅲ度烧伤等引起眼睑垂直张力异常,牵拉睑缘向外翻转离开眼球所致。

【适应证】

中、重度瘢痕性睑外翻,受累面积广但局部瘢痕不深,血液供应较好的病例。

【术前准备】

1. 清除眼部炎症。

2. 供皮区多取耳后、锁骨上凹或上臂内侧全厚或超全厚皮片,术前 3 天剃毛,洗净,涂 75% 乙醇溶液,消毒纱布包扎,取皮时严格消毒。

【操作要点】

1. 睑皮下及穹隆部结膜下浸润麻醉。距睑缘 3～4mm 做从内眦到外眦的皮肤切口,如为中央高度超过 10mm 的较大皮瓣移植,则切口还需超过眦角 3～5mm。

2. 潜行分离松解全部瘢痕条带,彻底清除皮下瘢痕组织,使眼睑恢复正常位置,在上、下睑中内 1/3 和中外 1/3 交界处做两针睑缘缝合,使睑缘处于闭合状态。如伴睑缘过长,可行睑缘缩短术或外眦部再联结术。

3. 以无菌技术取大于植床区约 1/3 的全厚移植皮片,供皮区分离后直接缝合、包扎,术后 10 天换药拆线。植床充分止血后，将植片铺于缺损区，以 6-0 丝线间断缝合固定皮片，结扎缝线，每隔 2 ~ 3 针留一长端。

4. 将浸有抗生素的纱布卷或凡士林纱布卷置于皮片上，再加干纱布，留置的长端缝线相对结扎在纱布卷上，起到压迫固定皮片作用。然后绷带加压。

5. 术后全身应用抗生素，双眼包扎 5 天，6 ~ 8 天更换敷料，10 ~ 12 天拆除皮片及睑缘缝线，继续加压包扎 4 ~ 5 天，术后 2 ~ 3 个月剪开睑缘。

【注意事项】

下睑宜用全厚皮瓣，上睑宜用较薄的全厚皮瓣。为防止和减轻皮瓣收缩，应充分切除皮下瘢痕，皮瓣够大，睑缘缝合时间为 2 ~ 3 个月。

睑外翻睑缘缩短术
（shortening procedure of palpebralis limbus）

睑外翻睑缘缩短术指紧缩下睑皮肤和睑板以矫正睑外翻。

【适应证】

老年性眼睑组织松弛、延长而引起眼睑下坠外翻，部分麻痹性睑外翻及结膜下睑整形术后下睑松弛者。

【操作要点】

1. 外眦水平缩短术

（1）在外眦部做一朝向耳垂方向长约 1.5cm 切口，并将下睑从外眦韧带上分离出来。

（2）将下睑向上牵拉，使其恢复到正常位置时需剪除超过外眦部分的眼睑，一般约 5 ~ 7mm。

（3）从断端睑板缘进针，将下睑再缝到残留的外眦韧带或骨膜上，使眼睑能贴着眼球，再将睑板上组织缝于外眦韧带以加强其悬吊作用，皮肤以 6-0 丝线间断缝合。

2. 切开缘间的三角形切除法

（1）局麻下做下睑外侧 2/3 睑缘缘间切开，将下睑分为前（皮肤肌肉层）、后（睑板结膜层）两层，在外眦处沿下睑弧线稍向外上延长皮肤切口 15mm，再从切口末端做一约 18mm 垂直切口，将皮瓣从肌层剥离。

(2) 用剪刀将外 1/3 睑板、结膜层做一“V”字形切除，其宽度视睑缘松弛状况而定，以细单丝尼龙线连续缝合，使之对合后睑板重新贴合眼球。

(3) 将皮瓣向外收紧，在外眦做睑缘间断缝合，铺平皮瓣，多余睫毛及皮瓣做相应剪除，间断缝合皮肤切口，睑板缝线收紧后用胶布固定。

【术后处理】

术后轻压包扎，3 天后换药，4 ~ 6 天拆皮肤线，10 天后拆除睑板缝线。

五、双 重 睑 术

双重睑(double eyelid)指有明显上睑皱襞者。如睁眼时上睑皱襞看不出则为单睑。部分单睑者上睑皮肤较厚，上眶部脂肪较多甚至在睑皮下及睑板前均有脂肪，睑裂狭窄。因美容需要而要求行双重睑术者，术前应认真检查、分析，制订合理方案。常用方法有缝线法、埋线法及切开法等。

埋线法(buried suture method)

【适应证】

适用于隐性重睑、上睑皮肤薄、脂肪少无内眦赘皮及睑皮松弛的单睑患者。

【操作要点】

1. 在所定的重睑线上做三个等距离皮肤小切口，长约 2mm。

2. 翻转上睑，用 5-0 丝线或美容线分别自穹隆部进针做经睑板上缘和皮下的三组褥式缝合，每组线头从同一皮肤切口穿出结扎，埋藏于皮内，切口不用缝合，伤口不用包盖。

切开法(procedure with skin incision)

【适应证】

适用于各种类型的单睑,尤其是上睑皮肤厚、脂肪多的“肿眼泡”。中老年皮肤松弛者或有内眦赘皮者。

【操作要点】

1. 上睑皮下浸润麻醉,沿所定重睑线切开皮肤直达肌层,分离暴露睑板,向睑缘侧稍行分离,并剪除少许切口下缘眼轮匝肌。

2. 上睑脂肪多者,打开部分眶隔,用血管钳夹住脂肪组织,切除溢出之脂肪,用电凝法或烧灼法充分止血后,松开血管钳余下脂肪退回眶内,缝合眶隔。

3. 皮肤松弛者剪除多余皮肤。

4. 用5-0丝线由切口下缘经睑板上组织至切口上缘皮肤做等距离间断缝合3~5针,用抗生素眼膏涂伤口后以窄纱布条覆盖。

5. 术后轻加压2~3天,4~5天拆线。

【注意事项】

1. 术前后认真检查眼部情况,如有轻度上睑下垂或重症肌无力,拆线后不会出现双重睑。

2. 如有内眦赘皮,则手术时应先做内眦赘皮矫正(如“Z”成形术),后做双重睑术。

3. 充分了解患者职业、心理素质情况,并将检查情况记录在案,术前、术后照相。

【并发症及处理】

1. 睑缘畸形、睫毛外翻畸形、双重睑不对称:主要由于切除皮肤过多或不等,切除眼轮匝肌不均或缝合时皮肤过紧或穿睑板过深。术前认真画线,术中仔细操作可避免,严重者需再次手术。

2. 术后上睑瘢痕、上眶区凹陷、重睑线不平整:前者主要由于切除脂肪或肌肉过多,使提上睑肌与皮肤粘连造成。严重眶区凹陷畸形需用异体筋膜或自体真皮脂肪充填。

3. 粟粒瘤：多发生在埋线法，主要由于缝线过浅或切开法间断缝合线保留过长引起线头反应所致。可用细针穿破其顶部或早期拆线。

4. 术后血肿：术中仔细止血，尤其切除脂肪者更应彻底止血，术后加压包扎2～3天可防止血肿形成。有报道因眶内血肿致视网膜中央动脉或静脉阻塞发生失明者。

六、上睑下垂矫正术

缝线法（square type suspension）

本法为额肌提吊法的一种，除丝线外其他提吊物可以为自体阔筋膜、皮肤、肌肉、硅胶带等。

【适应证】

1. 双眼先天性上睑下垂。

2. 先天或后天性提上睑肌功能完全缺乏的上睑下垂。

3. 伴有眼睑综合征的先天性上睑下垂。

【操作要点】

1. 局麻下在睑缘上方3～4mm处，分别在睑正中及距内、外各5mm处各做一小切口直达肌层，另在相对眉弓上3mm内外稍散开做同样三个小切口，深达骨膜。

2. 用较长半直针分别引一20cm长的“0”号丝线，穿切口皮下肌层，分别带睑板及骨膜做两个倒向梯形线圈，分别在眉弓内、外侧切口内结扎，结扎前调整缝线松紧度，使睑缘高度及形态满意。

3. 皮肤切口自然愈合或以6-0尼龙线缝合关闭。术后涂抗生素眼膏，双眼包扎，每日换药，5天拆皮肤缝线。

【并发症及处理】

术后可因缝线存留发生早期或晚期感染，亦可能因缝线切割组织而致上睑重新下垂，可切开除去缝线，仍有下垂者改用其他方法。

提上睑肌缩短术(shortening of the levator)

【适应证】

双侧或单侧肌力在4mm或以上的先天性、老年性、外伤性及其他类型的上睑下垂。

【操作要点】

1. 翻转上睑,上穹隆部结膜下注入0.5ml局麻药。沿睑板上缘上2mm切开结膜,用钝剪于结膜和Müller肌间潜行分离,直到上穹隆的顶端。

2. 沿睑缘眼轮匝肌下及眶顶提上睑肌方向注入2ml局麻药,皮肤沿重睑线切开深达肌层。

3. 在皮肤切口下唇中央穿过一牵引线,将上睑引向下方。做眼轮匝肌下潜行分离,至睑板上缘上5~6mm,暴露眶隔。在睑板上缘上3mm处打开眶隔,找到脂肪用拉钩将眶脂肪上拉,其下方即为上睑提肌腱膜。

4. 在睑板上5mm提上睑肌做三对缝线,于睑板上缘缝线下将提上睑肌切断,向上充分分离。

5. 做睑结膜连续缝合。

6. 沿提上睑肌两侧缘,避开泪腺及滑车神经向上剪开提上睑肌内、外角及节制韧带,使提上睑肌松动。

7. 调整睑缘高度、弧度。在拟缩短的提上睑肌处,做三对褥式缝线,将缝线经睑板组织缝系于睑板中央近睑缘位置,在认为睑位置矫正满意时剪除多余提上睑肌。

8. 皮肤缝合。对侧为单睑则皮肤直接缝合,如为重睑则皮肤做睑板固定缝合。下睑缘皮肤做1~2个暂时牵引缝线,固定于眉毛上方,将下睑提起以保护角膜及支撑上睑。

9. 术后结膜囊内涂抗生素眼膏,绷带轻加压包扎,术后2天换药,3~5天拆除下睑牵引线,5~6天拆除结膜及皮肤缝线。

【并发症及处理】

1. 误伤泪腺及上斜肌:主要是由于剪断提上睑肌内外侧

角及节制韧带时太靠近内外侧眶缘引起。剪开时，应离眶内壁8mm，眶外壁5mm。

2. 睑停滞及闭合不全：主要出现在重度上睑下垂、肌力较差者。有时是由于提上睑肌分离不完全，或提上睑肌过度缩短引起，早期发生多属自然现象，一般于术后数月内逐渐改善或消失。若误缝到眶隔、上斜肌腱节制韧带这种情况，将不会自行改善，手术时应尽量避免。

3. 矫正不足：手术台上已发现矫正不足应立即拆除缝线，重新缝合。术后明显的矫正不足应在10天内重新切开矫正。

4. 睑缘畸形：多由缝线分布不均、进睑板深浅不一或距睑缘过近引起三角畸形、内翻、外翻等。术时发现立即矫正，术后发现打开原切口调整缝线或分离过矫的肌肉部分。

5. 缝线崩脱：表现在术后数天内，眼睑突然由正常位置变为明显下垂。应重新缝合。

七、外眦缝合术

外眦缝合术

【适应证】

麻痹性下睑外翻、先天性大睑裂、睑裂不等大等。

【操作要点】

1. 外眦部睑缘缝合术（canthoblepharorrhaphy）

（1）标记出需要缩短的睑裂范围。

（2）局麻下将外眦部上、下睑游离缘的上皮组织切除，相对创面用4-0丝线做两针直接缝合，适用于单纯的睑裂过大。

2. 外眦缩短缝合术（Fuchs，canthoblepharorrhaphy）

（1）估计需要缩短的睑裂长度，局麻下在预备缩短处分别做上下睑缘的灰线切开，层间分离睑板结膜层及皮肤肌肉层。

（2）在上或下睑切除皮肤肌肉层一个三角，在对应眼睑则切除睑板结膜层一个相似三角。

(3) 将留下皮肤肌肉层的眼睑沿睑板切断处做垂直剪开并剪去睑缘，并将其结膜断端与对侧结膜层边缘做连续缝合，线端引出睑裂外。

(4) 经睑板穿过一褥式缝线由皮肤肌肉层穿出，以加强眼睑两层组织的贴合。

(5) 把游离的皮肤肌肉层覆盖于对应三角形的皮肤肌肉层 缺损面上，以 5-0 丝线或尼龙线间断缝合。

(6) 术后单眼包盖，5 天后拆线。

八、结膜囊成形术

结膜囊成形术手术（plasty of cul-de-sac）的目的是纠正结膜囊狭窄，使之能装置义眼，改善外观。首先要彻底分离粘连，切除肉芽和瘢痕，根据需要行不同来源的组织移植。最常用的有口腔黏膜移植。如缺损面大或行全结膜囊修复时，多采用中厚断层皮片修补。由于不同的病情，结膜囊成形术包括以下几种情况。

下穹隆浅或脱垂的复位术

【适应证】

适用于眼脂肪突出，下结膜囊浅、脱垂而无结膜缺损者。

【操作要点】

1. 结膜下、下睑皮下及眶下缘局部浸润麻醉。

2. 开睑钩拉开上、下眼睑，暴露结膜囊，在结膜囊底部由内眦到外眦做结膜水平切开，也可在颞下方做一垂直切口，用剪从切口分别向上、下方分离结膜，下至眶下缘，上方至结膜囊最深处，并将眶脂肪压向后方，必要时将突出于穹隆结膜下的脂肪予以部分切除。

3. 用 5-0 丝线连续缝合结膜，于下穹隆部均匀做三对褥式缝线，结膜囊三组线圈之内置一软塑料管，缝线经眶下缘带骨膜在相应的下睑皮肤面穿出,结扎在橡皮条上。

4. 修复后的结膜囊内置入大小适中的眼模。

5. 术后用绷带加压包扎,48 小时首次换药,6 天后拆除结膜缝线,10 天后拆除褥式缝线,两周后装置义眼。

下穹隆浅窄修复术

【适应证】

该手术适用于上穹隆正常,下穹隆变浅或消失,但结膜下瘢痕不重,因有结膜缺损需用口腔黏膜移植修复。

【术前准备】

术前 2 ~ 3 天用复方硼砂溶液漱口,术前 1 小时再漱口一次。

【操作要点】

1. 局麻及结膜囊切口分离同前所述,如有瘢痕需分离清除,试放眼模。

2. 根据缺损创面大小、形状切取下唇黏膜,以 6-0 丝线间断缝合于下穹隆部结膜创面上。

3. 下穹隆深部做三对褥式缝线,经眶下缘骨膜穿出相应皮肤面垫以橡皮片后结扎,结膜囊内放置眼模。

4. 术后轻加压包扎,唇黏膜创面以凡士林纱布覆盖,术后 5 天首次换药,以后隔日换药,10 天后拆线。3 ~4 周后解除绷带,取出眼模,装上较大义眼,一个月后更换合适义眼。

全结膜囊再造(reconstruction of cul-de-sac)

【适应证】

适用于全结膜囊缩窄,上、下穹隆已完全消失者。由于创面缺损大,故需用较大游离中厚断层皮片移植加以修复,亦称皮囊术。

【术前准备】

眼睑变形缺损应先行修复,术前 2 天备皮,术前 1 天用抗生素,手术采用局麻或全身麻醉。

【操作要点】

1. 分离结膜囊清除瘢痕组织,沿上、下睑缘之内 2 ~ 3mm 切开结膜,将残存的结膜瘢痕全部清除。如有眼球,行睑球分离,避免穿透角膜。在上、下睑内面向原来上、下穹隆分离,除上方正中分离时不要过分靠近眶顶以免损伤上睑提肌外,内、外、下方均达眶缘。

2. 试放眼模,以较为松动为适合。

3. 以取皮机于大腿内侧切取中厚皮片,面积约为眼模面积的两倍。将皮片包裹眼模,修整后以细尼龙线或 5-0 丝线分段做连续缝合,形成一个皮囊,缝线引出眼外。

4. 创面充分止血后将带皮片的眼模置入分离的结膜囊内做上、下睑缘缝合。

5. 术后加压包扎,全身抗感染,7 天首次换药,10 天拆线,继续包扎 3 ~ 4 周,3 ~ 6 个月后剪开睑缘,然后换置较大义眼,待眼内组织收缩完全稳定后,再更换合适义眼。

【并发症及处理】

1. 取皮片不合适:如取皮失误或太小,不能完全包裹眼模时,宜另外取皮。

2. 术后感染:如术后有大量渗液,考虑感染,可由睑裂部眼模孔中注入抗生素液冲洗,如仍未控制,则拆除睑缘缝合,取出眼模,待炎症控制后,再做第二次手术。

3. 术后眼模移位或脱出:由于术后皮片强烈收缩,使眼模向前或向下移位,可试用加压包扎,如眼模已部分挤出或改用小眼模也不能放入,则手术失败,考虑再行手术。

九、泪囊摘除术

【适应证】

1. 慢性泪囊炎因种种原因不适合做泪囊鼻腔吻合术者。

2. 泪囊黏液囊肿或肿瘤。

3. 伴有慢性泪囊炎的化脓性角膜溃疡,以及需要做内眼手术者。

【麻醉】

切口局部浸润麻醉,滑车下及眶下神经阻滞麻醉。

【操作要点】

1. 由内眦内侧、内眦韧带上方 3mm 起,向下沿皮纹做长约 20mm 切口。

2. 分离皮下组织及眼轮匝肌,暴露泪囊窝,内眦韧带下方、泪前嵴外侧即为泪囊,撑开肌层,打开泪筋膜,即可见到带灰蓝色的泪囊。

3. 钝性分离泪囊,上至内眦韧带底部,下到鼻泪管开口。剪断泪小管,泪囊游离后提起泪囊,自鼻泪管开口处将泪囊剪断,摘除泪囊。

4. 刮除鼻泪管黏膜,检查泪囊是否完整,破坏泪小管,使其内腔闭塞,如有泪囊瘘,将瘘管周围瘢痕组织剪除。用 2.5% 碘酒烧灼泪囊窝及鼻泪管口,再用 75% 乙醇溶液擦洗并用生理盐水冲洗创面。

5. 用 6-0 丝线分层间断缝合切口,局部加压包扎,术后 48 小时换药。5 天后拆线。

【并发症及处理】

泪囊穿破与残留。操作时注意顺着泪囊窝骨面分离,剪除泪囊时应在鼻泪管入口处,并应清除鼻泪管黏膜,破坏泪小管上皮。术后出现黏液脓性分泌物需再次手术清除。如术前先在泪囊内注入染色剂,可帮助辨认泪囊,以防残留。

十、泪囊鼻腔吻合术

泪囊鼻腔吻合术(dacryocystorhinostomy)是将泪囊与鼻黏膜直接吻合,使分泌物和泪液由泪囊直接到中鼻道。根据手术入路不同包括经皮外路泪囊鼻腔吻合术和经鼻内镜下泪囊鼻腔吻合术。

【适应证】

泪点及泪小管正常、泪囊不过小的慢性泪囊炎。

【禁忌证】

泪囊急性炎症。

【术前准备】

1. 术前排除鼻腔及鼻窦疾病,如有应先行治疗。

2. 查出、凝血时间及血小板计数。

3. 术前 1 ~ 2 天用抗生素液冲洗泪道,1% 麻黄碱液滴鼻。

【麻醉】

经皮外路泪囊鼻腔吻合术:

皮肤切口浸润麻醉,滑车下、眶下及筛前神经阻滞麻醉,共 2ml。鼻黏膜用浸有 1% 丁卡因液及 1∶1000 肾上腺素液或 1% 麻黄碱液纱布条塞在中鼻甲前端。

【操作要点】

1. 皮肤切口:自内眦内侧 3mm、内眦韧带上 3mm 起沿鼻翼皱褶切开皮肤长约 2cm。

2. 暴露泪囊窝:钝性分离软组织,找到泪前嵴,在泪前嵴前 2mm 用刀尖切开其骨膜,用骨膜分离器沿泪囊窝分离骨膜,使骨膜连同泪囊一起离开泪囊窝。

3. 造骨孔:可用电钻、手凿或咬骨钳造一个长 15mm、宽 10mm 椭圆形骨孔。上界平内眦韧带,前界在泪前嵴前 2 ~ 3mm,下界至鼻泪管上口,后界在泪颌缝。

4. 泪囊鼻腔吻合:将骨孔内鼻黏膜和泪囊各做一"I"形切开,分别将前、后叶对缝两针,在前叶结扎前从切口放入两端带线的胶管,一端送入鼻腔引线固定在鼻翼旁,一端从泪囊顶端缝双线由皮肤穿出,垫皮圈后收紧结扎,以防胶管滑入鼻腔,结扎前叶。

5. 皮肤缝合:皮下软组织及皮肤分层间断缝合,术后轻加压包扎,5 天拆线,7 天抽管。术后应进行数次泪道冲洗。

经鼻内窥镜下泪囊鼻腔吻合术

【麻醉】

麻醉:泪点表面麻醉,2% 利多卡因和 0.75% 布匹卡因

（加入1∶100 000肾上腺素少量）眶下神经、滑车下神经、筛前神经阻滞麻醉。鼻黏膜用浸有1%丁卡因液及1∶1000肾上腺素液或1%麻黄碱液纱布条塞在中鼻甲前端。2%利多卡因（加入1∶100 000肾上腺素少量）鼻黏膜下浸润麻醉。儿童及不配合患者全麻。

【操作要点】

1. 泪囊定位：鼻内窥镜下泪囊上界平中鼻甲附着处或其上5～8mm，前界为上颌骨额突，后界为钩突。解剖标志不清楚患者可利用冷光源经过泪点插入泪囊照射定位。

2. 暴露泪囊窝：钝性分离软组织，找到泪前嵴，在泪前嵴前2mm用刀尖切开其骨膜，用骨膜分离器沿泪囊窝分离骨膜，使骨膜连同泪囊一起离开泪囊窝。

3. 制作鼻腔外侧壁黏膜瓣：在鼻腔外侧壁，以钩突为后界，自中鼻甲根部鼻丘作一蒂位于中鼻甲根部上方的"U"形鼻粘膜瓣，深达骨膜下，约20～15mm。分离鼻黏膜瓣，暴露上颌骨额突、前部泪骨及颌泪缝。

4. 造骨孔：若上颌骨额突骨质坚硬的情况可用凿、锤或者电钻磨除。部分病例尤其是复发性泪囊炎还可以采用激光、射频等制作和扩大骨孔。

5. 泪囊切开：泪小点插入泪探针进入泪囊，将泪囊鼻侧壁顶起。在探针引导下用刀片在泪囊内侧壁前缘纵行切开，并在切口上下各做一横切口，形成一基底在后缘的泪囊黏膜瓣。需要强调泪囊黏膜必须全层切开，去除泪囊内所有结石和肉芽等。

6. 泪囊鼻腔黏膜瓣处理：将泪囊黏膜瓣翻转向后，与钩突前缘鼻黏膜相贴。然后将鼻外侧壁黏膜瓣复位覆盖于上颌骨额突裸露的骨质，用可吸收止血材料局部填压固定泪囊和鼻黏膜瓣。可以同时采用硅胶管自上下泪点穿入，经过造孔处进入鼻内，再相互打结固定于鼻腔。

【注意事项】

骨孔不应小于10mm，吻合口力求确实吻合，腔内可留置长支撑管，术后切口不用纱枕过分加压，并力求早期冲洗泪道，如发生阻塞需再次手术，可在2～3个月后施行。

【并发症及处理】

1. 出血：术中出血主要由于鼻黏膜损伤或骨板内出血，可用肾上腺素止血、鼻部填压止血。术后出血多在48小时内，主要由吻合处出血，小量渗血无需特殊处理，较大量出血除使用止血药外，请耳鼻咽喉科医生协助做鼻内填塞等处理。

2. 鼻黏膜断裂：小的撕裂可不处理。较常见的为前缘断裂，可将后叶与较短泪囊后叶吻合，而将泪囊前叶挂缝在鼻黏膜上。后缘断裂可直接吻合前叶。如完全破碎不能缝合，可除去鼻黏膜不缝合，在通道内填塞油纱条，一端送入鼻腔，术后3日取出。

3. 吻合口阻塞：术后一周出现流泪往往是由鼻黏膜水肿所致，可用麻黄碱滴鼻，部分会通畅。如术后2～3周后重新流泪，冲洗不通，可能是由于骨孔过小，缝合不当，血凝块、肉芽阻塞或鼻部异常，导致吻合口阻塞闭合。

十一、微创泪道内镜下泪道成形术（含激光、微钻和环切）

【适应证】

1. 泪道器质性狭窄或阻塞患者，尤其是膜性狭窄或阻塞。
2. 泪道结石，息肉，异物和膜性泪道阻塞患者。
3. 复发性泪道阻塞的治疗，多联合泪道置管术。

【禁忌证】

严重的心、脑、血管、精神、神经、过敏、代谢疾病和其他影响操作进行的全身疾病，先天或外伤等原因导致无泪点或泪点瘢痕化患者，外伤导致的泪道断裂或骨折后骨移位所致的瘢痕性和骨性泪道阻塞患者。

【麻醉】

泪点1%丁卡因表面麻醉，2%利多卡因和0.75%布匹卡因（加入1：100 000肾上腺素少量）眶下神经、滑车下神经、筛前神经阻滞麻醉，1%丁卡因加1：1000肾上腺素混合液鼻腔表面麻醉。儿童及不配合患者全麻。

【操作要点】

1. 泪点扩张器扩张上或下泪点后插入泪道内窥镜(成人用1.1mm直径,小儿用0.75mm直径),顺着上或下泪小管的方向进入泪囊,抵住骨壁后旋转插入鼻泪管并进入鼻腔。如果遇到泪道完全性阻塞不能进入鼻腔,则泪道内窥镜插入泪道阻塞部位(可能泪小管,泪囊或鼻泪管)。

2. 泪道内窥镜边回退边轻柔灌注保持图像清晰,直视下动态观察全程泪道或阻塞部位之前的泪道黏膜改变、病变部位、分泌物及膜形成状况。同时通过录像、照片和文字记录并储存。

3. 根据泪道黏膜情况,炎性改变、结石、息肉、狭窄和瘢痕可在直视下准确定位,采用微型电钻或不同类型激光或环切探头直视下对准阻塞部位治疗,去除病变组织,解除狭窄或阻塞,术中泪道内窥镜下观察治疗后即刻效果。

4. 一边由灌注通道注入曲安奈德20～40mg,一边逐渐退出泪道内窥镜,部分患者同时联合泪道置管术。

【注意事项】

泪道内窥镜进入泪道手法轻柔,按照正常泪道的走行推进,所有激光、微钻和环切的操作均应在直视下施行,避免假道。

【并发症及处理】

1. 出血:由于泪道和鼻腔黏膜的损伤,术中术后均可能出现鼻出血。但出血量一般甚少,大多自行缓解,出血量较多时可鼻腔填塞,一旦出现大量出血,请耳鼻咽喉科医生协助行后鼻孔填塞,适当使用止血药。

2. 泪道再次阻塞:微创泪道手术简单,安全,微创,有效,但也存在手术风险和复发的可能。注意实事求是的与患者及其家属交流,泪道阻塞可能复发,如复发可再次手术。

十二、前房穿刺术

【适应证】

1. 外伤性前房全积血,眼压增高,药物治疗无效。

2. 视网膜术后前房有乳化硅油需行前房穿刺冲洗术。

3. 化学性眼外伤，尤其是严重碱烧伤早期，放出碱性房水减轻眼内反应。

4. 其他原因需立即降低眼压，挽救视功能，或其他手术需要者。

【操作要点】

表面麻醉下以前房穿刺刀、剃须刀片或注射器针头在角膜缘内透明角膜做穿刺切口。操作时相对应处角膜缘以有齿镊固定，并轻加压对抗，避免损伤虹膜及晶状体，穿透后轻压后唇缓慢放出房水。如前房内有凝血块，必要时可加行前房冲洗术。术毕，前房内可注入生理盐水或空气以恢复前房深度。术后涂抗生素眼膏包盖术眼。

【注意事项】

穿刺或冲洗针避免进入瞳孔区以免损伤晶状体。

（项　楠　胡维琨）

十三、屈光性角膜手术

目前屈光性角膜手术主要包括准分子激光屈光近视治疗及飞秒激光近视治疗技术。

准分子激光治疗近视眼的适应证。

1. 年龄在 18～50 周岁。

2. 不能或不愿使用普通眼镜及角膜接触镜。

3. 矫正视力≥0.5。

4. 近视在 100～2000 度，散光在 600 度以内。

5. 屈光度稳定在一年以上（每年变化<0.5D）。

6. 无其他眼部疾病及相关的全身性疾病。

准分子激光治疗近视眼的禁忌证。

1. 患有圆锥角膜、青光眼、兔眼、干眼症、角膜内皮变性等眼科疾病者。

2. 有眼部活动性炎症病变者（如急性结膜炎、睑缘炎、角膜炎、角膜溃疡、泪囊炎、虹睫炎等）。

3. 曾经发生过眼底出血、视网膜脱离者（视目前情况而定）。

4. 高度近视且瞳孔过大、角膜过薄者。

5. 矫正视力极差的重度弱视者。

6. 对视力要求极高，又对手术思想顾虑极大者。

7. 具有瘢痕体质、糖尿病、自身免疫性疾病等影响角膜伤口愈合的患者。

8. 有精神疾病且正在服药者。

术前检查。

1. 系统的眼部检查：包括眼球运动检查、外眼检查、眼压测量、泪液分泌试验、裂隙灯显微镜和眼底检查等。

2. 屈光检查：包括电脑验光，医学验光和散瞳验光三个步骤。验光度数正确与否直接影响手术效果。

3. 角膜曲率检查：最好做角膜地形图检查，因其能更全面了解角膜屈光状态，并排除临床前期圆锥角膜。

4. 角膜厚度检查：如果患者是高度近视，应注意角膜中心切削深度，术前向患者说明有关情况。角膜厚度是决定手术方式的重要指标。

5. 波前像差、角膜内皮细胞计数、前房深度、巩膜硬度及角膜知觉检查等为选择性检查。

准分子激光原位角膜磨削术

准分子激光原位角膜磨削术（laser in situ keratomileusis，LASIK）是目前最广泛采用的近视治疗技术。可以精确消融部分角膜组织，改变角膜曲率而达到矫正屈光不正的目的。

LASIK

【手术过程】

1. 清洗眼睛，常规消毒，滴麻药局部麻醉。

2. 患者平躺在手术床上，开睑器暴露眼球。

3. 使用角膜板层刀在角膜上制作一个带蒂的角膜瓣并掀起。

4. 核对患者手术数据并开始激光手术。患者按医生的指示进行配合,保持头部静止。

5. 切削区冲洗并将角膜瓣复位对合。

6. 重复前手术过程做另一只眼。

【术后处理】

术后一周常规点用抗生素、人工泪液、激素类眼药水各一周。人工泪液可依患者症状延长。

【并发症及处理】

1. 纽扣孔和不完整角膜瓣:应当停止下一步的激光切削,而将角膜瓣复位,佩戴绷带式软性角膜接触镜一天,至少 3 个月后再考虑手术,重新切割一个新的、稍厚的角膜瓣。部分不完整角膜瓣术中可视情况决定立即改行表面切削术。

2. 游离瓣:要尽全力保证瓣的方向性并保护好瓣。切削结束后,复位时应正确识别角膜瓣的正反面,按照原先标记仔细对位。

3. 上皮缺损:小面积的上皮损伤不需处理,对于角膜上皮损伤范围超过 3mm 者,术毕持续佩戴绷带式软性角膜接触镜直至上皮再生,加强使用促进上皮修复药物。避免频繁使用非甾体类消水滴眼液或激素滴眼液。

4. 角膜瓣偏中心:当偏中心达到一定程度,不要进行激光切削,否则容易导致严重的不规则散光,需要将膜瓣复位,延迟到 3 ~4 个月后再重新切割角膜瓣,也可立即改行表面切削术。

5. 术中出血:对于出血较少,未进入激光切削区者,可先不作处理,待激光切削完毕后再将角膜瓣下出血冲洗干净。对于出血较多者,可在出血部位放置吸血海绵片,防止出血进入激光切削区。对于切削后仍出血量较大患者,用蘸去氧肾上腺素的海绵收缩血管。

6. 感染性角膜炎:处理措施包括角膜浸润刮片培养、药物敏感试验、全身应用大剂量抗生素、局部用抗生素液角膜瓣下冲洗。

7. 弥漫性层间角膜炎：轻度可使用1%醋酸泼尼松龙滴眼液局部频繁滴用，重度应掀开角膜瓣，刮除沉积物并送培养，然后用BSS溶液冲洗，同时配合抗感染治疗。

8. 角膜瓣下上皮细胞植入：最常用的是掀开角膜瓣刮除法。

准分子激光上皮下角膜磨镶术 (laser-assisted subepithelial keratomileusis, LASEK)

【适合人群】

1. 角膜较薄的患者。

2. 角膜上皮基底膜异常的患者。

3. 异常的眼眶、睑裂小患者 。

4. 患者特殊职业要求，例如军人、运动员、警察等容易受眼外伤的职业。

【手术过程】

1. 清洗眼睛，常规消毒，滴麻药局部麻醉。

2. 患者平躺在手术床上，开睑器暴露眼球。

3. 使用直径为7.5~9.5mm的酒精罩以瞳孔为中心直紧扣于角膜表面，滴入20%乙醇保留10~30秒钟，随后用海绵吸除乙醇，平衡盐液冲洗干净。

4. 用角膜上皮铲从6点处向上分离角膜上皮，避免破损，直至完成整个上方带蒂的角膜上皮瓣。

5. 核对患者手术数据并开始激光手术。患者按医生的指示进行配合，保持头部静止。

6. 切削区冲洗并将上皮瓣复位。配戴0~-1D的绷带型角膜接触镜。

7. 重复前手术过程作另一只眼。

【术后处理】

术后术一周常规点用抗生素、人工泪液、激素类眼药水各一周。待角膜上皮完全修复后去除绷带型接触镜，患者需遵医嘱定期复诊,激素类眼药水使用时间的长短及多少依术后反应的不同而调整。

【并发症及处理】

1. 角膜上皮下雾状混浊(Haze)。

防治:点用皮质类固醇眼药水。上皮缺损一般 48 小时内修复,必要时加用促进上皮生长药物,术后戴角膜接触镜及角膜盾有助于上皮修复。

2. 激素性青光眼:因术后点用皮质类固醇激素眼药水所致,高敏感者可激发青光眼引起视功能损害,因此定期复查眼压极其重要。

Epi-LASIK 是 LASEK 的一种,使用微型角膜上皮刀替代角膜上皮铲制作角膜上皮瓣。

飞秒激光辅助的 LASIK 手术

目前市场应用的飞秒激光有:Intralase 公司的 IntraLase 飞秒激光机、Ziemer 公司的 FEMTO LDV 飞秒激光机、20/10 Perfect Vision 公司的 FEMTEC 飞秒激光机、Zeiss 公司的 VisuMAX 飞秒激光机。主要应用于准分子激光角膜原位磨镶术(LASIK)中制作板层角膜瓣,即用飞秒激光代替传统的机械角膜板层刀制作板层角膜瓣。

飞秒制作角膜瓣的优点。

1. 使瓣的厚度更加精确:瓣厚度的精确度一般在±5～10μm,术前可以很好地预测得到一个非常均匀平坦一致的角膜瓣。

2. 不受角膜曲率的影响:使一些因曲率异常的患者能安全的接受手术。

3. 秒激光可使手术范围更广:因用飞秒激光制瓣,可以大大减少瓣厚,使可切削的角膜增加,从而可矫正的度数增加。

4. 飞秒激光使手术更安全:如角膜穿孔、角膜瓣偏中心、不全瓣、碎瓣、游离瓣等并发症发生率下降。

5. 对治疗参数可进行编程:可以根据患者的角膜厚度以及屈光度和瞳孔大小等来设计角膜瓣,设计的内容包括瓣厚度，瓣直径，蒂位置，中心位置，边缘切削角度。

6. 可以更好地维持角膜的稳定性。

全飞秒激光技术　Zeiss 公司的 VisuMAX 飞秒激光系统可以完全不需要准分子激光系统，完全采用飞秒激光矫正近视。

飞秒激光基质透镜切除术 (femto-second lenticule extraction, FLEx)

FLEx 手术是通过取出飞秒激光制作的基质内镜片，实现改变角膜屈光状态的全新手术方式。飞秒激光在角膜基质的层间进行两次不同深度的切割扫描，两次扫描分别按照预设的角膜瓣厚度，以及需要矫正的屈光度数进行。

全飞秒激光扫描完毕，手术医师用特制器械掀开角膜瓣的全层，分离并取出片状的凸透镜角膜组织，最后将角膜瓣复位即可。

飞秒激光微小切口基质透镜切除术 (small incision lenticule extraction, SMILE)

SMILE 手术是指飞秒激光在角膜基质的层间，分别进行两次不同深度的飞秒激光扫描，一次为制作角膜瓣，一次为矫正近视的凸透镜切除。

SMILE 手术的全飞秒激光扫描完毕之后，手术医师用特殊的器械，在角膜瓣的边缘仅仅做一个 4mm 弧度的侧切分离，跨度约 2 个钟点宽。手术医师顺着此微切口，分离并取出飞秒激光成型的凸透镜式片状角膜组织，整个过程不必掀开角膜瓣。

SMILE 手术的全过程实现了真正意义上的微创化，SMILE 手术除了 4mm 的微切口之外，其他部位的角膜瓣边缘不用揭开，基本保持无切口状态。手术后的角膜生物力学效应维持得更好，也可最大限度地减少制作角膜瓣过程引入的眼球像差变化。

(刘　磊)

十四、角膜移植术

用透明的全层角膜置换有病变的全层角膜称为穿透性角膜移植术。用板层角膜置换部分层次的病变角膜称为板层角膜移植术。

板层角膜移植术(lamellar keratoplasty)

【适应证】

角膜病变未侵犯角膜基质深层或后弹力层的浅层营养不良或变性、浅层混浊、血管翳、蚕食性角膜溃疡等。

【禁忌证】

粘连性角膜白斑以及侵犯深层的活动性感染灶,原则上应禁忌做板层角膜移植术。

【术前准备】

患者应按内眼手术术前常规准备,冲洗泪道及结膜囊。

【操作要点】

1. 缝线或开睑器开睑,上、下直肌肌腱处牵引线固定眼球。

2. 植床准备:根据病灶大小选择合适的环钻。环钻先在角膜上轻轻压一次,则出现压迹,观察病灶是否被环钻压迹包围,如果恰到好处则再用同一环钻垂直放置在角膜面上,旋转环钻做环切口,环切深度约在0.4~0.5mm。取下环钻后,用角膜分离器或刀片从环钻切口缘进行角膜板层分离,用镊子夹起角膜片。剖切时应注意始终在同一板层面上,使植床底面光滑平整,防止切穿。切除的病变角膜片暂放于原位,以免尘埃落到植床上。

3. 植片准备:供体眼球用4000U/ml庆大霉素溶液浸泡15分钟后再用平衡液冲洗角膜,无菌纱布包绕眼球,左手握住眼球,保持一定压力。环钻直径宜大于做植床的环钻的直径0.2~0.5mm,环钻应垂直于角膜面,环切深度同植床,分离出的植片应保持在同一板层面上,以便板层植片适合植床。

4. 缝合固定:植片与植床边缘用10-0尼龙线间断缝合。手术结束时,结膜下注射庆大霉素2万U和地塞米松2.5mg,涂1%阿托品眼膏和1/5000HgOCN(氧氰化汞)眼膏,双眼包盖。

【注意事项】

术后全身应用抗生素、激素3~5天。术后每日换药。3天后在裂隙灯下观察,如果植片与植床对应良好,则改为单眼(手术眼)包盖,待移植的上皮修复后则可用激素和抗生素眼药水点眼。3周~3个月内可酌情拆线。

穿透性角膜移植术(penetrating keratoplasty)

【适应证】

1. 各种原因所致的角膜中央部白斑。
2. 各种角膜营养不良和变性。
3. 圆锥角膜。
4. 先天性角膜混浊。

【禁忌证】

1. 眼干燥症。
2. 角膜知觉消失者。
3. 葡萄膜炎。
4. 青光眼、低眼压等。

【术前准备】

1. 全身和眼部检查:全身检查同内眼手术。眼部检查包括裸眼视力、散瞳后视力、针孔视力及矫正视力。对于视力因角膜混浊而低于0.1者,可考虑手术。独眼者,即使视力低于0.1,也应慎重。眼压、眼附属器、泪液功能亦应做检查,有异常者,应做适当治疗后再考虑角膜移植术。

2. 术前用药:术前一小时术眼滴1%毛果芸香碱溶液4次缩瞳。其他用药同内眼手术用药。

3. 麻醉:球后麻醉、眼轮匝肌麻醉或球周麻醉,并行压迫眼球。

【操作要点】

1. 开睑与固定眼球:同板层角膜移植术。或缝 Flieringa 环固定眼球以防止玻璃体脱出(无晶状体),眼球塌陷。

2. 植片准备:供体眼球处理同板层角膜移植术。取植片时,助手握住供眼眼球,保持一定压力,手术者将环钻垂直于角膜中央,在旋转环钻的同时施一定压力,切开前房时,眼球压力突然降低,提起环钻时有房水溢出。植片预置一针 10-0 尼龙线。环钻未钻透的部分则用角膜剪沿环钻切口剪开,完成植片的制作。再将植片移至无菌小碟内,内皮面向上,用平衡液轻轻洗去植片上的色素,并滴数滴平衡液以防植片干燥。

3. 植床准备:在患眼角膜中央部,用直径比取植片小 0.2～0.5mm 的环钻轻压角膜做压迹划界,观察环钻的环形压迹是否位于角膜正中。确立正中位置后,术者将环钻垂直放在角膜上,向一方向旋转环钻,钻透全层。未钻透的部分用角膜剪完成。用剪时,为了避免虹膜晶状体误伤,可在前房内注入玻璃酸钠。植床制作完成后,将植片移置于植床上。

4. 缝合可做间断或连续缝合。间断缝合法:先缝 12、6、3、9 点钟方位,用 10-0 尼龙线铲形针距植片缘 1mm 进针,从植床缘外 1mm 出针,缝针深度达角膜厚度的 2/3～3/4。根据植片直径大小,一般可缝 16～20 针。连续缝合法:先在 12、6、3、9 点钟方位做间断缝合,再用 10-0 尼龙线铲形针做一周连续缝合,每一象限 4～5 个线环,均匀拉紧线环,使切口紧密对合达水密气密。

5. 重建前房用 20 号冲洗针头从植床缘线间进入前房,注平衡液约 0.2ml 或空气使前房形成正常深度。

手术结束时,结膜下注射庆大霉素 2 万 U 和地塞米松 2.5mg,涂 1/5000 氧氰化汞眼膏,双眼包盖。

【注意事项】

术后全身用药:抗生素及激素 3～5 天。眼部每天换药,共 5～7 天,角膜上皮完全愈合则可去包盖,点抗生素、激素眼药水。换药时点 5% 去氧肾上腺素活动瞳孔。还应该注意观察刺激症状轻重,有无感染或虹膜炎症反应,缝线、创口、前房深浅及虹膜有无异常表现,植片有无水肿、混浊,眼压情况等。如果有感染则加强抗菌治疗;缝线松脱、伤口对合不良、前房恢复延迟或消失应及时做伤口修补和前房注入空气。如虹膜前粘连,小粘连可滴复方托吡卡胺眼药水活动瞳孔,使粘连分开;如粘连超过一个象限应做分离术。如植片水肿发生在术后 48 小时,可观察,无需处理;如果发生在术后 2～3 周,多为排斥反应,应按排斥反应处理。如虹膜前粘连,继发青光眼,则按青光眼处理。术后拆线的时机可根据愈合情况安排在 3～6 个月时。

角膜移植术后移植排斥反应及处理

角膜移植术后,在无虹膜前后粘连,无眼压高,也无伤口裂开、内皮损伤、植片移位的情况下,术后成功的透明植片,在术后 10 天突然出现睫状充血,植片上皮与内皮出现排斥线(角膜植片水肿,实质层混浊增厚时排斥线也有看不到的),随之发生上皮和内皮细胞破坏,浸润区植片增厚与透明区之间呈线状分界,前房闪辉和角膜后壁沉着物,上皮水泡,植片脱落,葡萄膜炎等。上述表现均视为移植排斥反应。

可采用以下方法治疗:①糖皮质激素,在排斥反应早期,眼部点 0.1% 地塞米松眼药水,每 15 分钟～1 小时点眼 1 次;地塞米松 4mg 结膜下注射,隔日或隔 2 日 1 次。在高危手术眼,用泼尼松 30～60mg,每日 1 次,口服,可产生明显的临床效果。②环孢素,0.1% 眼药水点眼,每日 6 次。口服环孢素,5mg/(d·kg)。③硫唑嘌呤,50～100mg,每日 1 次。④酌情用散瞳药。

(赵长松　胡　军)

十五、眼球摘除术

眼球摘除术(enucleation of eyeball)是指眼球功能已全部丧失或行将全部丧失,为解除眼部剧痛或为保护健眼和生命安全,以及改善外观等摘除无恢复希望的眼球。

【适应证】

1. 眼内恶性肿瘤尚未侵犯眼球外者,已侵犯眼球的视神经恶性肿瘤,眼表面恶性肿瘤已侵入球壁深层无其他疗法治疗者。

2. 眼球破裂伤,眼内组织严重破坏或脱失,眼球已明显变形,无复明希望者。

3. 顽固而严重的眼内炎症,有不能忍受的疼痛且眼球已明显变形,无复明希望者。

4. 穿破性眼外伤经积极治疗后仍有较大的交感性眼炎危险,预后不良或已发生早期交感性眼炎预后不良者。

5. 其他,如绝对期青光眼、角膜葡萄肿以及美容需要,患者要求摘除眼球者。

【禁忌证】

严重的眼球化脓性炎症及眼眶蜂窝织炎,禁止此手术,以免引起细菌向颅内扩散。

【操作要点】

1. 局麻从外下、外上、内下方眶缘分别行球后麻醉,共注射麻醉药 4 ~ 5ml,另做结膜下及直肌鞘浸润麻醉。小儿用全麻。

2. 开睑器或睑牵引线开睑。

3. 分离结膜沿角膜缘做 360°结膜切口,提起结膜,用剪刀顺巩膜表面向眼球赤道部分离,暴露四直肌止端。

4. 剪断肌肉用斜视钩分别钩出四条直肌,分离并做肌肉止端后预置缝线,于肌肉止端与缝线之间剪断直肌,注意内外直肌需保留较长肌肉止端,以便摘除眼球时提起用。

5. 剪断视神经,钝性分离筋膜与眼球,以固定镊夹住内或外直肌残端,提起眼球,以视神经剪沿巩膜表面从鼻侧或颞侧伸入球后,左右摆动剪尖,在确认视神经位置后,张开剪口,使视神经置于两叶之间,左手上提眼球,右手将剪尖下压,尽量靠后剪断视神经,把眼球提离眼眶,再剪断残余筋膜、斜肌等组织,眼球完整摘除,以湿纱布塞入眶内加压止血。

6. 切口关闭出血停止后,于四直肌中间眶深部置入充填物,将内外、上下直肌各为一组交叉褥式缝合,或固定于置入物表面,稍分离筋膜及结膜,做筋膜囊荷包或褥式缝合,球结膜创缘做水平连续缝合。结膜囊内填入凡士林纱布卷或眼模,敷厚眼垫,加压包扎。

【术后处理】

术后48小时后每日或隔日换药,结膜囊内纱布卷于术后4~5天取出,7~10天拆除结膜缝线。术后两周即可装配义眼。如有置入物,待术后4~8周水肿消退后装置义眼。

【注意事项】

1. 严重膨出的巩膜葡萄肿,术中易破裂,可先行缝合后再手术。

2. 严重破裂伤眼球破裂者,可将伤口缝合后注入生理盐水使眼球膨起后再行手术,这样不易剪破后极部巩膜。

3. 眼内恶性肿瘤应尽量多剪除一段视神经,术后病检如有视神经浸润,应做眼眶内容摘除术。

4. 术中尽量多保留结膜以防结膜囊狭窄,并尽量做眶内置入物充填术。

5. 在剪断视神经时,由于判断错误,剪破眼球后极,此时应迅速将眼球摘除,清洗吸出脱出的眼内容物,撑开手术野,找出残留的断端及视神经,再在视神经处予以切除。

十六、眼内容摘除术

眼内容摘除术(evisceration of eye)是一种保留眼球巩膜,将眼内容物全部剜除的手术。

【适应证】

1. 化脓性眼内炎及全眼球化脓性炎症,视力无光感者。
2. 眼球已无保留价值的新鲜眼球穿破伤。
3. 眼内手术时发生的驱逐性大出血。
4. 无交感性眼炎或已排除眼内恶性肿瘤而需摘除的眼球。

【操作要点】

麻醉:同眼球摘除术,但全眼球化脓性炎症患者应用全麻,因局部注射麻醉药有引起炎症扩散的危险。

（一）角膜切除的眼内容物摘除术

1. 结膜分离：沿角膜缘做360°全周结膜切口，并顺巩膜面向后分离6～7mm。

2. 剪除角膜：用刀片自角巩膜缘约1mm处切开巩膜，伸入小弯剪将角膜完全剪除。

3. 眼内容物摘除：先用睫状体分离器伸入虹膜根部将睫状体及脉络膜做全周分离，用一眼内容剜除匙剜除全部眼内容物。用一血管钳夹着纱布伸入巩膜腔内壁旋转清除净残留色素层组织，并充分止血。用2.5%碘酊涂抹巩膜内壁，然后用生理盐水冲洗。

4. 关闭伤口：将大小适当的植入物放入巩膜腔内，间断或褥式板层缝合巩膜伤口，结膜做水平连续缝合，结膜囊内塞入凡士林纱布，盖眼垫，加压包扎。

（二）保留角膜的眼球内容物摘除术

1. 距角膜缘5mm处做3～9点钟方位结膜切口，在距角膜缘3mm处做一等大巩膜切口，达色素层。

2. 同前法做眼内容剜除。

3. 巩膜腔内放直径约16～20mm置入物，分别缝合巩膜、筋膜及结膜切口，加盖眼垫，加压包扎。或在手术完成后，刮去角膜上皮，再用结膜瓣覆盖全角膜。

【术后处理】

同眼球摘除术。

（项　楠）

十七、白内障吸出术

白内障吸出术（aspiration of cataract）是指晶状体前囊刺破后将晶状体内容物完全抽吸干净。

【适应证】

这种术式适合于没有硬核的白内障，如先天性白内障、成人皮质性白内障（软性白内障），小儿外伤性白内障等。

【禁忌证】

1. 年龄大于 30 岁以上者，已有硬核形成的白内障。

2. 先天性膜样白内障或小儿外伤性白内障已形成机化膜。

【术前准备】

与其他白内障手术术前准备相同。

【操作要点】

1. 开大眼睑后在鼻侧或颞侧上方做小的结膜瓣露出角巩膜缘，以截囊刀或用注射针头自制截囊针自角巩膜缘刺入前房，将晶状体前囊中央切开。

2. 扩大穿刺口到允许进入抽吸灌注针头大小，将连接冲洗液（平衡盐液）的抽吸针头伸入前房将晶状体内容物抽吸出来。

3. 抽吸针头进入角巩膜缘切口如果小于 3mm 不漏水可以不必缝合，恢复结膜瓣即可。

【注意事项】

1. 截囊刀与截囊针刺入前房的入口应与截囊刀或针的宽度或直径相结合，这样即可在维持前房深度的情况下充分截开前囊，用截囊针时可用刀片在角巩膜缘做一深达 2/3 的切口，再用截囊针刺入就比较容易。

2. 抽吸晶状体皮质时可以用不同方向的抽吸针头来完成抽吸在不同方向的残留皮质。

【并发症及处理】

与白内障囊外摘出相同。

十八、白内障囊内摘除术

白内障囊内摘除术（intracapsular, extraction of cataract）是断离悬韧带后，将晶状体完整摘出。囊内摘除术后不会发生后发性白内障，一般矫正视力好，但需要较大切口，不能按常规植入人工晶状体，且晶状体娩出时对玻璃体骚扰大。随着现代囊外摘出手术的开展和日臻完善，目前仅在某些特殊情况下才选用这种术式。

【适应证】

1. 半脱位和脱位的白内障。

2. 在无显微手术条件时对成熟期和过熟期的老年性白内障。

【禁忌证】

1. 先天性和青年性白内障，或年龄在 35 岁以下者。

2. 有脉络膜视网膜病变，如视网膜裂孔、视网膜脱离或一眼经囊内摘除手术时曾发生脉络膜出血等。

3. 高度近视眼，合并有青光眼者也以选择囊外摘除手术比较安全。

【术前准备】

白内障囊内摘除术术前准备与其他白内障手术相同。

（一）麻醉

一般采用局部麻醉，患者有精神异常、极度紧张等情况时用全身麻醉。局部麻醉一般用球后浸润麻醉或球周浸润麻醉、眼轮匝肌麻醉，详细操作与前介绍相同。

（二）降眼压

囊内摘除手术因其切口大，眼内容物容易脱出，充分降低眼压是成功的关键。

1. 药物降眼压：20% 甘露醇溶液、碳酸酐酶抑制药等。

2. 压迫法降眼压：采用机械压迫使眼内水分排出增加，眼内容积减小，达到降低眼内压的目的。

【操作要点】

1. 开睑用开睑器或眼睑缝线的方法撑开眼睑暴露手术野，无论用哪种方法都应尽量避免眼睑压迫眼球。如果睑裂短小或眼球内陷可以做外眦部切开帮助增加手术野。

2. 上直肌牵引囊内白内障摘除手术要求眼球制动比囊外白内障摘除严格。除非充分球后麻醉，上直肌牵引固定也很重要，一方面固定眼球，同时也使眼球下转更充分暴露手术区。

在 12 点钟处,距角巩膜缘 7 ~ 8mm 用有齿镊抓住肌止点做牵引缝线。

3. 距角巩膜缘 4mm 做上半周球结膜切开。

4. 角巩膜缘切口:常规在上方用刀片沿角巩膜缘灰白线做一深 1/2 ~ 2/3 切口,约 180°左右,在 11 点和 1 点钟处做两根预置缝线,再用尖刀或角膜剪完全打开切口。

5. 晶状体娩出:用斜视钩在切口两侧,通常在 9 点钟和 3 点钟处压迫眼球使晶状体晃动,在悬韧带断离后,再用镊子掀开角膜瓣,虹膜复位器(虹膜恢复器)挡开虹膜,充分暴露晶状体,在晶状体前囊膜上 1/3 与 2/3 交界处置冷冻头使之与晶状体粘连,待牢固后轻轻顺势将晶状体完全娩出。

6. 缝合切口:拉紧预置缝线,关闭切口。必要时用虹膜复位器(虹膜恢复器)恢复虹膜,用 8-0 可吸收线或 10-0 尼龙线间断或连续缝合切口至水密。

7. 连续缝合结膜瓣。

【注意事项】

1. 切口:如为半脱位晶状体,切口应选择在晶状体悬韧带完整的部位,能防止或减少玻璃体脱出。根据不同的情况和要求,可将角巩膜缘切口改做角膜和巩膜切口。角膜切口优点是不出血,可避开青光眼术后滤过泡,但切口小,晶状体娩出时较难,且易损伤角膜内皮,伤口愈合较慢。巩膜切口的优点是愈合快,但因其血管丰富,术中易出血。

2. 娩出晶状体:冷冻头温度在 -40 ~ -19℃能使冷冻头与晶状体牢固粘连又不致囊膜破裂,冷冻之前用棉棒吸去晶状体前囊水分,娩出晶状体的力量应柔和,顺势引导,“之”字形切口方向牵引,使悬韧带充分离断后自然娩出,否则易造成玻璃体溢出。冷冻时备平衡液,如发生冷冻头与角膜或虹膜粘连,立刻冲洗解冻。冷冻头的温度太低或太高都会使晶状体娩出发生困难。

【并发症及处理】

(一) 虹膜出血

1. 原因:扩大切口时误伤虹膜;做虹膜周切时撕裂虹膜根

部;或者虹膜红变和凝血功能障碍等。

2. 处理前房:血液未凝固时可用平衡盐液冲洗前房;如果血液凝固,可用抽吸针头抽吸。小的虹膜根部损伤可不做处理;当虹膜根部离断范围较大时,应做根部缝合复位。

(二) 晶状体囊膜破裂

1. 原因:切口偏小,娩出时过急、过猛,白内障过熟,晶状体悬韧带离断不充分等。

2. 处理:小破口,解除原因后仍然可以用冷冻方法摘出晶状体;大破口,可按囊外摘出方法先娩出晶状体核后再抽吸残留的晶状体皮质。

(三) 玻璃体脱出

1. 原因:眼球受压使玻璃体外溢;玻璃体晶状体韧带太强,晶状体娩出时将玻璃体带出。

2. 处理:术前充分降眼压;避免压迫眼球;用剪刀或玻璃体切割机彻底清除前房的玻璃体后再关闭切口。

(张　虹)

十九、白内障现代囊外摘除术

白内障现代囊外摘除术(modern extracapsular extraction of cataract)就是摘出混浊的晶状体而保留完整的后囊的手术方法。它是现代眼科显微手术技术的发展和后房型人工晶状体植入技术发展的必然结果。与传统的白内障囊外摘出术比较,其突出的特点是应用显微手术和闭合注吸系统,从而大大地提高了手术的质量,是目前在我国广泛开展的主要手术方式。

【适应证】

1. 老年性白内障。
2. 并发性白内障。
3. 有硬核的外伤性白内障。

【禁忌证】

脱位或半脱位的白内障。

【术前准备】

1. 术前3天点抗生素眼药水，术前用肥皂水擦拭眼周围皮肤。

2. 术前1小时口服镇静药如苯巴比妥钠30～100mg。

3. 术前45～60分钟术眼点复方托吡卡胺或去氧肾上腺素扩瞳。

【操作要点】

1. 以缝线或开睑器撑开眼睑，做上直肌牵引缝线。做一以穹隆部为基底的结膜瓣。

2. 沿角巩膜缘后界做切口，长约10～12mm，深1/2或2/3，并在12点处全层切开1mm。

3. 以截囊针从12点处进入前房，开罐式截囊，直径约6mm。

4. 取出截下的前囊膜，转动晶状体核。用刀尖扩大穿刺口，然后用剪刀伸入前房扩大角膜缘切口。

5. 用斜视钩轻压下方6点处角巩膜缘，渐渐将核娩出，并顺势将部分皮质冲洗出前房。

6. 用8-0～10-0尼龙线间断缝合角巩膜缘切口，然后用同轴或双管注吸针头伸入前房，边灌注，边抽吸，直至全部吸出前房内残留的皮质。

7. 如需放置人工晶状体，拆除部分缝线后即可予以植入，然后密封切口，在结膜下注射庆大霉素2万U和地塞米松2mg。

【难点及注意事项】

1. 截囊一定要充分、完全，否则会使娩核、清除皮质发生障碍而致使手术失败。截囊时手术显微镜要高倍放大，照明清晰，聚焦准确于囊膜上。保持前房深度，切开线不要太靠近周边。截囊困难时，可用黏弹剂。

2. 娩核切口长度要与核的大小相适应，娩核时要先松动，游离核的先露部分，用压迫法娩出时，力量要缓慢，逐渐加压，如眼压太低娩出困难时,可在核下注入黏弹剂后再娩出核。

3. 冲洗皮质要保持瞳孔散大,维持一定的前房深度与稳定,吸孔始终向上,在周边部吸着皮质,然后拉向中央吸入,要避免吸着前囊边缘或后囊。一旦发现,应立即停止吸引,单用灌注,即可排出。应尽量把皮质吸干净。

【并发症及处理】

1. 晶状体悬韧带断裂一般由截囊或娩核时加压过量引起。处理方法:如无玻璃体脱出,仍可小心完成吸皮质和人工晶状体植入,但不能加压此处。如晶状体已不稳定,最好改囊内摘除术。如已有玻璃体脱出于悬韧带断裂处,则需要做玻璃体切除。

2. 后囊破裂截囊、娩核时加压过重,更多的是清除皮质时,误吸后囊牵拉而致。若破口小,无玻璃体脱入前房,此时可注入黏弹剂堵住破口,用单纯吸引的方法小心吸出残余的皮质,完成人工晶状体植入;如果破口大,皮质较多并有玻璃体脱出时,则需要做前段玻璃体切割术。

3. 皮质未完全吸出可因瞳孔小、截囊不完整,造成不能吸净全部皮质。可用囊膜剪或撕囊镊剪或撕除大片不完整囊膜片,用钩针或虹膜复位器拨开虹膜,尽量清除全部皮质。

二十、白内障超声乳化吸出术

白内障超声乳化吸出术(phacoemulsification,phaco)是使用超声乳化机通过 3mm 大小的切口粉碎白内障,使其呈乳糜状而被吸出,保留完整后囊的手术方法。这是目前最先进的白内障手术方法,其显著的优点是切口小,愈合快,手术时间短,视力恢复迅速,角膜散光小。白内障超声乳化术是当今发达国家普遍采用的手术方法。目前在我国一些大城市医院也正在积极引进和开展,但费用昂贵,还不能普遍推广。

【适应证】

1. 老年性白内障(核极硬呈棕黑色者除外)。

2. 并发性白内障。

3. 先天性白内障。

4. 外伤性白内障。

5. 术后特别要求眼球的牢固性、稳定性和康复快的白内障病例，如近视眼、有视网膜裂孔或经过视网膜脱离手术的眼、哮喘和慢性支气管病、前列腺肥大和肾炎患者、神经系统患者、出血性疾病或糖尿病患者等。

【禁忌证】

1. 极硬的核，如黑色或深棕色核白内障。

2. 脱位或半脱位白内障。

3. 角膜部分混浊、内皮病变，瞳孔不能充分散大，浅前房，小眼球等。

【术前准备】

同白内障现代囊外摘除术。

【操作要点】

1. 缝线或开睑器开睑，做上直肌牵引缝线。

2. 做切口：在上方做约 7mm 长，以穹隆为基底的结膜瓣，瓣下电凝止血。距角巩膜缘后 1.5～2mm 处做巩膜隧道切口，呈反眉形，长约 6mm，深达 1/2 巩膜板层。在 1 点或 3 点角膜缘做前房穿刺口，宽约 1mm。

3. 连续环行撕囊：先将 Healon 注入前房，然后用截囊针在前囊中央做一个引导瓣，继而用截囊针或撕囊镊完成连续环行撕囊。撕开前囊孔的直径一般为 5.5～6mm。

4. 水分离将无尖的细针头插入前囊膜下，从各方向注入 BSS，使囊膜与皮质分离，晶状体可在囊袋内转动。

5. 晶状体核乳化（碎核）：对较软的核可用中央蚀刻成薄盘状或碗壳状，然后从边缘突破而乳化吸出。对于中等硬度的核，则先在核部蚀刻相互垂直的十字槽，然后，借助超声乳化头和从侧切口伸入的第二器械，掰开成四等分，最后每块分别乳化吸出。对于很硬的核，可借助第二器械的帮助先将硬核楔状劈开成 6 块、8 块或更多块，然后分别乳化吸出。

6. 吸净残留皮质及抛光换注吸头伸入周边囊袋内吸住残留皮质，然后拖至瞳孔中央区吸除，最后可用注吸头及普通无尖针头抛光后囊。

7. 植入人工晶状体，关闭切口。常规法植入折叠式人工晶状体或扩大切口至6mm后植入普通人工晶状体，一般巩膜伤口不必缝合，结膜瓣复位后，电凝对合。

【难点】

1. 连续环行撕囊，这样的前囊孔边缘有很好的张力，在超声乳化中可均匀地扩张而不产生周边撕裂而伸延到后囊，因此是非常关键和重要的一步。撕囊一方面要用很好的黏弹剂，把前囊压平，避免撕裂到周边，另一方面要很好地掌握用力大小和方向，可用截囊针和撕囊镊完成。

2. 乳化碎核时，要根据核的硬度不同而采取不同的方法。蚀刻沟槽时，要有足够深度，沟槽不必过于伸向周边，否则会损伤后囊。

3. 吸取皮质时要保持囊袋的开放，从下方开始，先易后难，在周边吸住，移至中央吸出。如上方皮质实在不易吸出。不必勉强，可在植入人工晶状体后，旋转人工晶状体，将其旋出后，再吸出。

【并发症及处理】

1. 切口不适当：若太大漏水，可加缝；太小可适当扩大。

2. 后囊破裂：由于囊袋口撕裂至后囊膜或由超声乳化头误吸囊膜所致。此时应立即停止乳化，扩大切口，注入黏弹剂保护角膜内皮，伸入晶状体圈达到核块下方，轻轻托出核块。如有玻璃体脱出，可行前段玻璃体切割术，残留的皮质可用单针头吸出或在低灌注下小心吸出。

3. 虹膜损伤：是由于虹膜被超声头吸入造成。不能在前房内追赶碎片，不要接近虹膜。一旦误吸虹膜，应立即停止乳化，并踩反流键吐出虹膜。若吸入虹膜组织少，不用特殊处理。损伤过大引起面积缺损、变形时需做节段切除和虹膜修补术。

4. 角膜水肿：是术后最常见的并发症，一般发生于术后1～7天，严重者可持续数周。其原因是由于术中晶状体碎片或眼内操作直接损伤了角膜内皮，或超声能量过大、时间过长等。处理方法重要的是局部应用激素,球结膜下注射或点眼,一般可恢复。

(张晓农 王军明)

二十一、玻璃体切割术

玻璃体切割术(vitrectomy)是清除混浊玻璃体以恢复视力或切除玻璃体内增生膜以解除对视网膜的牵引,促进视网膜复位或取出玻璃体内异物、寄生虫等的一种手术方法。

【适应证】

(一)眼前段玻璃体切割术的适应证

1. 皮质性白内障包括先天性、外伤性和其他眼疾所致的并发性白内障(40岁以下),以及继发性膜性白内障。

2. 晶状体半脱位。

3. 玻璃体角膜接触综合征:无晶状体眼行穿透性角膜移植术后或白内障囊内摘出术后玻璃体疝接触角膜内皮,引起大泡性角膜病变者。

4. 瞳孔和虹膜异常如瞳孔膜闭或闭锁、瞳孔移位、永存瞳孔膜等。

5. 恶性青光眼:无晶状体眼瞳孔阻滞性青光眼。

6. 其他:如上皮植入性囊肿,眼球穿孔伤伴玻璃体脱出者及白内障摘除术中发生玻璃体脱出,玻璃体黏附于手术伤口时,术中应行玻璃体切割术。

(二)眼后段适应证

1. 玻璃体积血

(1) 严重外伤性玻璃体积血:穿孔伤切除时间在伤后2周或一个月内,钝挫伤在3~6个月内,但如小孩、独眼或受伤眼有视网膜脱离者手术可提前。

(2) 糖尿病性视网膜病变的玻璃体积血和非糖尿病性玻璃体积血(包括视网膜静脉阻塞、血管炎、静脉周围炎、贫血等)。

2. 晶状体皮质过敏性眼内炎。

3. 细菌性眼内炎。

4. 玻璃体内金属或非金属异物。

5. 玻璃体内寄生虫。

6. 黄斑前膜及黄斑下新生血管膜。

7. 复杂性视网膜脱离增殖性玻璃体视网膜病变及牵引性视网膜脱离,巨大裂孔性视网膜脱离。

8. 其他如视网膜色素上皮移植等。

【禁忌证】

1. 虹膜红变:重度虹膜红变病例可并发难以控制的继发性青光眼和反复出血。

2. 眼球萎缩和后极部视网膜萎缩难以恢复视功能者。

3. 陈旧性视网膜脱离和视网膜大量增殖性病变者。

4. 有手术适应证但光定位不明确者一般不宜施行,但患者仅存一眼无其他可靠的治疗方法可放宽适应证。

【术前检查】

1. 视功能检查包括视力、光感、光定位及红绿色觉检查,必要时行眼电生理检查。

2. 眼部检查除眼前段常规检查外,应充分散瞳,用三面镜或间接检眼镜详细检查玻璃体及视网膜。特别要注意玻璃体混浊部位、形态、色泽、浓密度、新生血管、机化、后脱离及玻璃体-视网膜粘连等情况。

3. 超声波检查可显示:①玻璃体混浊状态、部位、后脱离及与视网膜的关系。②视网膜、脉络膜脱离。③眼内异物或实质占位性病灶等。对估计手术效果、手术难易程度及可能的手术并发症具有重要意义。因此,应作为玻璃体切割手术的术前常规。

4. 眼内异物者应行 X 线或 CT 检查。

5. 其他:检查对每个接受手术的病例,还应注意眼部有无炎症,全身有无心血管、血液或肝肾疾病,有无糖尿病等,必要时请有关科会诊,以决定能否耐受手术。

【操作要点】

(一) 前段玻璃体切割术

1. 玻璃体切割术务必充分散大瞳孔,术前1小时滴2.5%去氧肾上腺素液及1%阿托品溶液各三次。

2. 一般采用球后麻醉(常用2%利多卡因加等量0.75%丁哌卡因混合液)。对儿童采用全麻。

3. 行前路晶状体切除。

(1) 切口:开睑器开睑,上直肌固定,在2点和10点角膜缘内的透明角膜上用显微玻璃体刀做前房穿刺,在任一切口内插入长灌注针头,并向前房灌注液体,然后用显微玻璃体刀在另一切口内深入瞳孔区刺开前囊膜,并插入晶状体内稍行切划晶状体皮质,若为机化坚韧膜,应用囊膜剪,将机化囊膜剪切成小片,再行切割和吸出。

(2) 切割:退出玻璃体刀或囊膜剪,插入玻璃体切割头做晶状体切割,应避免损伤角膜内皮和虹膜。为将晶状体皮质切除干净,可将灌注针与切割头对换位置,再从对侧进行切割,使瞳孔区完全透明。

(3) 缝合:拔出切割头及灌注针,角膜切口各间断缝合一针。

4. 行后路晶状体切除。

(1) 切口的操作同眼后段玻璃体切割术,但只做颞上及鼻上两个切口。

(2) 在颞上方穿刺口用显微玻璃体刀斜向瞳孔中央,由晶状体赤道部插入晶状体囊内试探晶状体核。若无硬核,将刀向前顶破前囊膜,并充分划开前囊膜,拔刀后换入切割头。

(3) 切割:切割头置于晶状体中央,用抽吸方法清除囊内皮质,切除前囊膜,在切除虹膜后的晶状体时,不要将切割头的口子正对虹膜,并注意控制吸力,以免损伤虹膜。晶状体切除后,如瞳孔区透出眼底橘红色反光,提示玻璃体无明显混浊;如仍显灰白色反光,则说明玻璃体存在混浊,此时应结合术前视功能和超声波检查结果,决定是否继续进行玻璃体切割。

(4) 缝合:当瞳孔区透明后,可结束晶状体切割,拔出切割头及灌注针头。切口的处理与眼后段玻璃体切割术相同。

（二）后段玻璃体切割术

麻醉：表面麻醉、球后阻滞或球周麻醉，小儿全麻。

1. 麻醉后放置开睑器或采用缝线开睑，离角膜缘 2mm 半环形剪开球结膜，并做上直肌牵引线。

2. 巩膜切口，分别选择在颞上、鼻上及颞下象限，在颞上方穿刺点预置一对巩膜蹄系缝线，然后用巩膜穿刺刀在距角巩膜缘 4mm 处（无晶状体眼可在 3.5mm 处）三个穿刺点分别做穿刺切口，刀刃刺入 5mm 深，下方切口插入灌注针头，结扎固定。

3. 放置角膜接触镜。后段玻璃体手术必须安装角膜接触镜才能清晰观察眼底，根据术中需要采用不同的接触镜。

4. 插入光导纤维及切割刀头。调整显微镜放大倍率及焦距，开动切割器，在光导纤维引导下进行眼内操作，包括切割、吸引、玻璃体条索剪断及眼内电凝、光凝等。

5. 眼内操作完结后，按顺序取出切割头、光导纤维及灌注针头。切除巩膜切口内嵌顿或脱出的成形玻璃体。根据情况决定是否行气-液交换、硅油注入等。

6. 扁平部巩膜切口用 8-0 尼龙线做“8”字缝合，5-0 丝线间断或连续缝合球结膜。

【术中注意事项】

1. 严格在显微镜直视下操作，看不清切割刀头位置时切勿开动机器。

2. 切割刀头应始终在导光纤维引导下操作，或者应清楚看到切割头尖端的缺口，以免误切其他组织。

3. 灌注压与吸引力尽可能均等，以维持眼压的动态平衡。

4. 靠近球壁操作时应减少吸力和增加切割频率，以免损伤视网膜。

【术中并发症及处理】

1. 机器发生故障或失灵：每次手术前，先试转机器，各部运转正常后，才能进行手术。每一器械进入眼内前，都要测试其功能，如有异常，立即进行修理或调换。

2. 术中角膜上皮混浊：多因术前过多滴用去氧肾上腺素、肾上腺素或者手术时间过长。当角膜上皮混浊，影响眼内观察时，可用刀片刮去瞳孔区混浊上皮。

3. 术中遇有出血时，应适当升高灌注瓶，以增加灌注压，同时停止吸引。出血过多已影响操作时应停止手术。

4. 术中碰伤晶状体：多因器械入眼内的部位及方向不对，或器械在眼内操作时过分前移，以及切割器杆横压在晶状体后囊上，碰伤晶状体后囊。如损伤较重，影响玻璃体内操作时，应先行晶状体切除，然后再行玻璃体切割。

5. 术中出现脉络膜脱离：多因灌注针未插入玻璃体腔而进行灌注所致。故必须通过瞳孔观察，确定注液针在玻璃体腔，才可进行注液。

6. 晶状体表面：渗出见于静脉周围炎或穿孔伤等血管通透性增加的眼球，有时也由于巩膜切口完成后未能及时插入灌注针，大量液化玻璃体流出使眼压极低，导致血管反应，在晶状体及虹膜面出现一薄层淡红色渗出物，影响对眼后部的观察。严重者可暂缓手术，或做前房穿刺冲洗，或将晶状体及其表面血性渗出物一并切除。

7. 术中损伤视网膜，靠近球壁操作时应减少吸力和增加切割频率，以免损伤视网膜，一旦发生，应按原发性视网膜脱离手术原则处理。

（孙京华　陈建斌）

二十二、视网膜脱离手术

视网膜脱离手术是指以封闭视网膜裂孔为主的、使脱离的视网膜复位的手术。

【适应证】

原发性视网膜脱离。

【术前准备】

1. 患者入院后进行系统的全身检查及血、尿、大便常规检查,抽血查肝功能、乙肝全套,胸部透视,必要时进行心电图检查。

2. 手术眼滴扩瞳、抗生素眼药水。

3. 用直接、间接检眼镜及三面镜反复详细检查玻璃体及眼底,熟悉裂孔的位置、大小、数目,绘出简图。

4. 手术前一日冲洗泪道,剪睫毛。当日冲洗结膜囊,无菌眼垫遮盖术眼。局麻患者术前 30 分钟服苯巴比妥 0.09g。

【操作要点】

(一) 视网膜脱离手术的共同步骤

1. 麻醉:一般采用局部麻醉。在结膜下、筋膜下和球后注射 2% 利多卡因加 0.75% 丁哌卡因等量混合液,加或不加 1∶1000 肾上腺素液。特殊情况或小儿用全身麻醉。

2. 结膜切开与缝合传统结膜切口:距角膜缘 7～8mm,与角巩膜缘平行。现结膜切口多做在距角巩膜缘 1.5～2mm 处,可门式切开、1/2 圆周切开或全周切开。手术结束后,结膜缝合在角巩膜缘的一针固定在巩膜上,余可连续缝合。

3. 切断直肌与复位:根据手术野暴露的需要决定是否切断直肌。如需要切断直肌,则在该直肌腱附着点稍后的直肌肌束上用 3-0 黑丝线做一套环缝合;在套环缝合与直肌附着点之间剪断直肌,把直肌的套环缝线带着直肌松松地固定在手术巾上。再在直肌附着点处用 3-0 黑丝线做一牵拉眼球的缝线,以便暴露巩膜手术区。如不切断直肌,用 1-0 黑丝线在直肌附着点后穿过直肌做眼球牵拉线。手术结束时在结膜切口缝合前,把切断的直肌缝合于原附着点。直肌肌束应与原肌止点对合整齐。

4. 视网膜裂孔定位方法:根据术前检查确定的裂孔位置,在相应的巩膜上缝一线做标记,用有齿镊抓住标记线,轻轻顶压巩膜,用直接或间接检眼镜检查眼底可见到顶压的隆起区在裂孔的后缘则可。也可用电凝或冷凝头在裂孔相应的巩膜上做透热或冷凝,视网膜上可出现灰白混浊斑,如该斑在裂孔后缘即可。定位标记根据裂孔大小可做 1～3 处,根据裂孔的位置可按需要调整。

5. 放出视网膜下液方法：排液的位置原则上应放在视网膜隆起最高视网膜下液最多处。排出视网膜下液应尽量完全彻底。确定排液部位后，用刀尖做2～3mm长的与角膜缘垂直的巩膜切口，暴露脉络膜，使其从小切口鼓出，呈黑色小泡，再用针刺开脉络膜，或用透热电极针灼破脉络膜，放出视网膜下液。注意将巩膜切口安排在填压物下，必要时将巩膜切口用4-0聚酯缝线做蹄系缝合。板层巩膜床内的放水口可不缝合。

6. 封闭裂孔现在最常用的方法有三种，即透热电凝、冷凝和光凝。

(1) 透热电凝：电流通过巩膜时产生热量，引起脉络膜炎症反应，使视网膜与脉络膜形成瘢痕粘连封闭视网膜裂孔。电凝方法是利用电极针或针头电极，对着裂孔区相应处巩膜或板层巩膜层间电凝，电量约80～100mA，时间约3～5秒。电凝后巩膜处为浅棕色点，而透热区眼底的视网膜呈灰白色斑。灰白色电凝斑应包围裂孔。

(2) 冷凝：用于眼科的冷凝剂是二氧化碳（CO_2）或一氧化氮（NO）。冷凝剂经导管达到冷凝头。手术时冷凝头的温度约-60℃，接触巩膜表面约5秒时，脉络膜及视网膜全层破坏，此后形成瘢痕封闭裂孔。如果视网膜裂孔较小，视网膜脱离范围较小者接触巩膜表面冷凝时间应少于5秒，眼底所见冷凝斑为轻度灰白色混浊即可。

(3) 光凝：封闭视网膜裂孔，以氩激光、氙弧灯和红宝石激光等为主。其中氩激光应用便利，可精确控制。最常用于眼手术的氩激光光凝术系统的输出功率总量为3～5W，波长为488.0nm（蓝色）及514.5nm（绿色），对黄斑中心区行光凝术可产生足够的光凝作用。通过三面镜可对需要电凝的位置进行光凝，视网膜立即出现白色光凝点。

（二）手术方法

1. 巩膜缩短术：适用于视网膜小裂孔、锯齿缘离断。方法：①在裂孔相应的巩膜上，沿定位标记线做与角巩膜缘平行的深达1/2～2/3厚度的巩膜切口，向前后做巩膜层间分离，宽为5～8mm，以裂孔被包围在缩短堤内为宜。②在巩膜板层剥离区行放水、电凝或光凝。③1-0 黑丝线做褥式缝合，结扎缝线后即在眼底形成隆起堤（嵴）。

2. 巩膜外垫压术：适用于新鲜扁平状视网膜脱离、裂孔成簇状的多发性裂孔性视网膜脱离、较大裂孔、马蹄形裂孔后缘呈袋形内卷者、上方裂孔下方网膜脱离者等。方法：①在裂孔相应的巩膜面上，做用于固定硅胶海绵块的缝线，用 5-0 聚酯铲形无损伤缝针在硅胶块前后（横加压）或上下（垂直加压）做褥式缝合，缝针深度为巩膜厚度的 2/3，在层间前进 3mm。根据裂孔及硅胶海绵块大小做 2～4 对即可。②如果视网膜下液多，则在加压物区内做巩膜切口放水。③冷凝封闭裂孔。

3. 环扎术和环扎加压术：适用于玻璃体浓缩、视网膜固定皱襞（即属于Ⅱ级、Ⅲ级膜形成）、陈旧性视网膜脱离、视网膜僵硬、无裂孔视网膜脱离、无晶状体眼、牵引性视网膜脱离、多发裂孔且分散者。方法：①一般不切断直肌，在裂孔区相应的巩膜面上做标记，以便做冷凝封闭裂孔。②用 5-0 聚酯无损伤缝针在四个象限赤道部做固定环扎带的套环缝合，环扎带的位置应足以将视网膜裂孔区安排在环扎嵴上或前部。③如果裂孔大于 1 个视神经乳头直径时，则在环扎带下放加压块。④环扎带两端用硅胶袖管套在一起，拉紧环扎带使眼压达正常范围，即达到 3.2kPa（24mmHg）为宜。

4. 视网膜脱离玻璃体手术：适用于视网膜脱离并发玻璃体内积血、ⅢB 级膜形成、漏斗形脱离、牵引性视网膜脱离、巨大裂孔、黄斑裂孔视网膜脱离。手术方法要点：①先切除玻璃体。②剥去视网膜前膜。③使用器械（笛针）吸住翻转的裂孔边缘，使裂孔翻转的边缘复位或使用氟化碳（重水）使视网膜复位。④经裂孔作为引流及气液交换使网膜复位。⑤在裂孔缘做眼内激光或眼内冷凝封闭裂孔。⑥最后在玻璃体腔内用 20% 的 SF6 或 12%～15% 的 C3F8 惰性气体或硅油做眼内填充。

5. 气液交换技术：气液交换技术是视网膜玻璃体联合手术的一个重要组成部分。气液交换方法是采用自动气液交换器，通过加压装置技术（气泵）将气体不断压入玻璃体腔内，玻璃体腔内和视网膜下液通过笛针流出。仰卧位气液交换法为最常用的一种体位(图 3-20-1)。

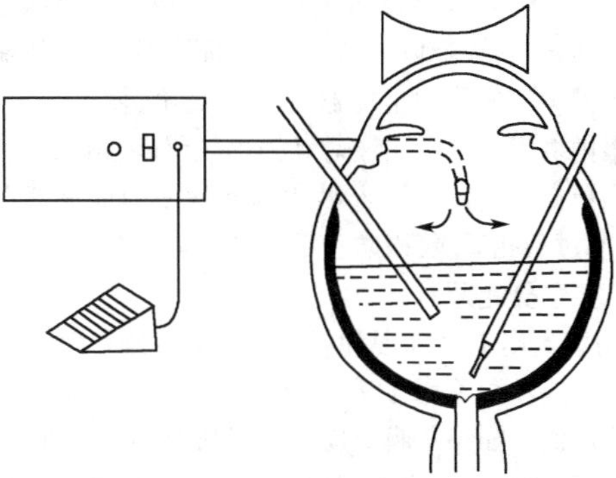

图 3-20-1 仰卧位气液交换法

手术要点:①睫状体扁平部巩膜切口,切口不可过大,以利保持眼球密闭状态。②笛针尖端进入达视网膜表面裂口前即可,如距离过近,液体流出时视网膜可被负压吸到笛针尖端堵塞管口影响液体流出。③气液交换速度不宜太快,注气压保持在 4. 0kPa(30mmHg),否则视网膜下液流出过快可使裂孔扩大。④注气开始时应一次形成大气泡,然后在气泡中央缓缓注入,逐渐形成一完整的气泡。如注入气泡小而多呈蛙卵状影响眼底观察时,可用棉棒轻轻弹压眼球使气泡融合。⑤气液交换完毕后,使眼压不超过 3. 2kPa(24mmHg)为宜。

6. 硅油及氟化碳填充技术。

(1) 硅油填充技术操作要点及注意事项:①先行玻璃体切割,后行气液交换,使视网膜平复,裂孔区行眼内冷凝或光凝。②采用短而粗的特别注射器和专用蝶形针,针嘴和输入管连接处必须牢固或用聚乙烯管连接 5ml 注射针筒,内装 5ml 硅油。针头要牢固固定在巩膜上,缓缓注入硅油。注油和放气同步进行,气体自然从另一切口或放气针孔排出。油气交换应尽可能充分,将气体全部排出。③硅油注入后,眼压维持在 3. 2kPa

(24mmHg)左右,才可取出硅油针,关闭巩膜切口。

(2) 氟化碳(重水)填充术:玻璃体切割完成后,将氟化碳液(比重大于水)经扁平部巩膜切口注入玻璃体腔内至视神经乳头前方,随着注入液体的增加,液平面上升,靠其机械的压迫作用将视网膜下液体向上驱赶经裂孔流出,使视网膜展平,再行裂孔眼内电凝。最后用注射针抽出氟化碳,由长效气体或硅油做眼内填充。应注意注入氟化碳液的平面应保持在裂孔后方,切忌超过裂孔后缘,以防止氟化碳液进入视网膜下。

【并发症及处理】

1. 角膜上皮水肿和混浊:角膜上皮水肿和混浊影响术中观察眼底。应注意不用丁卡因点眼。应用平衡液(BSS)点眼保持角膜湿润。如果角膜上皮发生混浊或部分上皮脱落,为了看清眼底,可将角膜上皮全刮除。术后涂抗生素眼膏包盖,1~2天角膜上皮可修复。

2. 瞳孔缩小:瞳孔缩小影响观察眼底。点1%阿托品溶液和1‰肾上腺素溶液可使瞳孔扩大。也可术前点欧可芬眼液,对抗术中瞳孔缩小反应。

3. 眼球破裂:在手术中,做直肌腱止端剪断时剪破巩膜,或在眼球壁上做褥式缝合时针刺穿球壁,或复发性视网膜脱离再次手术时,原视网膜脱离区的巩膜可能发生坏死,在分离时发生巩膜破裂。球壁破裂可造成医源性视网膜裂孔,手术者必须重视。一切操作应在直视下进行,仔细轻柔操作,防止球壁穿孔。一旦球壁穿孔,应在球壁破裂处给予冷凝或电凝;必要时行巩膜外加压或行巩膜缩短,或放置在环扎带压迫之下。

4. 放液发生的并发症:①放液应注意巩膜切口不宜太大,应在1mm左右,切开巩膜后待脉络膜突出一小泡,用针尖穿刺脉络膜全层即可,使视网膜下液缓缓流出。②不要用力挤压眼球,否则视网膜下液流出太快,而发生脉络膜出血或视网膜、玻璃体嵌入巩膜及脉络膜孔内,致使术后视网膜形成固定皱褶和瘢痕牵引。

5. 眼压升高、光感消失:术中电凝、巩膜外加压、结扎褥式缝线形成巩膜堤时或结扎带束紧时眼压会升高,适度的眼压升高是手术所需要的。但眼压过高,应避免光感消失,则应适当放松缝线,或稍松结扎带,待光感恢复。如果这些办法不能奏效,则做前房穿刺,放出房水,降低眼压使光感恢复。做前房穿刺时应注意勿刺伤晶状体。

6. 葡萄膜炎:视网膜脱离手术无论是电凝或是冷凝,均可使脉络膜发生炎性反应。适度的炎性反应是视网膜脱离手术成功的重要因素。如果冷凝或电凝过度,或因病变范围大,电凝或冷凝的范围亦大,过度的葡萄膜炎症反应可能发生,常发生在术后 2 天内,在一周内进行性加重。表现为前房水混浊,瞳孔区可见灰白絮状物,虹膜后粘连,玻璃体混浊,眼底模糊不清;严重者可发生脉络膜脱离。葡萄膜炎发生后应及时治疗,常用地塞米松 10 ~ 15mg 静脉滴注,3 ~ 5 天后改为泼尼松口服,待炎症控制后逐渐减量。结膜下注射泼尼松 12. 5mg,滴 0. 1% 地塞米松眼药水和 1% 阿托品眼药水散瞳。通过治疗,1 ~ 2 周后症状会好转或消失。

7. 感染:视网膜脱离手术术后眼外感染常发生在 2 ~ 5 天内,患者突然主诉眼痛,检查见有睑结膜充血、水肿,眼分泌物增多。眼内感染可由细菌经放液孔或由眼外感染发展进入眼内。眼内感染多发生术后一周内,表现为患者突然眼部疼痛剧烈,视力锐减,出现前房闪光,玻璃体混浊,进而发生前房积脓,玻璃体积脓。一旦发生感染,应立即在局部及全身应用抗生素治疗。眼内外感染重在预防,在术中应严格无菌操作。使用的医用材料应严格消毒。

(赵长松 李 涛)

二十三、斜视手术

斜视矫正术(strabismus surgery,SS)是把斜视眼矫正为正位,从而建立正常的视网膜对应,恢复正常的双眼单视功能。因此,斜视矫正应在儿童视觉发育的可塑期内施行,以期达到功能性治愈。而成年患者斜视矫正只能达到外观美容,不能建立双眼单视功能。

【适应证】

1. 斜视经非手术方法治疗(如戴矫正眼镜及功能训练)后效果不理想或无效者应考虑手术。

2. 斜视角水平性斜视在8°或15°以上,上下斜视在5°或10°以上,斜视角稳定者。

3. 斜视角恒定、非调节性斜视、先天性斜视而双眼视力良好、异常视网膜对应、斜视角大,无全麻禁忌证和药物过敏史可以考虑早期手术。

4. 间歇性斜视、部分调节性内斜视、后天性斜视、单眼或双眼弱视、正常视网膜对应、小度的斜视角应等待相应时机成熟后再施行手术。

【术前准备】

(一) 术前检查

1. 常规查斜视角常用角膜映照法、同视机、遮盖加棱镜片法(查看远、近距离)及视野计进行斜视角测量。

2. 屈光状态的检查术前在睫状肌麻痹下散瞳检影,并比较矫正眼镜后和不戴眼镜的斜视角。

3. 查眼外肌功能(眼球运动情况)。

4. 查视功能(远、近视力)、视网膜对应状态、三级视功能(同视、融合、立体),是否有弱视。

5. 查屈光间质、眼底排除其他疾病,查双眼注视性质。

6. 查AC/A值。

7. 进行出血及凝血时间、心电图、胸部透视、肝肾功能、血压等检查。

8. 全麻患者应在术前6小时禁食。

(二) 手术设计

1. 斜视矫正术量的计算,至今仍是用1mm=5°,即眼外肌后徙1mm及缩短1mm,可矫正5°斜视角。

2. 在水平性斜视,一般按外直肌1mm可矫正斜视角2°,内直肌1mm可矫正3°的数值计算。

3. 垂直肌上、下直肌1mm可矫正2°,上、下斜肌1mm可矫正1°斜视角。

手术量的计算数字是以数学的方法计算的,在实际手术中作为参考。手术中观察眼位是一个极重要的环节,可帮助调整手术前对手术量的计算。

4. 手术眼的选择原则应选择视力较差的眼或非注视眼。也有人主张做注视眼。

5. 水平性斜视伴有垂直性斜视首先要解决斜视角大的,如外斜视60°合并上斜10°时,应先矫正外斜视,再根据垂直斜视角大小决定做垂直性斜视矫正术。如矫正了大度数的水平性斜视后,垂直性斜视角度不大于5°者可以不做垂直性手术,继续观察。如斜视角变大,在有把握不会过矫的前提下,也可以做水平与垂直斜视的联合手术。一般情况下应观察3个月后,再考虑是否做垂直性斜视手术。

6. 先天性斜视应尽早手术,以在出生后6个月至2岁时手术为宜,以利于双眼单视功能的建立。

7. 如有弱视者,应先治疗弱视,将双眼视力达到平衡后再手术。

8. 一般情况下眼外肌对减弱或加强术所能承受的量是有一定的限度的。原则上外直肌后徙量不超过8mm,缩短量为10mm。内直肌后徙量不超过6mm,缩短量为8mm。上、下直肌最大后徙量和缩短量不能超过5mm。一般来说,一条肌肉过多的切除可以引起眼球运动受限,使眼球内陷或眼睑变窄,而过多的后徙可使眼球突出及睑裂变大。为了美容手术,后徙与缩短量可能稍有加大,内直肌后徙不能超过6mm,外直肌不能超过9mm。对于斜视角较大者,可以将后徙或缩短量合理分配在两只眼上。

9. 外斜视手术对外展过强型,可以考虑双眼外直肌后徙;如斜视角较大,可行双眼外直肌后徙加一眼内直肌缩短。对集合功能不足型,可行双眼内直肌缩短;如斜视角较大,可行双眼内直肌缩短加一眼外直肌后徙。对基本型或类似外展过强型,可行外直肌后徙加内直肌缩短术,等量分配。

10. 内斜视手术对双眼内转过强、≤40°的 A 或 V 型内斜视，可行双眼内直肌后徙术。分开不足或分开麻痹性斜视（内斜视）可行双眼外直肌缩短术。如斜视角较大，可以行三条肌肉手术。

11. 四条肌肉手术做双眼内直肌后徙加双眼外直肌缩短术要十分慎重，特别是儿童不宜做四条肌肉。

12. 垂直性斜视上斜视或双眼下转肌麻痹及 V 型外斜视常适用的术式是减弱术，一般下斜视最大后徙量为 10～12mm，儿童下斜肌最大后徙量为 10mm，可矫正斜视 15°左右。也可以做下斜肌切除术或断腱术，切除术效果优于断腱术，后徙术效果优于切除术。为了维持眼外肌之间的平衡，应当将手术量分配于各眼外肌，而不是将全部手术量放在同一条肌肉上。双眼内直肌或外直肌后徙小量可矫正 15°～20°，最大后徙（内直肌不超过 6mm）可矫正 40°～50°内斜或外斜。外直肌后徙量要大，小于 5mm 的后徙效果较差，一般后徙 7～8mm 效果较好。

【操作要点】

（一）麻醉

儿童一般用全麻，成人用局麻。

（二）结膜切口及分离肌肉

1. 斜视手术的结膜切口有多种类型，常用的方法有三种，直肌止点处的弧形结膜切口、近角巩膜缘切口及近穹隆部切口。

2. 剪开结膜和前 Tenon 囊分离结膜下组织，剪断节制韧带，切口进入肌腱与巩膜之间，然后将肌肉钩出。

3. 用斜视钩将肌肉钩出后，分离两侧肌间膜，暴露肌肉。

（三）肌肉缝线

一般用 5-0 可吸收线、尼龙线和 3-0、5-0 丝线。

（四）直肌后徙术

1. 在直肌肌肉止端后距离附着点 1.5mm，用双针单线在直肌上、下缘做好两针套环缝线。

2. 在肌肉附着点处剪断直肌。

3. 根据术前设计量,在原肌附着点向后,在巩膜表面测量后徙所需的距离,并做好巩膜标记。

4. 在后徙的标记处,用铲形针穿过巩膜板层,将两个套环缝线结扎固定在巩膜上。

（五）直肌缩短术

1. 在肌止端向后测量术前设计的所需缩短肌量,然后用肌肉镊在此处将肌肉夹紧。

2. 在肌肉夹紧后,将肌肉两侧各缝一个套环,截除缝线前面的肌肉。

3. 将缝线两端穿过原肌肉的附着点处,拉紧并使肌肉断端缝合,结扎缝线,使肌肉平整地铺在巩膜上。

（六）调整缝线术

1. 用涂有消毒骨蜡的缝线作为肌肉缝线,在肌附着点后2mm处做两侧双套缝线。

2. 紧贴附着点离断肌肉,将肌肉缝线由原附着点后缘下穿入,从前缘穿出,形成两个长约3～4mm的巩膜板层隧道,在相应的位置穿出结膜瓣。

3. 在出口处的肌肉缝线上再置滑动线结,以供次日调整。

4. 术后第1天观察眼位矫正情况,反复检查和调整直达理想的正位。将缝线固定,剪除多余的缝线。

（七）断腱术

分离暴露肌腱后,紧贴肌肉止端的附着点处后1.5mm将肌腱完全剪断。

（八）肌切除术

1. 剪开颞下方穹隆部结膜后,向后分离,暴露巩膜,持斜视钩,钩尖向鼻侧,紧贴巩膜,将下斜肌钩出,用两个止血钳分开斜肌6～8mm距离。

2. 用止血钳夹住下斜肌鼻侧肌部分,再用另一血管钳夹住颞侧的下斜肌部分,用剪刀剪除夹在两个止血钳之间5～8mm的长斜肌。

3. 用电烙器烧灼肌肉的断端而止血,使下斜肌退缩。

（九）直肌移位术

1. 主要矫正直肌麻痹性斜视（以外直肌麻痹为例）。

2. 自上、下直肌附着点处向后至赤道部，劈开上、下直肌的颞侧1/3或1/2肌束。

3. 预置缝线，将两束肌肉自附着点离断，缝合于外直肌的附着点处。

（十）直肌联合术

1. 上、下、外直肌附着点处向后至赤道部，劈开三条肌肉各1/2的肌束，长约15mm。

2. 在用1-0丝线分别在眼球赤道部10:30和7:30径线处，将外直肌上一半和上直肌外侧的一半相连接，并结扎。

（十一）水平肌肌腱垂直移位术

适用于A-V综合征，无明显的斜肌功能异常。

1. 一般原则是做双侧对称性水平肌手术，将双内直肌或双外直肌后徙并将肌腱向上或向下移位纠正上转或下转时斜视角的差异。

2. 由内直肌亢进引起的内斜视A-V综合征，应后徙内直肌并将肌腱向集合加重方向移位。如内斜视A向上移位，内斜V则向下移位。

3. 由外直肌亢进引起的外斜视A-V综合征，将外直肌后徙并将肌腱向外斜加重方向移位。外斜V向上移位、外斜A向下移位。

（十二）折叠术

分离、暴露肌肉，用斜视钩将肌肉钩出，于肌肉折叠段的两侧各做一环形缝线，结扎。折叠部两相对的肌肉面应进行搔爬，以便形成粘连，然后将肌肉折叠部放平固定。

（十三）术中眼位观察

局部麻醉，用手电筒灯光向正前方，垂直投照于患者的鼻根部中点，让患者注视检查灯，用交替遮盖法反复进行检查，眼球不再转动，证明眼位为正位，可以结束手术。

（十四）结膜切口的处理

结膜进行缝合（连续、间断），缝合应疏松些，不可缝得过密、过紧，如过密、过紧，伤口愈合的结膜易形成瘢痕。

（十五）术后处理

1. 一般情况下仅遮盖术眼 3～4 日，也可以不遮盖或遮盖术眼 1 天。

2. 术后每日换药，涂抗生素眼膏或眼药水。结膜缝线术后 5 天拆除，如肌肉缝线是用丝线缝合应 8～10 天拆除，如用可吸收线因缝在巩膜上不必拆。

3. 术后两周可进行弱视功能训练。外斜视术后以保留 10°以内的过矫为宜，内斜视术后以保留 10°以内的欠矫为宜。

【难点及注意事项】

1. 分离结膜和找肌肉分离结膜时不要过多分离，尤其不要撕破肌鞘或损伤肌肉，否则出血较多，术后容易发生粘连而影响手术效果。

2. 在铲形针进入巩膜板层时，在直视下可见针在巩膜板层行走 2mm 出针。针不能刺入过深，如过深可引起医源性巩膜穿通伤。

3. 在做后徙时缝线不要太靠近肌肉附着点，若太靠近附着点，在剪断肌肉时容易损伤巩膜，另一方面容易将缝线剪断，发生缝线滑脱和肌肉滑脱。一般缝线离肌止端 1.5～2mm 较安全。做缩短时截除肌肉时，不要距离缝线太近，最好不要小于 2mm，以免剪断肌肉时剪断缝线或肌肉断端过短而致缝线滑脱，肌肉滑脱使肌肉退回眼眶内，而不容易找到肌肉，造成手术中的困难。

4. 缝合结膜时不要过密、过紧，过密、过紧容易造成结膜瘢痕形成而影响美容。

【并发症及处理】

1. 麻醉意外：术前要询问患者有无药物过敏史，全麻患者应术前 6 小时禁食；全麻手术时应注意与麻醉师配合。

2. 眼心反射：在牵拉眼外肌时可引起心率减慢、心律失常，伴有胸闷等症状。应注意：①术前给镇静药，肌内注射阿托品。②术中操作要轻巧，尽量少牵拉眼外肌，特别是做内直肌和下斜视手术要特别小心。③如果术中出现眼心反射，应立即停止手术,静脉注射阿托品,还可球后注射 2% 利多卡因溶液,给氧等。如无心跳时可静脉注射肾上腺素及心脏按压。

3. 肌肉滑脱:剪断肌肉时,不要离缝线太近,最好不要小于 2mm,在直视下分段进行。结扎缝线时,不要过猛和向上提拉。

4. 医源性巩膜穿孔伤:缝线刺入巩膜不要太深,在直视下针在巩膜板层行走 2mm 穿出巩膜。

(1) 一旦发现穿出巩膜的缝线带有黑色的组织,应立即停止拉线,将缝线在巩膜出口处剪断,由进口端将缝线抽出。如有出血,应压迫止血,如有玻璃体脱出应剪除,并在穿通区周围进行电透热或冷凝术,预防视网膜脱离。

(2) 用检眼镜检查眼底,看有无眼底出血,如无可以继续进行手术,缝合巩膜位置应偏离原缝合的位置。如发现出血较多,应停止手术,进行双眼包盖卧床休息,给止血和抗生素药物治疗,待眼底恢复正常后再考虑手术。

5. 眼前段缺血:是斜视手术中较严重的并发症,是由于同时切断三条以上直肌以致供给眼前段血流的前睫状动脉被中断而引起。

(1) 一般情况下做两条直肌为宜,需做第三条直肌时应等第一次手术两个月后再考虑。

(2) 如一次需要在一眼做三条直肌手术,应在显微镜下把肌肉内的血管分离出来,保留血管,然后分段把肌肉切断,以保证血液供应安全。

6. 粘连综合征:是由手术中损伤前下方 Tenon 膜,使下方的脂肪突出,导致脂肪纤维组织增生,形成瘢痕而致。手术中操作要轻巧,避免损伤 Tenon 膜。

7. 复视:斜视术后,少数可出现复视,大多数复视在术后数日或数周内自行消失。儿童较成人容易克服。对于成年人,特别是视力好而有异常视网膜对应者术后尤易发生复视。术前应做牵拉试验或用棱镜片试验,预测术后发生复视的可能性。如复视发生的可能性大而不能耐受者,应慎重考虑手术,并向患者及其家属交代清楚。

8. 感染:斜视手术有时可能出现眼内感染,其原因是缝针穿破眼球,细菌或真菌由破口侵入而造成。如有过敏性缝线反应,缝线肉芽肿可能发生。要杜绝眼内感染,术前应严格消毒各种器械和缝线,严格按无菌操作,术中避免穿破巩膜,术后用抗生素预防感染。

9. 术后出现欠矫或过矫:术前应认真检查,正确诊断及制定合理手术方案。术中观察眼位,尽量在术中矫正。如果出现过矫或欠矫,一般应在前一次手术两个月后再进行手术。这时,前次手术效果已稳定,眼前段的血液供应也恢复。

(邱良秀 王 平)

二十四、清 创 术

睑 裂 伤

【术前准备】

清洁伤口,选用2%过氧化氢溶液、生理盐水或抗生素液洗净伤口,清除创口内泥沙、异物及凝血。对无法保留的污染及破碎的创缘组织小心剪除,尽量保留皮肤。局部消毒后进行缝合。

【操作要点】

1. 顺皮纹的简单小裂伤口,如对合良好可不缝合,较大裂伤做间断缝合或以8-0单线尼龙线做皮内连续缝合,4~5天拆线。

2. 垂直皮肤的简单裂伤口如有肌肉裂伤需分层缝合。

3. 眶隔破裂者可将脱出的脂肪推回或剪去部分,再将眶隔、眼轮匝肌及皮肤分层缝合。

4. 上睑提肌断裂时,应在眶隔下向眶上缘寻上睑提肌断端,确认后与上端上睑提肌缝合或分离后用5-0丝线缝于睑板上缘。

5. 内眦韧带断裂者应找到其断端加以对缝,如找不到断端可将内眦韧带缝合于骨膜上。

6. 垂直形成"人"形全层断裂，应分层缝合。先将水平裂开的结膜做连续缝合，如上睑提肌已断，找到断端加以缝合。垂直性断裂，先在睑缘两侧灰线做一预置缝线，对好创口，然后用6-0尼龙线做结膜睑板层紧密连续缝合，收紧线头两端，分层缝合肌肉及皮肤，结扎睑缘预置缝线，最后在睑缘的前后缘各补缝一针，或在睑缘行一褥式缝合，使睑缘前后唇完全吻合。术后5天拆皮肤缝线，睑板及睑缘缝线术后10天拆除。

7. 泪小管断裂。最好在显微镜下操作，应尽量找到其断端，用1mm直径塑料管或泪道探针从下泪点插入，再经泪小管的内侧断端送入泪囊，用细丝线在睑缘断端处经过灰线先缝一针，再依次缝合结膜、肌肉及皮肤，最后在睑缘断裂口的前后唇再补做两针缝合，使泪小管断端紧密靠拢。塑料管或探针保留平置于下睑，用胶布或缝线固定。术后5天拆皮肤及结膜线，12天拆睑缘缝线，拔管，以后每周冲洗两次共3周。泪道置管保留3个月以上。

结膜裂伤

平行于穹隆部的小裂伤可自行愈合，较大裂伤或睑结膜、穹隆部裂伤可用5-0丝线或尼龙线做连续缝合，术后4天拆线。

角膜穿孔伤

4mm以下的较小伤口、对合良好、前房已恢复、无明显虹膜前后粘连可暂不手术。48小时内前房不能恢复或较大伤口且有广泛前粘连者，可先向前房注入黏弹性物质，用虹膜复位器分离粘连虹膜。脱出创口的虹膜，如创口洁净、感染危险性不大、时间不超过12小时，可先用抗生素液冲洗后送回前房；必须剪除时先充分分离创口粘连，将虹膜拉出伤口1mm紧靠创口剪除，再用10-0尼龙线(小儿用可吸收线)间断缝合创口，达到水密要求。

伴有晶状体或玻璃体脱出的角膜穿孔伤，如皮质大量进入前房，应手术中同时进行晶状体抽吸术或晶状体切割术，根据情况考虑Ⅰ期或Ⅱ期植入人工晶状体。如有玻璃体脱出,有条件应行前部玻璃体切割术,如无条件做玻璃体切割术又无条件转送上级医院者,术中应以小剪刀在原位对玻璃体反复剪切,然后清除之。

巩膜穿孔伤

手术时先将结膜充分分离,暴露整个伤口。

1. 前段巩膜创口如仅有虹膜脱出,可将虹膜送回前房,脱出的睫状体最好能送回眼内,如已污染必须剪除时,先用电凝做局部烧灼后再行剪除,以免发生严重出血;脱出的玻璃体应予以剪除;如有晶状体脱出,则应除去再密封创口。

2. 后段巩膜破裂如较小又无法寻找时,可暂不处理,大部分可自行愈合;对睫状体扁平部后方的破裂,如可查出应先行缝合并在其周围行冷凝或电凝,并做巩膜外加压术;脱出的脉络膜应送回眼内;对于玻璃体脱出或玻璃体内大量积血者应立即或在清创术后2周左右行玻璃体切割术;如视网膜亦有大量脱出,眼球凹陷明显者可考虑行眼球摘除术,有条件者在眼球摘除同时于肌锥内植入眶内填充物。

【注意事项】

1. 眼球和眼睑同时破裂伤,应先处理眼球伤,后处理眼睑伤。

2. 清创时尽量取净可见异物,如怀疑球内有异物时,在不影响晶状体透明的情况下,在伤口处做磁性试验,阳性立即取出,否则先缝合伤口,待检查清楚后再行Ⅱ期手术。

3. 结膜水肿、球结膜呈暗紫色者,应切开结膜行巩膜探查。

4. 术后全身应用广谱抗生素以防感染。

眼内异物(intraocular foreign body)

异物眼外伤在眼外伤中最为常见,其中以眼球内异物后果最为严重。异物可为金属、非金属或植物性异物,其中以金属最多,常为铜或铁,非金属较少,常为玻璃、石屑、水泥、煤屑及陶瓷等。眼球内异物对组织损伤可分为两方面,一方面是机械性损伤及感染,另一方面是异物的物理性刺激及化学性刺激,可引起眼球的炎症,甚至失明。原则上眼球内异物在可能范围内都应手术摘除。

二十五、眼内异物摘除术

【适应证】

眼球内异物一般应及早取除。手术取除异物必须以重建和恢复视功能为目的,切忌盲目无把握地进行。

【术前准备】

1. 详细询问病史,了解异物的性质、大小及飞来的方向,是否有磁性等。

2. 常规眼部检查,了解视力情况,用裂隙灯及检眼镜检查眼球损伤情况,找穿孔、找穿道、找并发症、找异物。如屈光间质透明时可以发现眼内异物,且可定位。

3. X 线平片和异物定位检查,平片阴性者应做薄骨片或无骨片检查。

4. A 型或 B 型超声检查,必要时加用 CT 或磁共振检查。

5. 使用抗生素预防感染,注射破伤风抗毒素。

6. 伤口过大,且有眼内容物脱出者,应及时处理,做清创缝合,无保留希望的眼球,不必单为取异物而手术,可做眼球摘除术。

7. 根据检查结果,对病情做出分析、判断,拟定手术方案。

【操作要点】

1. 切口选择:在前房、虹膜、晶状体或前玻璃体的异物,采用前路法(即角膜缘切口)。玻璃体内异物或新鲜的未嵌入球壁的异物,异物在中纬线(赤道)前部的,可采用扁平部切口,球后端或嵌在球壁的异物应在异物部位切开巩膜取异物(即后路法)。

2. 磁性异物用电磁铁吸出,在做切口前,可在巩膜表面试行异物磁性试验,非磁性异物要采用方格定位,应预先准备好金属丝方格。

3. 应做好预防视网膜脱离措施,如电透热、冷冻或外垫压等。

4. 巩膜切口避开3点和9点位置,以防后长睫状血管和神经的损伤。

5. 晶状体混浊者可考虑是否晶状体摘除及人工晶状体植入。

6. 玻璃体有病变者可联合玻璃体切割术或玻璃体腔内异物取出术。

7. 术后结膜下注射庆大霉素2万~4万U和地塞米松或泼尼松、阿托品散瞳等。

【难点及注意事项】

1. 异物磁性弱或磁性异物细小,或异物为瘢痕组织包裹,术中用电磁铁吸出困难,应反复多次吸取,必要时做方格定位。

2. 异物定位要求准确,术前医生要亲自阅片及核对,以防因位置偏差,取异物失败。

3. 尽量避免视网膜血管及球壁血管的损伤,防止术中及术后眼内出血。

4. 尽量减轻眼内损伤,预防增殖性玻璃体病变发生及视网膜脱离发生。

5. 预防及控制外伤性眼内炎的发生。

6. 保持眼外肌的复位,避免术后发生复视及斜视。

7. 异物进入眼内,往往已造成眼球组织(如角膜、虹膜、晶状体、玻璃体、眼底组织等)损伤。伤口过大,可以有眼球内容物脱出,手术过程同样会造成眼球组织的损伤,严重的损伤会直接影响视功能。故要求手术操作细致,尽量保护视功能,避免不必要的损伤,伤口要分层缝合,对合整齐。

【并发症及处理】

1. 眼内出血:外伤过程或手术过程中,可能损伤眼球血管。较大的血管破裂,血流入眼内,很难吸收,故术中务必注意血管解剖位置,尽量减少眼内出血。术中出血可用电透热法或加压法止血,亦可局部用肾上腺素收缩血管。术后用高渗药物、止血药物及活血化淤的中药。

2. 眼内感染:外伤及手术过程中都可能造成感染,故预防感染为首要任务,术前、术后都要使用抗生素。术后球结膜下注射庆大霉素及皮质激素作为常规。

3. 交感性眼炎:交感性眼炎病因不十分清楚,但与外伤,特别是睫状区的外伤,色素膜嵌入伤口关系密切,与自身免疫反应有关,故伤口的处理及术后使用皮质激素甚为重要。

4. 玻璃体损伤:眼内异物常伴有玻璃体积血、炎症或感染,如不及时处理,会发生增生性视网膜病变、瘢痕牵引造成视网膜脱离。同时外伤亦会直接造成原发性视网膜脱离。

(项　楠)

二十六、眼眶肿瘤摘除术

【适应证】

根据临床表现,可扪及眶内肿块并经影像学诊断,确定为眼眶内肿瘤者。

【术前准备】

1. 在术前手术者必须熟练掌握眼眶局部解剖关系。

2. 尽量对肿瘤的性质和部位做出准确的诊断,了解肿瘤的大小,与周围结构的关系。

3. 麻醉的选择。

4. 手术器械的选择。

5. 手术进路的选择。

【操作要点】

肿瘤手术进路归为:①眶前进路。②眶外壁进路。③开颅进路。④眶内容切除术。良性肿瘤根据情况选用前三种进路,恶性肿瘤选用第四种进路。

【注意事项】

1. 手术台上找不到肿瘤应该复习超声波和 CT 及 MRI 检查结果,并请有经验的医师协助。

2. 肿瘤缺乏与周围组织界限或有眶骨破坏时应做活体组织冰冻切片确定诊断,必要时改变术式。

3. 肿瘤与周围组织粘连或眶尖部的肿瘤,在直视下仔细进行钝性分离,尽量完整切除肿瘤,减少术中损伤,保存良好视力。

4. 术中出血采用压迫或置明胶海绵止血。

5. 若为来源于视神经的肿瘤,视力已丧失,为了利于美容,将肿瘤与视神经一起切除而保留眼球。

6. 视力暂时性下降或丧失可用激素、血管扩张剂、维生素 B_1、维生素 B_{12}、ATP 等药。视力丧失多因损伤了视网膜中央动脉、视神经或视神经的供血所致,术中应避免剥离视神经或拉钩压迫视神经。

7. 眼球运动障碍或上睑下垂除用上面药之外,可用理疗,若眼外肌或上睑提肌断裂应修复。

眶 前 进 路

(一) 皮肤切口

【适应证】

眼球赤道部前的肿瘤、在眶缘可触及的肿块、与眼球关系不密切的眶前肿瘤、海绵状血管瘤,以及筛窦来的囊肿。

【术前准备】

查血象、肝功能、肾功能,备血,局麻或全麻,若全麻则术前禁食。

【操作要点】

1. 皮肤切口:根据肿瘤所在部位不同而皮肤切口的位置不同,可做上方、内上、外上、下方、内下切口等。在肿瘤所在部位做切口。切口的大小由肿瘤大小而定,沿眶缘做弧形皮肤切开。

2. 骨膜切开:钝性分离皮下组织,眶隔切开,暴露眶脂肪或肿瘤。也可以在眶缘处切开骨膜向眶内分离,在肿瘤处,骨膜纵行切开,暴露肿瘤。

3. 切除肿瘤:沿肿瘤表面仔细分离,在直视下切除肿瘤。

4. 缝合切口:分层缝合眶隔或骨膜,缝合皮下组织及皮肤。

【注意事项】

术后用绷带包扎术眼,应用抗生素,5～7天拆皮肤缝线。

（二）外眦皮肤切开联合穹隆结膜切口

【适应证】

适用于眼眶外上、外侧及外下部的肿瘤,肌锥内海绵状血管瘤。此方法能很好地暴露手术野,若需扩大手术野,术中可改变手术进路,行眶外壁切开,不留外侧皮肤瘢痕。

【术前准备】

同皮肤切开进路。

【操作要点】

1. 外眦皮肤切开:用血管钳夹紧外眦组织片刻,可减少出血。用剪刀剪开外眦,再用手术刀水平切开皮肤,切断外眦韧带,分离眼睑。

2. 剪开穹隆结膜。

3. 切除肿瘤:剪开穹隆结膜后进行钝性分离,暴露肿瘤,在直视下切除肿瘤。

4. 切口缝合:连续缝合穹隆结膜,间断缝合皮肤切口。

【注意事项】

包扎术眼,监护视力,应用抗生素,5天后拆线。

（三）眶外侧壁切开术

【适应证】

位于肌锥内较深的肿瘤或颞侧、上方、下方较深的肿瘤。

【术前准备】

全麻、备血,复习眼眶局部解剖关系,肿瘤与周围组织的关系,备线锯、电锯或骨凿。

【操作要点】

1. 外眦及皮肤切开:用血管钳夹紧外眦组织片刻,减少出血,再用剪刀剪开外眦,然后手术刀水平向外延长切口3～4cm。置拉钩拉开上、下皮肤切口,减少出血,暴露手术野。继续分离到骨膜,在眶缘的外眦韧带附着处做两个标志线,然后切断外眦韧带,切开眶隔。为避免眼球损伤,外直肌缝吊线把眼球牵向鼻侧。

2. 骨膜切开:用手术刀平行眶缘切开眶外侧缘骨膜,上至额颧缝上 1cm,下至眶外下角平颧骨弓处,上下两端各向后横行切开,如“工”字形,再以骨膜分离器沿眶壁分离眶外壁骨膜直达眶深部。

3. 眶外壁切开:可用线锯、电锯或骨凿在眶上方距眶尖15mm 处用锥子穿入颞窝内,再行线锯,断上部眶缘。下端由眶下裂的前端穿入从颞窝穿出,将颧骨、额突的根部锯开,以骨钳将骨片掰向外侧,然后垂直向后剪开骨膜。

4. 切除肿瘤:用蚊式弯血管钳顺着肿瘤包膜前面仔细分离或用手分离,托肿瘤深部,慢慢将肿瘤分离出。若为视神经肿瘤,视力丧失可用剪刀剪除肿瘤。若考虑为恶性肿瘤时,速做活体组织冰冻切片检查,以决定是否改为眶内容摘除术。

5. 骨膜复位:当肿瘤切除后,立即压迫止血,血止后将外侧眶骨膜复位,用 4-0 肠线缝合外壁骨膜,并将外眦韧带缝在原附着骨膜上。

6. 切口关闭:皮下组织和皮肤切口间断缝合。

【注意事项】

绷带包扎术眼,监护视力,用抗生素预防感染,5 ~ 7 天拆皮肤缝线。术后前几天出现面部水肿,有时出现对侧睑水肿,一周后可以消退。还可能出现暂时的视力障碍、眼外肌麻痹或上睑下垂,在数周或数月能恢复,理疗可帮助水肿消退。

眶内容摘除术

【适应证】

1. 原发于眶内的恶性肿瘤。
2. 眼睑、结膜、眼球和鼻旁窦恶性肿瘤侵犯入眶内。

【术前准备】

除同眶前进路术前准备之外,查血常规、肝功能、肾功能,备血,选择麻醉,术前3天在大腿内侧备皮、术前剃眉。

（一）全眶内容切除皮片移植术

【操作要点】

1. 眼睑切开有两种方法:①上、下睑缘对缝做牵引线,在距睑缘2~3mm,用刀片做一周环行皮肤切口,分离睑皮下组织,直至眶缘四周。②切口由内眦内侧0.5cm,经眉弓内端沿眶缘切开皮肤及皮下组织一周,暴露骨膜。

2. 骨膜切开:用刀沿眶缘切开骨膜,再用骨膜分离器沿眶内分离骨膜,切断滑车、内眦韧带、外眦韧带,再行分离至眶尖。

3. 眶内容物切除:用视神经剪深入眶尖至内容物的后方剪断眶内容物和眶尖的联系,取出眶内容物,立即用盐水纱布压迫止血。

4. 皮肤移植:对眼睑切开不需皮肤移植者,仅将上、下睑皮肤做间断缝合推入眶内,用碘仿纱条及凡士林纱条填塞,外加绷带包扎。对眼睑切开需皮肤移植者,取已备的大腿内侧薄皮片移植,用纱布卷顶着移植片填塞入眶内,剪除四周多余皮肤,然后间断沿眶缘缝合,绷带包扎。

【注意事项】

术后全身抗生素应用3~5天,术后7~10天换药。解绷带、拆线。

（二）部分眶内容切除术

【适应证】

眼睑、结膜及眼球恶性肿瘤侵犯眼眶,眶深部未受侵犯。

【术前准备】

同眶内容摘除术。

【操作要点】

眼睑皮肤切口自肿瘤外5~10mm,分离,将肿瘤、眼球及前部软组织切除,保留部分眼睑、结膜及眼眶内容物,以残留眼睑皮肤或结膜遮盖切口,或取全层皮瓣移植于眼眶内表面。

（邹尉玉　胡维琨）

二十七、视神经管减压术

严重颅脑外伤引起的单侧视神经损伤,视力减退发生较迟的患者,可通过视神经管减压术减轻视神经的肿胀或血肿,或取出该处骨折片,以期恢复部分视力,多数人主张伤后两周内手术。

【适应证】

1. 视神经挫伤后视力丧失,用大剂量激素治疗3天视力无改善或视力增进但在激素减量过程中视力又发生恶化。

2. 影像学检查提示有明显的视神经管内血肿或有明显视神经受压征。

【禁忌证】

1. 无意识患者不应选择该手术。

2. 受伤瞬间视力消失,同时瞳孔或VEP检查无反应。

【术前准备】

同全麻术前准备。最好同耳鼻咽喉科医师合作。

【手术步骤要点】

1. 距内眦5mm自眉弓起沿眶缘弧形向下缘相当于鼻泪管开口处切开皮肤和皮下组织。

2. 分离创口达骨壁,切开骨膜,沿眶内侧骨壁分离骨膜。将内眦韧带、泪囊和骨膜一起推向眼球侧,用钝性拉钩予以保护。注意不要把骨膜弄破,以免造成眶腔与外界相通。

3. 分离时仔细辨认筛前动脉和筛后动脉,用电凝后再切断结扎。

4. 在前、后筛动脉的连线上向后0.3~1.0cm处,可见视神经的内侧缘及骨膜包裹下的视神经。如见视神经管有骨渣,仔细将碎骨取出,并用小凿将骨窗修整并扩大;如骨质完整,在视神经孔内侧附近凿去后筛板,上界不超越后筛孔与视神经孔的连线,前界不超过后筛孔,咬除蝶窦前壁外上角,用中耳手术刮匙、小钳除去视神经孔的内侧缘,如骨质较厚可轻轻凿开,继续向后除去视神经管内侧壁,形成骨窗约4mm×6mm。

5. 如做了筛窦、蝶窦开放，应安放橡皮引流管，其前端自鼻孔引出，24 ~ 48 小时以内拔除。

6. 缝合骨膜，将内眦韧带和泪囊复位，分层缝合皮下组织和皮肤。

7. 绷带加压包扎，术后第 7 天拆除皮肤缝线。

【术后处理】

1. 继续使用足量激素、抗生素。

2. 可使用甘露醇减轻视神经水肿。

3. 用维生素 B 族、能量合剂帮助神经功能恢复。

4. 扩血管药。

二十八、小梁切除术

小梁切除术(trabeculectomy)是一种巩膜瓣下滤过性手术，通过切除一小段小梁组织及其上方的巩膜静脉窦(Schlemm管)、巩膜突，在前房和结膜下筋膜中间产生一个瘘管，形成正常排出通道以外的分流，建立一个结膜下的滤过区。适用于原发性开角型青光眼、原发性闭角型青光眼、晚期先天性青光眼等各类型青光眼。

【术前准备】

1. 术前半小时口服乙酰唑胺 250 ~ 500mg 和(或)静脉滴注 20% 甘露醇溶液 250ml，将眼压控制到正常范围。

2. 术前半小时口服苯巴比妥 0. 09g。

3. 术前滴毛果芸香碱一次，使瞳孔缩小。

【手术步骤】

1. 1. 25% 丁卡因溶液点眼 2 ~ 3 次，2% 普鲁卡因溶液 2 ~ 3ml，球周麻醉。

2. 开睑器分开眼睑。

3. 做上直肌牵引固定线。

4. 以上穹隆为基底沿角巩膜缘 10 点到 2 点剪开球结膜，或以角巩膜缘为基底做上方宽约 8mm，长约 10mm 之球结膜瓣，行结膜下分离。

5. 暴露的上方巩膜区用烧灼法止血。

6. 以角巩膜缘为基底做 4mm×6mm 大，厚约 1/2～2/3 巩膜厚度的板层巩膜瓣，直至透明角膜缘内 1～2mm。

7. 在角膜缘内 1mm 处切开进入前房，缓慢放出房水。

8. 切除 4mm×1.5mm 包括小梁在内的深层角巩膜瓣。

9. 虹膜周边切除。

10. 在充分止血及生理盐水冲洗创面后将巩膜瓣两端用 9-0 尼龙线复位。

11. 用虹膜复位器在巩膜瓣区按摩使瞳孔恢复圆形。

12. 球结膜瓣复位，须做到水密缝合。

13. 在球结膜下注入庆大霉素 2 万 U 及地塞米松 2.5mg。

14. 涂 1∶5000 氧氰化汞眼膏及 1% 阿托品眼膏入术眼内，对侧眼涂 1% 毛果芸香碱眼膏后包盖双眼。

【术后处理】

1. 青霉素 800 万 U 及地塞米松 10mg 静脉滴注，每日 1 次，共 3 天。

2. 每日换药，用复方托吡卡胺点眼散瞳且能保持瞳孔活动，涂 0.5% 四环素可的松眼膏，如前房形成或稍浅即可单眼包盖。

3. 第 5 天拆除结膜缝线。

4. 术后局部点用皮质类固醇眼药水及复方托吡卡胺眼药水 4～6 周左右。

【注意事项】

1. 认真止血，勿使血液进入前房。

2. 器械尽量不入前房，以免损伤眼内组织。

3. 放房水应缓慢，特别是在眼压较高时。

【并发症及处理】

比较多见的是前房恢复问题。如术后前房浅，可加强散瞳（阿托品加去氧肾上腺素交替点眼），延长皮质类固醇服用时间，静脉滴注 20% 甘露醇溶液或短期试服乙酰唑胺，必要时加压包盖。如无前房，眼压低，并非伤口漏，应及时行脉络膜上腔放液和前房形成术。如为恶性青光眼，其处理见第九章。如为切口漏，应行修补。为减少浅前房的发生，可做可调节缝线。

二十九、巩膜灼漏术

巩膜灼漏术（scleral cautery）与小梁切除术不同的是手术造成前房与球结膜下空间直接相通。术后并发症较巩膜瓣下滤过术更为常见，但眼压控制水平更低，远期成功率更大。

【适应证】

适宜各类型青光眼。

【术前准备】

同小梁切除术。

【手术步骤】

1. 1.25% 丁卡因溶液点眼 2～3 次，2% 普鲁卡因溶液 2～3ml 球周麻醉。

2. 开睑器分开眼睑。

3. 做上直肌牵引固定线。

4. 以角巩膜缘为基底做一宽约 8mm 的球结膜瓣，可选择在眼球的颞上方、鼻上方或颞下方。行结膜下分离直至结膜反转缘。

5. 在距角巩膜缘 0.5mm 的巩膜上，用大头针的圆头处烧灼巩膜 4mm 长，在此烧灼切口的前后唇及两端，以烧后唇为重，使巩膜组织收缩，造成有 1mm 宽、两端呈钝圆的裂口，然后用尖刀片完全切透切口入前房。

6. 做虹膜周边切除，按摩切口区恢复瞳孔成圆形。

7. 球结膜瓣复位，水密缝合。

8. 球结膜下注入庆大霉素 2 万 U 加地塞米松 2.5mg。

9. 涂 1% 阿托品眼膏及 1∶5000 氧氰化汞眼膏入术眼内，另眼涂 1% 毛果芸香碱眼膏，双眼包盖。

【术后处理】

同小梁切除术。

【注意事项】

同小梁切除术。

【并发症防治】

1. 前房延缓形成处理同小梁切除术。

2. 白内障形成或发展,处理见白内障。

三十、小梁切开术

小梁切开术是一种疏通原有房水通道的手术。

【适应证】

先天性青光眼,青少年开角型青光眼。

【术前准备】

1. 如为婴幼儿、少年,需全麻下手术,术前应禁食,并根据体重肌内注射一定量的阿托品药物。

2. 如为青年,可在局麻下手术,术前准备同小梁切除术。

【手术步骤】

1. 局麻者用1.25%丁卡因溶液点眼2~3次,2%普鲁卡因溶液2~3ml球周麻醉。

2. 开睑器分开眼睑。

3. 做上直肌牵引固定线。

4. 以穹隆部为基底沿角巩膜缘10点到2点处剪开球结膜,暴露上方巩膜。

5. 做以角巩膜缘为基底的1/2~1/3厚度的巩膜瓣3mm×3mm。

6. 在剥离床内确定巩膜突位置。由于Schlemm管邻近巩膜突,不透明的白色巩膜与半透明的角巩膜移行带的交界线可以作为Schlemm管前界的标志。

7. 使用10~16倍放大率手术显微镜,在巩膜上做垂直角巩膜缘的切口,从移行带中心前1mm到中心后1~2mm,边切边用力向旁侧推开巩膜纤维,一直达到并切开Schlemm管。切口时不要穿入前房,如入前房,应改做小梁切除术。

8. Schlemm管外壁切开后,将5-0或6-0单线尼龙线插入管内以确认Schlemm管。缝线通过时应无阻力,如缝线在管内,管外段的尼龙线旋转不会引起管内尼龙丝的移动,如果线在前房,则当管外段向后旋转时尼龙线的前端就可在前房内看到;如线在巩膜脉络膜上腔,则当管外段向前旋转时前端尼龙线就将向后方移动。Schlemm 管确认后,抽出插入管内的尼龙丝,将小梁切开刀的一刃插入 Schlemm 管内,沿角膜缘方向徐徐推进约 9 ~ 10mm,旋转刀柄转向前房方向并平行于虹膜面,在虹膜与角膜之间操刀切开 Schlemm 管内壁和小梁网,边切开边慢慢撤刀。

9. 按上述方法切开另一侧小梁。

10. 用 9-0 尼龙线复位巩膜瓣。

11. 球结膜瓣复位。

12. 结膜下注入庆大霉素 2 万 U 和地塞米松 2. 5mg。

13. 涂 1% 毛果芸香碱眼膏及 1 : 5000 氧氰化汞眼膏入术眼后包盖双眼。

【术后处理】

术后处理同小梁切除术,根据年龄确定药物用量。

【并发症及处理】

1. 前房积血一般可自行吸收。如太多,可行前房穿刺。

2. 脉络膜剥离、角膜后弹力膜撕脱、虹膜根部离断、虹膜切开等应确认 Schlemm 管,保持探针平行于虹膜的方向;前房应有一定深度。

三十一、脉络膜上腔放液(或切开玻璃体放液)

加前房形成术

【适应证】

青光眼术后扁平前房,眼压低但没有伤口漏。

【手术步骤】

1. 表面麻醉加 2% 普鲁卡因溶液 1. 5 ~ 2ml 球后阻滞麻醉。

2. 开睑器分开眼睑,做下直肌牵引固定线。

3. 距下方角巩膜缘6mm处剪开球结膜约半周。

4. 在颞下方或鼻下方距角巩膜缘2mm处,平行于角巩膜缘做2～3mm的板层切开,备前房注水和空气用。

5. 在颞下及鼻下象限距角巩膜缘5mm,做与角巩膜缘垂直,长约2～3mm的切口,小心切穿巩膜进入脉络膜上腔,放出脉络膜上腔之液体。若无积液,则在颞下象限切口周围做表面电透热,用刀片将切口扩大至3mm长。以18号针头从此切口向视神经乳头方向刺入12mm深,稍做前后移动以刺破玻璃体后境界膜,此时可见玻璃体后部积液流出,通过注射器抽出1～1.5ml液体,拔出针头,巩膜切口对缝一针。

6. 通过预做的角巩膜缘处切口将前房灌注针头小心刺入前房,向前房内注入平衡盐液或空气(也可用黏弹剂),在睫状体和脉络膜复位和房水生成重新稳定之前能维持前房。

7. 缝合球结膜瓣,结膜下注入抗生素和激素。

8. 涂阿托品眼膏和抗生素眼膏,包盖双眼。

【术后处理】

同小梁切除术。

三十二、睫状体冷凝术

睫状体冷凝可破坏睫状体,减少房水生成。

【适应证】

在预后较好的眼上睫状体冷凝很少被作为首选术式。通常用于其他青光眼术式多次失败或手术者希望避免眼内手术时。

1. 新生血管性青光眼。

2. 无晶状体青光眼。

3. 绝对期青光眼引起疼痛但患者希望保留眼球者。

4. 严重、但短暂的青光眼,如钝伤后青光眼。

5. 穿透角膜移植术后青光眼。

【手术步骤】

1. 表面麻醉,球后阻滞。

2. 开睑器撑开眼睑,眼球表面用棉球擦干。

3. 用 CO_2 或 N_2 做冷冻源,冷凝头直径为 2 ~ 3mm,无论半周或 360°,一次仅做 6 ~ 8 点,冷凝头最近缘离角巩膜缘 2.5 ~ 3mm,该位置对睫状体能起最大治疗作用,对角膜、小梁网和虹膜的冷凝损伤最小。冷凝头尖端温度为 -80 ~ -60℃,压在眼球上以产生轻的凹痕,每点持续 45 ~ 60 秒,冰球溶解后再移去冷凝头,使用冷凝-溶解法,而不用冷凝-溶解-再冷凝法。

4. 如果术前眼压较高,可行前房穿刺放出少许房水。

5. 术毕结膜下注入皮质类固醇。

6. 涂 1% 阿托品眼膏及抗生素眼膏,单眼包盖。

【术后处理】

1. 术后第一天去包盖,局部点用阿托品眼药水和皮质类固醇眼药水。有时要求全身使用激素。

2. 术后 24 ~ 48 小时眼压明显升高,可用 β-受体阻断药及碳酸酐酶抑制药或高渗剂降低眼压。

三十三、睫状体透热术

睫状体透热术是指通过巩膜电凝来破坏睫状体的手术方法。由于广泛损害了睫状体外面的巩膜,在有条件的地方已被睫状体冷凝术所取代。

【适应证】

同睫状体冷凝术。

【手术步骤】

1. 表面麻醉,球后阻滞。

2. 开睑器撑开眼睑。

3. 做下(或上)直肌牵引固定线。

4. 距角巩膜缘 6mm 处剪开下(或上)半周球结膜。

5. 穿透电凝是用 1mm 长针电极,在角膜缘后 6 ~ 8mm 处分前、后两排插入巩膜内进行,电流强度约 50mA,时间 3 秒,两针间隔 2 ~ 3mm。表面电凝是用 1mm 直径电极进行,电流强度约 70mA,时间 5 秒,或见巩膜呈焦黄色即可。两针间隔 2 ~

3mm。手术范围1/2圆周。

6. 球结膜瓣缝合。

7. 结膜下注入皮质类固醇。

8. 涂1%阿托品眼膏及抗生素眼膏，术眼包盖。

【术后处理】

同睫状体冷凝术，但术眼包盖至拆除球结膜缝线后。

三十四、小梁移植术

小梁移植术是用同种异体功能性小梁移植于病眼取代无滤过功能之小梁的一种手术方法。

【适应证】

近绝对期原发性开角型青光眼、闭角型青光眼及绝对期青光眼引起疼痛但患者希望保留眼球者。

【术前准备】

1. 术前采用综合措施尽量降低眼压，点1%毛果芸香碱溶液缩小瞳孔。

2. 术前半小时口服苯巴比妥0.09g，肌内注射卡巴克络10mg或酚磺乙胺250mg。

【手术步骤】

1. 球周麻醉，加压按摩。

2. 开睑器撑开眼睑，做上直肌牵引固定线。

3. 以穹隆为基底沿上半周角巩膜缘剪开球结膜。

4. 在距角巩膜缘上方2mm处平行于角巩膜缘呈弧线走向切开巩膜160°。

5. 在角巩膜缘内1～1.5mm平行于角巩膜缘呈弧线切开，在有房水流出时即从此口注入黏弹剂以维持前房，继续沿切开线用角膜剪切开角膜约160°，两端用维纳剪呈放射形由巩膜向角膜剪开。这样即切除了160°包括小梁在内的角巩膜缘条带。

6. 将另一手术者从尸体眼上按同样方法取下的、稍大于植床面，已除净角膜上皮的角巩膜缘条带（植片）放置于植床，用9-0或10-0尼龙线行水密缝合。

7. 周边虹膜切除。

8. 前房注入 BSS 或空气形成前房。

9. 球结膜瓣复位。

10. 结膜下注入皮质类固醇及抗生素。

11. 涂 1% 阿托品眼膏及抗生素眼膏，双眼包盖。

【术后处理】

1. 青霉素 800 万 U 加地塞米松 10mg 静脉滴注，每日 1 次，共 3 日，以后激素改口服。

2. 硫唑嘌呤口服，每日 100mg，术后 2～3 周未见排斥反应可停药。

3. 每日换药，用复方托吡卡胺散瞳，涂 0.5% 四环素可的松眼膏，如前房形成即可单眼包盖。

4. 第五天拆除结膜缝线。

5. 术后点皮质类固醇及复方托吡卡胺眼药水直至刺激症状及充血消退。

【注意事项】

1. 应尽量保护植片的小梁部分，因此显微镊应夹在植片的边缘处。

2. 植片靠巩膜部分如有色素者可用 BSS 轻轻冲洗掉或用虹膜复位器轻轻刮除。

3. 植片角巩膜缘处的角膜上皮去除干净。

【并发症及处理】

脉络膜下暴发性出血：是在眼压很高的情况下进行内眼手术时所遇到的严重并发症。因此，术前要采取多种措施尽量降低眼压，术时监测眼压，当眼压在 35mmHg（4.67kPa）以下时，发生的可能性很小。术中病损小梁切除时，应缓缓放出房水，最好边切除边行植片、植床对缝，最后如需调整，可拆除部分不恰当缝线重新缝合。

三十五、房水引流物植入术

房水引流物植入术（seton procedure）是安置用体外物质

(硅胶、硅橡胶 PMMA)制成的置入物将房水从前房引流至结膜下间隙的一种手术方法。我们常用的房水引流物有:Krupin(有阀门)、Molteno(无阀门)及国产 HAD(human aqueous drainage implant,HAD)引流物。

【适应证】

新生血管性青光眼,无晶状体或人工晶状体青光眼,葡萄膜炎性青光眼及多次滤过手术失败的青光眼。

【手术步骤】

1. 表面麻醉,球周麻醉。

2. 开睑器撑开眼睑,做上、外直肌牵引固定。

3. 以穹隆为基底,沿角膜缘剪开颞上象限的球结膜,一侧行放射状切开(如曾行滤过手术,应避开滤过区)。行结膜下分离直至眼球赤道后。上、外直肌与其下巩膜间亦行分离,以做成能充分容纳引流盘的空间。

4. 引流物的盘插入结膜瓣下直送到眼球赤道部后,两侧置于上、外直肌下方,盘的前缘有两个小针孔在距角膜缘 10mm 处以 5-0 不吸收线将其固定在浅层巩膜上。如用 Krupin 阀门植入物,在盘植入前应先用 BSS 经配置好的注射针头行引流管冲洗,以检查阀门畅通与否。

5. 颞上方以角巩膜缘为基底做 5mm×5mm 的浅层巩膜瓣。也可不做巩膜瓣,以异体巩膜瓣代替。

6. 手术区对侧及鼻上方角巩膜缘做一穿刺口,并注入黏弹剂加深前房。

7. 在巩膜瓣下角膜缘区中央相当于角巩膜沟处用美国 B-D23 号针头穿刺入前房,针尖平行于虹膜面。

8. 将引流管牵至角膜上,在相当于角膜缘内 2mm 处将引流管斜行(呈 45°)剪断,斜面朝向前方,然后将其沿穿刺口送入前房内,使其位于角膜与虹膜之间,在前房内长度约 2 ~ 3mm。

9. 在引流管行走的巩膜面上用 9-0 尼龙线将其固定在巩膜浅层,缝 2 ~ 3 针。

10. 巩膜瓣复位,或用异体巩膜瓣(5mm×5mm)覆盖,在四角各用 9-0 尼龙线缝合一针。

11. 如为 Molteno 引流物，在引流盘前方用 7-0 或 8-0 可吸收线将引流管结扎，结扎的前方用尖刀片将引流管的侧壁切开 2～3mm，以便术后初期暂时阻断引流管腔，术后前房早期恢复，而侧切口又保证了术后早期必要的外引流。如为 HAD，则在结扎的可吸收线与引流管间放一条 5-0 聚丙烯缝线后将该线与引流管一并结扎。其理由同上。聚丙烯缝线的另一端停留在球结膜瓣外，如遇术后顽固性高眼压，则可抽出此线。

12. 球结膜瓣复位，做到水密缝合。

13. 从前房穿刺口注入 BSS 或黏弹剂恢复前房。

14. 结膜下注入皮质激素和抗生素。

15. 涂 1% 阿托品眼膏及 1∶5000 氧氰化汞眼膏后双眼包盖。

【术后处理】

同小梁切除术。

【注意事项】

1. 引流管必须安放在角膜与虹膜面之间，以免发生葡萄膜炎、角膜内皮失代偿及引流管阻塞。

2. 为加强术后滤过效果，在结膜瓣完成后也可将 5-Fu 或丝裂霉素棉片置入结膜瓣与巩膜间 5 分钟，后用生理盐水彻底冲洗。

【并发症及处理】

1. 低眼压和无前房与引流过强、引流管周围渗漏、脉络膜脱离有关，Molteno 及 HAD 在采取上述结扎措施后，该并发症已明显得到控制。如浅前房合并脉络膜脱离经药物保守治疗无效，可行后巩膜切开放液加前房重建术。

2. 引流管脱出可再次手术重新置入。

3. 暂时性高眼压阶段可用药物降压，外部指压法“按摩”眼球以降压。

附：为提高滤过手术的成功率，可使用一些抗代谢药物来抑制成纤维细胞的增生，减少滤过口的堵塞、滤过泡瘢痕化。常使用的药物有以下几种。

1. 氟尿嘧啶（5-FU）（25mg/ml）结膜下注入 0.2ml，手术结

束时注射在远离手术区部位,用皮试针头。注射完后用生理盐水冲洗结膜囊,以免有5-FU残留在结膜囊内。术后7～14天,每日或隔日注射1次,注射部位可逐渐接近手术区。

2. 丝裂霉素C(0.2mg/ml)在巩膜瓣完成后,剪一稍大于巩膜瓣的薄棉片,以丝裂霉素浸湿后覆盖在巩膜瓣表面上,再将结膜瓣覆盖在棉片上,维持3～5分钟,随后取出棉片,立即用40ml以上的生理盐水充分冲洗。

(杜蜀华 刘海霞)

三十六、翼状胬肉切除术

【手术名称】

翼状胬肉切除术(excision of pterygium)是清除由胬肉头部直至泪阜的结膜下全部病变组织。

【适应证】

1. 进行性胬肉或胬肉已侵犯至瞳孔缘,妨碍视力者。

2. 复发性胬肉,妨碍视力或眼球转动者。

3. 作为白内障或角膜移植术前的先行治疗。

4. 因美容需要而手术者。

【术前准备】

患者如有慢性泪囊炎、严重沙眼、急性结膜炎等应先行治疗。术前点抗生素眼药水及可的松眼药水2天。

【操作要点】

1. 麻醉:表面麻醉加局部浸润麻醉,麻醉药从胬肉颈部结膜下注入。

2. 以有齿镊夹持胬肉头部,以刀片沿胬肉头部前0.5mm正常角膜处划开一浅沟,并由此连带胬肉头部做一极薄的角膜浅层剖切直至角膜缘,并向后分离巩膜变性组织。

3. 从胬肉颈部分离出筋膜囊,把肌肉止端前的变性筋膜连同胬肉颈部一并切除。

4. 用5-0丝线直接缝合上、下结膜切口。另可将胬肉颈部结膜复褶或直接将结膜切口缝合于距结膜缘 3mm 处的浅层巩膜上。如遇较大胬肉,巩膜创面大,结膜无法覆盖时,可沿角膜缘做结膜切口制作结膜瓣,移位覆盖于巩膜裸露区或同眼颞上方取 7mm×9mm 的游离结膜瓣置于离结膜 3mm 的结膜缺损区铺平,先将结膜瓣固定于浅层巩膜上,再与结膜剪口边缘做间断缝合。供区结膜不必缝合。

术后涂抗生素眼膏,单眼包盖,每日换药,5 ~ 7 天拆线。为防复发,术后除点抗生素眼药水及激素类眼药水外,可加用 0. 02% 丝裂霉素 C 液点眼,每日两次,使用 7 ~ 10 天,或行 90Sr 照射。

【并发症及处理】

1. 角膜穿破:剖切胬肉头部时一次下刀过深或未能控制在同一水平,则会穿破角膜。此时应停止手术,将胬肉重新缝合于原位,覆盖创口,包扎术眼。

2. 误断眼肌:剪除变性筋膜囊时应注意眼肌附着点,再小心剪除。如误断眼肌,应在筋膜囊下找回已断眼肌重新缝合。

3. 角膜感染:应重视手术器械的消毒,对结膜有明显炎症或有慢性泪囊炎者应先行治疗。如已发生感染,有时可因此失明甚或毁坏眼球。治疗上与化脓性角膜溃疡相同。

三十七、睑腺炎切开引流术

睑腺炎俗称“麦粒肿”,是眼睑腺体急性化脓性炎症,发生于眼睑 Zeiss 腺或睫毛毛囊者为“外睑腺炎”,发生于睑板腺者为“内睑腺炎”。睑腺炎脓肿形成后行脓肿切开排脓术,可迅速减轻症状,并较快治愈。

【适应证】

睑腺炎炎症局限化,出现黄白色脓点未溃破,或虽溃破但排脓不畅,即可切开排脓。

【操作要点】

1. 外睑腺炎切开一般不用麻醉。用手指固定好眼睑,以尖刀片对准脓点迅速地做与睑缘平行的横切口,切口不宜过小,让脓液自行排出后涂上抗生素眼膏,眼垫包盖。每日换药,2～3天后可痊愈。如脓液黏稠,切开后不易自然排出,可用小镊子夹取脓栓排出脓液。如脓肿较大,脓栓较深,可加引流条,每日换药。

2. 内睑腺炎切开结膜囊表面麻醉后翻转眼睑,用刀尖对准脓点做与睑缘垂直的切口,注意不可伤及睑缘。让脓液自行排出后,涂上抗生素眼膏,眼垫包盖,2～3天后可痊愈。

【注意事项】

1. 脓肿未形成时不应切开,以防感染扩散。

2. 不可挤压排脓,以免引起睑蜂窝织炎、海绵窦脓栓甚至败血症。

三十八、睑板腺囊肿切开刮除术

细小的睑板腺囊肿有时可自行吸收,即使手术也不易操作,可继续观察。如睑板腺囊肿较大,日久有穿透睑板外引起粘连的可能,宜及时手术治疗。

【适应证】

1. 睑结膜侧出现肉芽肿或可能穿破皮肤者。

2. 囊肿肿大外观受影响,眼部不适者。

【操作要点】

1. 表面麻醉,用2%普鲁卡因溶液做局部皮肤及穹隆结膜下浸润麻醉。

2. 用睑板腺囊肿夹夹紧患部,翻转眼睑。

3. 用尖刀片在睑结膜睑板腺囊肿表面做与睑缘垂直的切口,用刮匙清除囊肿内容物。如囊肿内有刮除不清的软化粘连组织及囊壁,可用有齿镊夹住剪除。切口一般不用缝合。睑缘部睑板腺囊肿可做缘间切开,刮除切口内肉芽组织。

4. 彻底止血后,涂抗生素眼膏,加盖眼垫,嘱患者用手压紧术眼5～10分钟,2～3天即可痊愈。

【注意事项】

1. 如睑板腺囊肿已穿透睑板扩展至皮下,宜从皮肤表面做水平切口，清除皮肤及睑板内肉芽组织，缝合切口，5 天后拆线。如睑结膜面有肉芽肿，则先剪除再做囊肿手术。

2. 一般出血经过压迫后即可自止。但有时因损伤睑缘，创面可在数小时后再突发较大出血。如压迫无效，可从切口两侧距睑缘 5mm 处全层缝合一针，24 小时拆线。

3. 如清除内容物不彻底，特别是存在两个相邻的睑板腺囊肿时往往会复发，复发者可再手术。

4. 老年人要考虑睑板腺癌的可能，可做组织病理学检查。

（项　楠）

附　录

一、眼科正常值

1. 解剖部分

眼球前后径(外径)24mm,水平径(外径)23.5mm,垂直径(外径)23mm。

眼球内轴长22.12mm,赤道部周长74.91mm。

眼球容积约6.5ml。

角膜横径11.5~12mm,垂直径10.5~11mm。

厚度:中央0.5~0.57mm,周边1mm。

曲率半径:前面7.8mm,后面6.8mm。

屈光度:+43D。

屈光指数:1.3771。

角膜缘宽度(病理标本测定,mm):

上方1.9~2.67,平均2.37。

下方1.83~2.4,平均2.15。

颞侧1~1.67,平均1.35。

鼻侧0.83~1.58,平均1.29。

巩膜厚度后极部1mm,赤道部0.4~0.6mm,直肌附着处0.3mm。

前房中央深度2.5~3mm。

房水总量0.15~0.3ml,比重1.006,pH 7.3~7.5。

屈光指数1.3374。

瞳孔直径2.5~4mm,幼儿及老人稍小。

距离:男性约60.9mm,女性约58.3mm。

晶状体直径9~10mm,厚度4~5mm,容积0.2ml。

曲率半径:前面10mm,后面6mm。

屈光指数 1.4371。

屈光度+18.46D。

玻璃体容积约 4.5ml。

屈光指数 1.336。

视网膜:

(1) 视神经乳头:直径 1.5mm。

(2) 黄斑直径 1～3mm;黄斑中央凹位于视神经乳头颞侧缘 3mm,视神经乳头中心水平线下方 0.8mm。

(3) 视网膜中央动脉直径 0.096～0.112mm,视网膜中央静脉直径 0.123～0.142mm,视网膜动静脉比例为动脉∶静脉=2∶3。

(4) 视网膜中央动脉于眼球后 9～12mm 处穿入视神经。

视神经全长 42～50mm,球内段长约 1mm,眶内段长 25～30mm,管内段长 6～10mm,颅内段长约 10mm。

眼球表面各部分与角膜缘间最短距离(弧长,mm)如下:

内直肌 5.5,下直肌 6.5,外直肌 6.9,上直肌 7.7。

锯齿缘约 8.5,赤道部约 14.5。

视神经颞侧约 30,视神经鼻侧约 25。

涡状静脉:

内上 20.5(上直肌内缘)。

内下 20.5(下直肌内缘旁 1mm)。

外下 20.0(下直肌外缘深面)。

外上 22.5(上直肌外缘旁 2mm,上斜肌深面)。

黄斑部与下斜肌最短距离 2.2mm。

眼外肌肌腱宽度(mm):

内直肌 10.3,外直肌 9.2,上直肌 10.8,下直肌 9.8,上斜肌 9.4,下斜肌 9.4。

睑裂大小及内外眦距离(mm):

宽度 7～10,平均 8;长度 26～30,平均 28。

两侧内眦距离 30～35,平均 34。

两侧外眦距离 88～92,平均 90。

睫毛上睑 100～150 根,下睑 50～75 根。睁眼平视时上睑睫毛倾斜度为110°~120°,下睑为100°~120°。

睑板:

上睑板中部宽,男性7~9mm,女性6~8mm。

下睑板中部宽5mm,睑板长约29mm,厚1mm。

结膜结膜囊深度(睑缘至穹隆部深处):上方20mm,下方10mm。

穹隆结膜与角膜缘距离上下方均为8~10mm,颞侧为14mm,鼻侧为7mm。

泪器:

泪点:直径0.2~0.3mm,上泪点在内眦外侧6mm,下泪点在内眦外侧6.5mm。

泪小管:管径0.5~0.8mm,垂直部长度2mm,横部长度8mm,总长度10mm。

泪小管能扩张3倍。

泪囊。

鼻泪管:骨内部长约12.4mm,鼻内部长约5.3mm,全长约18mm。

管径成人平均为4mm,小儿为2mm。

鼻泪管下口位于鼻前孔外侧缘后方30~40mm。

泪囊窝:平均长17.86mm,宽8.01mm。

泪腺:眶部20mm×11mm×5mm,重0.7g;睑部15mm×7mm×3mm,重0.2g。

泪液:正常清醒状态下,泪腺分泌泪液量每16小时0.5~0.6ml。

比重1.008,pH 7.35~7.45,屈光指数1.336。

眼球突度12~14mm,两眼相差不超过2mm。

骨性眼眶数据:

眶宽(mm):男39.1,女38.5。眶高(mm):男35.4,女34.8。

眶深(mm):男48.3,女47。

内眶距(mm):男20.8,女20.3。外眶距(mm):男96,女93.1。

眶容积(ml):男 28,女 25.1。

视神经管长约 4～9mm。视神经孔直径约 4～6mm。

2. 检查部分

(1) 泪液分泌试验(Schirmer):正常为 10～15mm,<10mm 为低分泌,<5mm 为结膜干燥症。

(2) 泪膜破裂时间:正常为 10～45 秒,短于 10 秒为泪膜不稳定,表明泪液分泌不足。

(3) 有关青光眼的各项数据。

眼压正常值:1.47～2.79kPa(11～21mmHg)。

24 小时眼压波动范围正常值:≤0.5kPa(4mmHg)。

病理值:≥1.06kPa(8mmHg)。

两眼压差正常值:≤0.5kPa(4mmHg)。

病理值:≥0.66kPa(5mmHg)。

杯/盘(C/D)正常≤0.3,异常≥0.6;两眼相差≤0.2。

巩膜硬度(E)正常值:0.0215。

房水流畅系数(C)正常值:0.19～0.65;病理值:≤0.12。

房水流量(F)正常值:1.838,>4.5 为分泌过高。

压畅比(Po/C)正常值:≤100;病理值:>120。

(4) 眼底荧光血管造影:臂-脉络膜循环时间平均为 8.4 秒,臂-视网膜中央动脉循环时间为 10～15 秒。

(5) 视野:生理盲点垂直直径为 7.5°±2°,横径为 5.5°±2°,其中心在注视点颞侧 15.5°,水平线下 1.5°处。

正常视野范围(Goldmann 视野计):12e 等视线上方为 20°,鼻侧为 40°,下方为 24°,颞侧为 32°。

二、眼科常用药物

(一) 抗生素

药品名称作用与用途用法与用量注意事项:

链霉素(streptomycin)对革兰阴性菌有效,用于结核杆菌、铜绿假单胞菌感染。眼药水 0.5%～5%;结膜下注射 50～200mg;玻璃体内注射 100μg。

氧氟沙星(ofloxacin)为广谱抗生素,对多种厌氧菌亦有较强作用。眼药水0.3%;眼膏0.3%。

卡那霉素(kanamycin)对革兰阴性菌、金黄色葡萄球菌有效,对铜绿假单胞菌无效。眼药水0.5%;眼膏0.5%;结膜下注射10~30mg;玻璃体内注射1mg与链霉素有部分交叉耐药。

阿米卡星(amikacin)有较强的抑制铜绿假单胞菌作用。眼药水0.5%;结膜下注射,每日1次,每次5mg。

庆大霉素(gentamycin)为广谱抗生素,用于金黄色葡萄球菌和铜绿假单胞菌引起的感染。眼药水0.3%~1%;结膜下注射10~20mg;玻璃体内注射100~400μg。

妥布霉素(tobramycin)对革兰阴性菌有效,对铜绿假单胞菌最敏感。眼药水0.3%~0.4%;结膜下注射2.5~12mg;玻璃体内注射0.5~1mg。

四环素(tetracyclin)为广谱抗生素,对沙眼衣原体、立克次体有效。眼药水0.5%~1%;眼膏0.5%。

金霉素(aureomycin)为广谱抗生素,同四环素。眼药水0.5%;眼膏0.5%。

氯霉素(chloromycetin)为广谱抗生素,同四环素。眼药水0.5%;结膜下注射40~50mg。

红霉素(erythromycin)对革兰阳、阴性球菌作用强。眼药水0.5%;眼膏0.5%。

诺氟沙星(norfloxacin)对革兰阴性杆菌、铜绿假单胞菌作用强,对革兰阳性菌和沙眼衣原体也有较强作用。眼药水0.3%。

多黏菌素B(polymyxin)对革兰阴性杆菌、铜绿假单胞菌、大肠杆菌有强杀菌作用。眼药水1万~2.5万U/ml;结膜下注射10万~25万U,1万U=1mg。

利福平(rifampicin)对革兰阴性球菌、革兰阳性菌、沙眼衣原体有效。眼药水0.1%。

(二)磺胺类药物

药品名称作用与用途用法与用量注意事项:

磺胺嘧啶(sulfadiazine,SD)对葡萄球菌、淋球菌和沙眼衣原体有效。眼药水5%;结膜下注射5%~10%溶液0.5ml,注射液不可与普鲁卡因混合。

磺胺醋酰钠(sulfacetamide,SC)对葡萄球菌、沙眼衣原体引起的结膜炎、角膜炎有效,对真菌性角膜炎也有效。眼药水15%~30%。

(三)抗真菌药物

药品名称作用与用途用法与用量注意事项:

两性菌素B(amphotericinB)为广谱抗真菌药,眼药水0.1%~0.25%;眼膏0.25%~0.5%;结膜下注射100μg;玻璃体内注射4~5μg。

制霉菌素(nystatin)抗真菌引起的眼部感染。眼药水1万~2.5万U/ml;眼膏2.5万~10万U/g;结膜下注射5000μg;玻璃体内注射100~200μg。

克霉唑(clotrimazole)为广谱抗真菌药。眼药水1%~2%;眼膏1%~2%;结膜下注射10mg。

益康唑(econazole)为广谱抗真菌药。眼药水1%。

咪康唑(miconazole)为广谱抗真菌药。眼药水1%;结膜下注射用0.1%,每次0.3ml。

(四)抗病毒药

药品名称作用与用途用法与用量注意事项:

碘苷(idoxuridine,IDU,疱疹净)抑制DNA病毒,对单纯疱疹病毒(HSV)、水痘带状疱疹病毒(VZV)有抑制作用。眼药水0.1%;眼膏0.5%可引起过敏,角膜上皮点状着色。

安西他滨(ancitabine,cyclocytidine,CC,环胞苷)抑制DNA病毒,对单纯疱疹病毒(HSV)、水痘带状疱疹病毒(VZV)有抑制作用。眼药水0.05%;眼膏0.1%;结膜下注射1~5mg/次。

阿昔洛韦(acyclovir,ACV,无环鸟苷)选择性抑制单纯疱疹病毒Ⅰ、Ⅱ型和水痘带状疱疹病毒。眼药水0.1%;眼膏1%~3%。

酞丁安(ftibamzone,TDA)抗沙眼衣原体,对病毒性角膜炎和带状疱疹也有效。眼药水0.1%;眼膏0.1%。

利巴韦林(ribavirin,病毒唑)为广谱抗病毒药。眼药水0.1%~0.5%。

吗啉胍(moroxydine,ABOB)为广谱抗病毒药。眼药水4%~5%。

干扰素(interferon)为广谱抗病毒药。眼药水;人白细胞干扰素3000~8000U/ml,结膜下注射1500U/0.5ml。

聚肌胞(polycytosine,Poly I:C)为广谱抗病毒药,为干扰素诱导剂。眼药水0.1%;结膜下注射0.5mg/次。

(五)皮质激素与非甾体激素抗炎剂

药品名称作用与用途用法与用量注意事项:

可的松(cortisone)抑制免疫反应,具有抗炎、抗过敏作用。抑制新生血管及结缔组织增生。眼药水0.5%;眼膏0.5%。禁用于单纯疱疹性、化脓性角膜炎,须同时与足量抗生素合用,长期使用可致白内障和高眼压。

地塞米松(dexamethasone)抑制免疫反应,具有抗炎、抗过敏作用。眼药水0.025%~0.1%;结膜下注射2.5mg同上。

泼尼松龙(prednisolone)抑制免疫反应,具有抗炎、抗过敏作用。结膜下注射12.5 mg同上。

醋酸地塞米松(fluorometholone acetate)抑制免疫反应,具有抗炎、抗过敏作用。眼药水0.1%。

吲哚美辛(indomethacin)有抗炎镇痛作用,为抗前列腺素药眼。药水0.4%。

欧可芬(ocufen)有抗炎镇痛作用,同时可以抑制内眼术中瞳孔缩小。眼药水含氟比洛芬钠0.03%,聚乙烯醇1.4%。

醋酸泼尼松龙(prednisolone acetate)同可的松。眼药水1%。

点必舒(tobramycin and dexamethasone)具有广谱抗菌和强效抗炎作用。为复方制剂,用于术前与术后预防、治疗感染与炎症反应。眼药水、眼药膏,含妥布霉素0.3%,地塞米松0.1%。

氟甲松龙氟美瞳(flumetholon)用于术前、术后抗感染治疗。眼药水0.1%~0.2%同可的松。

(六)防治白内障药物

药品名称作用与用途用法与用量注意事项:

吡诺克辛(pirenoxine,catalin,卡他林,白内停,卡林-U)抑制醌类化合物,防止白内障的发生、发展。眼药水 0.005%。

谷胱甘肽(glutathione,GSH)抑制醌类化合物,防止白内障的发生、发展。眼药水 2%。

（七）治疗青光眼药

药品名称作用与用途用法与用量注意事项:

毛果芸香碱(pilocarpine,匹鲁卡品)为拟胆碱药,使瞳孔缩小和睫状肌收缩,开放房角,增加房水排出,使眼压下降。眼药水 0.5%~4%;眼膏 1%~2%。长期用可使睫状肌痉挛,虹膜后粘连。

毒扁豆碱(physostigmine,eserine,依色林)为胆碱酯酶抑制药,作用同上。眼药水 0.25%;眼膏 0.25% 同上。

噻吗洛尔(timolol)为 β 受体阻断药,能减少房水生成而降低眼压。眼药水 0.25%~0.5%。慎用于支气管哮喘,可引起心率减慢。

倍他洛尔(betaxolol)为新型 β 受体阻断药。眼药水 0.5%。

肾上腺素(adrenaline)同时作用于 α 和 β 受体,使血管收缩,减少房水生成。眼药水 1%。严重高血压、心脏病者禁用。

地匹福林(dipivefrin,DPE)是肾上腺素前药,作用比肾上腺素强。眼药水 0.1%~0.25%。

卡替洛尔(carteolol,美开朗)为 β 受体阻断药,治疗各种青光眼和高眼压症。眼药水 1%~0.25%。不易控制的心功能不全、哮喘、支气管痉挛者禁用。

可乐定(clonidine)为 α_2 受体激动药,有降眼压作用,用于各种类型青光眼。眼药水 0.1%~0.5%。低血压及低眼压性青光眼禁用。

（八）散瞳药

药品名称作用与用途用法与用量注意事项:

阿托品(atropine)为抗胆碱药,使瞳孔散大、睫状肌麻痹,主要用于虹膜睫状体炎、严重角膜溃疡及小儿散瞳验光。眼药水 0.5%~1%;眼膏 0.5%~1%。滴药时压迫泪囊,防止吸收中毒,禁用于闭角型青光眼和 40 岁以上浅前房者。

马托品(homatropine)作用同上,但作用时间较短。眼药水

2%；眼膏 2% 同上。

东莨菪碱(scopolamine)作用与阿托品相似，且作用更强，但持续时间较阿托品短，用于对阿托品过敏者。眼药水 0.3%。

托吡卡胺(tropicamide，托品酰胺)由莨菪碱衍生物合成，作用维持时间较短，用于散瞳检查和 14 岁以上检影。眼药水 0.5%～1% 同上。复方托吡卡胺加去氧肾上腺素，主要用于散瞳检查。眼药水含托吡卡胺 0.5%，去氧肾上腺素 0.5% 同上。

去氧肾上腺素(neosynephrine，phenylephrine，新福林，苯肾上腺素)合成的肾上腺素能药物，兴奋 α 受体，使血管收缩，扩瞳，不麻痹睫状肌，作用时间短，用于散瞳检查与治疗。眼药水 1%～4% 同上。混合散瞳剂用于虹膜严重后粘连，阿托品散瞳无力时球结膜下注射阿托品 0.2mg，1∶1000 肾上腺素溶液 0.2ml，4% 可卡因溶液 0.2ml 混合组成。

（九）酶类

药品名称作用与用途用法与用量注意事项：

胰蛋白酶(trypsin)消化溶解变性蛋白，使脓液和坏死组织变稀，易于引流。治疗泪道疾病，前房、玻璃体积血和眼底出血。粉制剂 1000～5000U/支(1000U=1mg)；眼药水 0.5%；泪道冲洗 0.25%～0.5%；结膜下注射 500～2500U/次。

糜蛋白酶(chymotrypsin)为蛋白分解酶，对睫状体悬韧带有选择性松解作用，其他同上。用于白内障囊内摘出时溶解悬韧带，其他用途同上。粉制剂 1～5mg/支；眼药水 0.1%；泪道冲洗 1∶5000(最好加 0.5% 可的松)；结膜下注射 5mg 溶于 2% 普鲁卡因溶液 5ml 中，每次 0.5～1ml，每日或隔日 1 次。

尿激酶(urokinase)激活纤溶酶，水解凝血块中纤维素。用于前房、眼底及玻璃体积血及视网膜血管栓塞。粉制剂 5000～10 000U/支；静脉滴注 5000～10 000U，每天一次，5 天为一疗程；结膜下注射 500～1000U；球后注射 100～500U；玻璃体内注射 1000U/ml，用 0.1～0.3ml；前房冲洗 1000U/ml。

透明质酸酶(hyaluronidase)分解黏多糖，促使局部药物扩散，有利于积血、水肿的吸收和消散。用于眼部出血、外伤、玻璃体混浊及恶性突眼等。眼药水 150U/ml;结膜下注射 150 ~ 300U;球后注射 100 ~ 300U 禁用于感染及恶性肿瘤。可引起过敏。

(十) 化学腐蚀剂

药品名称作用与用途用法与用量注意事项:

硫酸锌(zinc sulfate)低浓度有收敛作用,高浓度有腐蚀作用,对摩阿双杆菌有明显抑制作用。用于眦部睑缘炎、慢性结膜炎,并可作为角膜溃疡的腐蚀剂。眼药水 0.25% ~ 0.5%;10% ~ 20% 用于烧灼角膜溃疡。

硼酸(boric acid)进入微生物细胞内释放出氢离子而发挥抗菌作用,还有收敛和中和碱性物质的作用。用于结膜炎、碱性灼伤等。眼药水 2% ~ 4%;眼膏 3%;洗眼溶液 2% ~ 4%。

(十一) 眼科常用全身药物

高渗剂药品名称作用与用途用法与用量注意事项:

甘油(glycerin)高渗剂,有脱水和降低眼压作用。50%甘油口服 2 ~ 3ml/kg,有头痛、恶心、呕吐反应。糖尿病者禁用。

甘露醇(mannitol)高渗脱水剂,分子质量大,降压作用好,不良反应较小,静脉滴注 20% 溶液 1.0 ~ 1.5g/kg。

山梨醇(sorbitol)甘露醇的异构体,作用与甘露醇相似,用于各类型青光眼。静脉滴注 25% 溶液 1 ~ 2g/kg,肾功能不全者慎用。

异山梨醇(isosorbide)高渗剂,对胃肠道刺激小,进入体内后不参加糖代谢,原形排出,可作为甘油代用品口服 0.5% ~ 2.0g/kg,禁用于严重肺水肿及心脏病。

尿素(urea)高渗脱水剂,用于各种类型青光眼,静脉滴注 30% 溶液 1.0 ~ 1.5g/kg,心功能不全及动脉硬化者禁用。

免疫抑制药药品名称作用与用途用法与用量注意事项。

环磷酰胺(cyclophosphamide,endoxan)抗代谢药,有细胞毒性,抑制正常组织、新生组织、炎症和炎性细胞增生,用于角膜移植术后、翼状胬肉术后,各种葡萄膜炎及肿瘤治疗。眼药水 1%;口服每次 50 ~ 100mg,每日两次孕妇禁用。注意血象变化。

丝裂霉素(mitomycin)抑制 DNA 合成,防止瘢痕形成,用于青光眼滤过手术,其他用途类似环磷酰胺。眼药水 0.04% ;0.02% 用于滤过区结膜瓣下湿敷 5 分钟,注意保护角膜上皮。

氟尿嘧啶(fluorouracil,5-FU)影响 DNA 合成,也作用于 RNA,抑制肉芽组织增生,防止瘢痕形成,用于青光眼滤过手术。结膜下注射 5mg,注射完毕冲洗结膜囊。

色甘酸钠(disodium cromoglycate)抑制组织超敏反应,用于春季结膜炎及其他过敏性结膜炎。眼药水 2% 。

血管扩张药药品名称作用与用途用法与用量注意事项。

妥拉唑林(tolazoline,苄唑啉)能使末梢血管扩张,解除血管痉挛,用于视网膜中央动脉阻塞或痉挛。眼药水 5% ~ 10% ;结膜下注射 10 ~ 25mg;球后注射 12.5 ~ 25mg,青光眼者禁用。

罂粟碱(papaverine)有抗痉挛作用,用于视网膜中央动脉痉挛或阻塞,静脉滴注 90mg/d,不超过 3 天,有成瘾性。

亚硝酸异戊酯(amyl nitrite)能使末梢血管扩张,用于视网膜中央动脉痉挛和阻塞,每次 0.2ml 吸入。

川芎嗪(ligustrazine)抗血小板聚集,扩张小动脉,用于视网膜中央动脉阻塞和痉挛,肌内注射 40mg,每日 1 次;静脉滴注 80mg,每日 1 次,有出血倾向者禁用。

丹参(tanshin)扩张末梢血管,改善血液循环,用于视网膜和视神经疾病。球后注射 1ml,每日 1 次;静脉滴注 8 ~ 16ml,加入 5% 葡萄糖液中;口服 4 ~ 6 片,每日 3 次。

(十二) 其他

药品名称作用与用途用法与用量注意事项:

人工泪液(artificial tears)代替泪液,用于眼干燥症滴眼,次数根据病情而定。

透明质酸钠(sodium hyaluronate,Healon)黏多糖类物质,可保护角膜内皮及眼内组织,用于白内障人工晶状体植入、青光眼、外伤等眼内手术,用量根据手术需要 可引起暂时性高眼压,手术完毕应吸出。

甲基纤维素(methyl cellulose)大分子聚合物,是透明质酸钠的代用品。用途同上。2% 黏弹物质，用量根据手术需要同上。

聚乙烯乙醇(polyvinyl alcohol，利奎芬)保护泪膜脂质层，减少泪液蒸发，用于眼干燥症。眼药水 1.4%。

甲基纤维素(methylcellulose)在角膜表面形成一层薄膜，起保护作用，用于治疗眼干燥症。眼药水 0.5 ~ 1%。

素高捷疗(solcoseryl，血活素)改善组织营养，刺激细胞生长，加速组织修复，用于干燥性角膜炎、浅层角膜炎、角膜化学烧伤等。眼凝膏 20% 治疗各种感染性疾患时，必须同时使用抗菌或抗病毒类药物。

(张　虹)

三、眼科病历与病程记录示范

病历是记载患者发病开始、经过、检查、治疗、治愈的档案记录。因此，书写正确详尽的病历不论对于患者或经治医师都非常重要。

眼科病历主要包括病史、体格检查、眼科检查、特殊检查、化验、临床初步诊断或诊断，最后书写者签名。此外，还要注意填写一般项目，注明入院日期和病历书写日期。住院病历还包括病程记录、术前讨论、总结、手术记录、阶段小结、出院记录和转科记录等。

住院病历需要系统而详细，门诊病历则应简明扼要。习惯上所用的规格如下：

1. 一般项目：包括姓名、性别、年龄、民族、职业、婚姻状况、籍贯(或出生地)、(详细)住址、住院日期、病历书写日期、病史申述者。若系儿童或意识丧失而不能述说其病情时，应记录其代述者。

2. 病史

(1) 主诉：系患者就诊时主要的症状及发病时间，如视物不清 3 小时。不能以诊断名词代替症状。

(2) 现病史:包括起病时间、缓急,发病原因、诱因,主要症状发生的部位、性质、程度及发展变化的情况,伴随症状发生的时间、地点、演变情况及与主要症状的关系和有鉴别诊断意义的阴性症状,发病后的诊治经过,曾做过何种重要检查和治疗,其结果和疗效如何。现病史中还包括一般情况,如精神状态、食欲、大小便情况、睡眠情况等。

(3) 既往史:主要记录过去所患眼病及与眼病有关的全身疾病,如是同一病反复发作,可问过去眼病与现在有什么不同或相同之处,曾用什么药物和接受什么治疗,效果如何。平时健康状态及过敏史也应记录。

(4) 个人史:与本病有关的出生、经历、职业、习惯、嗜好等。女性患者应记录月经史、生育情况。已婚者还应记录配偶健康状况、子女健康状况。

(5) 家族史:特别是父系与母系的近亲及患者本人的父母兄弟姊妹等健康与疾病状态,尤其是与现病史有关的遗传病史应详细记录。

3. 体格检查:大部分眼病为局部病变,但也有些眼病与全身情况有关。眼科病历中全身检查不必像内科病历那样详细,但还是要系统完整。详细内容参考内科体检检查项目。

4. 专科情况

(1) 视力:应先检查远视力再查近视力,必要时查矫正视力,先右眼后左眼。

(2) 眼睑:颜色、位置、开闭情况,睑缘有无红肿、糜烂、溃疡等,睫毛是否缺失或方向异常,眼睑有无肿块。

(3) 泪器:泪腺有无肿块及压痛。泪点位置,冲洗泪道是否通畅。泪囊部有无红肿,压之有无分泌物返回结膜囊。

(4) 眼球、眼外肌和眼眶:眼球是否存在,有无凸出或凹陷,运动如何,有无斜视。眶缘能否扪及肿块或听到杂音。

(5) 结膜:有无充血,睑结膜有无乳头、滤泡及瘢痕形成,有无分泌物或异物存在,结膜下有无出血,有无结膜新生物。

(6) 角膜:大小、厚薄、光泽、透明程度,有无浸润、溃疡、瘢痕,有无新生血管,有无异物,有无角膜后沉着物、色素沉着、上皮缺损等，还要观察有无曲率改变。

(7) 巩膜：有无黄染、充血及压痛。

(8) 前房：深浅如何，有无房水闪辉，有无积血、积脓。

(9) 瞳孔：直、间接对光反应如何，大小及形态怎样，有无前、后粘连。

(10) 虹膜：纹理是否清晰，有无结节、萎缩、前后粘连，有无新生血管、震颤及离断，有无缺损。

(11) 晶状体：位置、透明度如何。若有混浊则应记录所在部位、形态及程度。

(12) 玻璃体：有无混浊物沉浮，有无积血，有无寄生虫及玻璃体脱离。

(13) 眼底：注意视神经乳头的颜色和边界、杯盘比；视网膜血管形态、动静脉比例；视网膜色泽，有无水肿、渗出，色素是否均匀，有无裂孔及是否平伏；黄斑有无水肿、出血及裂孔。

(14) 眼压：指触是否正常，眼压计测量数值。

5. 病史小结：住院病历在做了详细全面系统的检查记录后，应做简单扼要的病史小结。内容包括一般项目、主诉、主要的阳性和阴性体征、门诊化验和特殊检查结果。

6. 诊断：诊断应先写主要者，然后写次要者。诊断应尽量完整，如急性闭角型青光眼急性发作期，注意标明眼别。

7. 签名：全名应字迹清晰易辨。

8. 病程记录：对住院患者需将病情变化、治疗经过、治疗效果做详细记录。在记录中准确、及时地反映上级医生查房意见和会诊、讨论结果。急性病根据病情变化随时记录，新入院者、术后者应连续 3 天有详细病情记录，慢性病可 3 天记录一次。

9. 术前小结及讨论：每一例接受手术治疗者术前都应有术前小结及讨论记录，急诊手术除外。术前讨论包括参加讨论人员、时间，患者一般情况，目前主要症状、体征、诊断，有无手术指征。有无全身及眼部禁忌证、手术方式，可能出现的并发症、预防措施。

10. 手术同意书：将术式、术后可能发生的意外情况详细向患者家属交代并记录，患者家属签字表明同意手术。

11. 手术记录:记录手术全过程,既要简明扼要,又要重点突出,对重点手术步骤可绘图描述。记录由手术者书写,或第一助手代书写,但须经术者修改并签名,应在24小时内完成。

12. 特殊检查与化验

(1) 全身检查:当全身体检发现异常,或者患者需手术时,应做全身检查,并记录在案。

(2) 眼部特殊检查:根据病情需要选择相应特殊检查并做详细记录。如老年性白内障摘除欲做人工晶状体植入者,术前应测眼轴长度、角膜曲率、视网膜电流图及视觉诱发电位等;眼内异物患者应先做X线异物定位、B超等特殊检查。

(3) 化验:入院患者应做常规化验检查,如三大常规,必要时要查血糖、肝功能、肾功能。总之,根据病情需要选择相应检查并详细记录。各种报告单按时间顺序粘贴整齐。

13. 出院记录:包括姓名、性别、年龄、入院日期、入院时情况、住院期间治疗经过、出院时情况、最后诊断、出院时医嘱。

(张　虹)

四、PRK治疗屈光不正技术规范

(一) 手术适应证

1. 年龄>20周岁(特殊情况下可适当放宽到18周岁)。

2. 屈光度稳定2年以上(每年变化±0.5D以内)。

3. 矫正视力0.5以上。

4. 屈光度-2.0 ~ -8.0D(如利用多区切割法可适当放宽,但最大切削度不应超过100μm),最好控制在-2.0 ~ -6.0D。

5. 排除下列疾病。

(1) 全身结缔组织病及严重自身免疫性疾病,如系统性红斑狼疮、类风湿关节炎、多发性硬化和糖尿病等。

(2) 严重的眼附属器病变,如眼睑缺损、变形、睑闭合不全、慢性泪囊炎等。

(3) 眼干燥症。

(4) 圆锥角膜。

(5) 病毒性角膜炎活动期。

(6) 青光眼。

(7) 虹膜炎。

(8) 神经官能症。

6. 同一眼的再次手术必须距上次手术半年以上。

7. RK 术后 2 年以上欠矫。

(二) 术前准备

1. 向患者详细说明手术的目的、简单的手术原理、手术过程、术后可能出现的情况等,患者应在手术同意书上签字。

2. 必须做下列术前检查:

(1) 远、近视力。

(2) 散瞳验光及矫正视力(注意镜片至角膜顶点距离,验光时用的所有镜片均应经过校对,确保误差在允许范围内)。

(3) 角膜地形图、角膜曲率。

(4) 眼压。

(5) 泪膜破裂时间。

(6) 角膜厚度。

3. 有条件者还应做下列检查:

(1) 对比敏感度。

(2) 角膜内皮照相。

(3) 角膜知觉。

(三) 手术技术

1. 手术当天,应用裂隙灯检查术眼。

2. 输入计算机的手术数据应有两人认真查对。

3. 手术开始前给患者服用适量镇静药,按角膜手术常规洗眼、消毒。

4. 开睑器开睑,去除角膜上皮前,通过训练程序使患者充分适应和配合。

5. 去除上皮,可用机械刮除、药物或激光去上皮的方法。

6. 去除上皮后应尽快开始切割(1 分钟内),避免角膜表面过度干燥。

7. 在切削过程中应密切监视患者眼球位置(特别是无自动跟踪系统时),必要时应及时停止切削。

8. 术毕应给予抗生素眼药水或眼膏,可加用双氯芬酸,戴绷带性接触镜或包眼。

（四）术后处理及随访

1. 术后应包眼至上皮完全愈合,上皮愈合后开始滴皮质类固醇眼药水(建议用 FML),第一个月每日四次,然后每个月减少一次,共 4 ~ 6 个月,强调因眼而异,具体情况具体分析。

2. 术后 1 日、3 日、1 周、2 周、1 个月、2 个月、3 个月、6 个月和 1 年应进行复查,从术后 1 周开始,每次检查必须包括下列项目,并做完整记录:

(1) 症状,包括眩光、虹视等。

(2) 裸眼视力。

(3) 屈光度及矫正视力。

(4) 裂隙灯检查,上皮情况(荧光素染色)、角膜雾状浑浊(Haze)分级。

(5) 眼压。

(6) 角膜地形图。

(7) 角膜厚度。

3. 有条件者还应检查:

(1) 角膜内皮照相。

(2) 对比敏感度。

(3) 角膜知觉。

（五）疗效评价

评价疗效需观察一年以上,根据屈光度、裸眼视力和矫正视力、并发症等方面综合分析,分为以下几个等级:

1. 成功屈光度在±0.5D 以内、裸眼视力 1.0 以上、角膜混浊 0.5 级以下、矫正视力无下降。

2. 显效屈光度在±1.0D 以内、裸眼视力 0.5 以上、角膜混浊 1 级以下、矫正视力下降不超过 2 行。

3. 有效屈光度超过±1.0D、裸眼视力有提高、角膜混浊 2 级以下、矫正视力下降不超过 2 行。

4. 失败视力下降,矫正视力下降 2 行以上,或出现严重并发症,如感染、切削区偏离中心 2mm 以上或角膜混浊超过 2 级。

五、MLK/LASIK 治疗近视技术规范

屈光性角膜手术是治疗屈光不正的一种方法,是在正常人角膜上进行的可选择性手术,施术不当会引起严重后果,因此应非常慎重开展。为了使这种新型手术按正规方法进行,特制定此两种手术的技术规范。

(一) 手术医生必须具备的条件

1. 开展此手术的医院应具有眼前段手术的良好设备和条件,主刀医生具备良好的眼显微手术基础。还应掌握眼球及角膜的解剖生理、屈光学基础理论及屈光学检查方法。

2. 应通过下列的培训过程并熟悉其内容。

(1) 角膜的解剖、生理。

(2) 屈光学基础及检查方法。

(3) 屈光手术的发展史。

(4) MLK 角膜刀结构、原理。

(5) MLK 角膜刀的安装、调试、使用和维护。

(6) MLK/LASIK 手术的原理。

(7) MLK/LASIK 手术的手术技巧。

(8) MLK/LASIK 手术并发症。

3. 必须在动物眼上至少操作 100 次以上,熟练掌握角膜刀的操作后治疗患者。

4. 独立开展 MLK/LASIK 手术前,应先担任助手,在有该手术医师的指导下熟悉手术步骤和技术要点。

5. 初次手术,应在熟练掌握该手术的医生指导下进行。

(二) 手术适应证

1. 年龄>20 周岁(特殊情况下可适当放宽到 18 周岁)。

2. 屈光度稳定 2 年以上(每年变化±0. 5D 以内)。

3. 矫正视力较好(最好 0. 5 以上)。

4. 屈光度一般为-4.00～-30.00D。

5. 排除下列疾病。

(1) 全身结缔组织病及严重自身免疫性疾病，如系统性红斑狼疮、类风湿关节炎、多发性硬化和糖尿病等。曾患过单纯疱病毒角膜病变者原则上不予手术，若对该病可疑，应做单纯疱病毒实验室诊断。

(2) 严重的眼附属器病变，如眼睑缺损、变形、眼睑闭合不全、慢性泪囊炎等。

(3) 眼干燥症、圆锥角膜、角膜内皮变性。

(4) 青光眼、虹膜炎、严重的视网膜病变。

(5) 屈光间质明显混浊，如白内障、玻璃体积血等。

(6) 神经官能症以及各种原因致不合作者。

6. RK 术后 2 年以上欠矫。

7. RK 原则上双眼应分别手术，间隔 2～3 天以上为宜。

(三) 术前准备

1. 向患者详细说明手术的目的、简单的手术原理、手术过程、术后可能出现的情况等，患者应在手术同意书上签字。

2. 必须做下列术前检查：

(1) 远、近视力。

(2) 散瞳验光及矫正视力（注意镜片至角膜顶点距离，验光时用的所有镜片均应经过校对，确保误差在允许范围内）。

(3) 角膜地形图或角膜曲率计。

(4) 眼压。

(5) 角膜厚度。

(6) 泪液分泌试验及泪膜破裂时间。

3. 有条件者还应做下列检查：

(1) 对比敏感度。

(2) 角膜内皮照相。

(3) 角膜知觉。

(4) 高度近视可考虑做眼底荧光造影。

(5) 散瞳检查眼底，排除周边部视网膜病变及裂孔。

（四）手术技术

1. MLK

（1）手术当天应用裂隙灯检查术眼。

（2）根据所需矫正的屈光度，查表得出有关数据。手术数据应有两人认真查对。

（3）按操作规程装配和检查角膜刀。

（4）手术开始前给患者服用适量镇静药，按角膜手术常规洗眼、消毒。

（5）在做充分的表面麻醉，取得患者完全合作下施术。

（6）用开睑器开睑后，确定光学中心。

（7）负压固定环固定眼球。

（8）启动自动微型角膜刀（根据角膜中央厚度及矫正度数，切开深度为 130 ~ 160μm）。

（9）翻转角膜瓣。

（10）按查出的手术数据调整切削深度，并选用合适的负压环进行第二次切削，在放置负压环时必须注意准确对准光学中心。

（11）角膜瓣复位，瓣下充分冲洗切面。

（12）空气干燥 3 ~ 5 分钟，角膜瓣无偏位且黏附牢固后取出开睑器，嘱患者眨眼，确认角膜瓣无移位。

（13）滴抗生素眼药水或结膜下适当注射抗生素，盖硬质眼罩罩眼。

2. LASIK

（1）手术当天应用裂隙灯检查术眼。

（2）输入计算机的手术数据应有两人认真查对。

（3）按操作规程装配和检查角膜刀。

（4）手术开始前给患者服用适量镇静药，按角膜手术常规洗眼、消毒。

（5）在表面麻醉下手术。

（6）用开睑器开睑后，确定光学中心。

（7）负压固定环固定眼球。

（8）启动自动微型角膜刀切取角膜帽（根据角膜中央厚度